Nicht-medikamentöse Maßnahmen im Schmerzmanagement

Nicht-medikamentöse Maßnahmen im Schmerzmanagement

Nadja Nestler, Stefanie Berger (Hrsg.)

Programmbereich Gesundheitsberufe

Nadja Nestler
Stefanie Berger
(Hrsg.)

Nicht-medikamentöse Maßnahmen im Schmerzmanagement

Schmerzexpertise nach dem EFIC-Curriculum

unter Mitarbeit von

Marthe Appel
Martin Binder
Marc Brandstätter
Anne-Kathrin Christ
Roxana-Elena Föll
Franziska Glaß
Irmela Gnass
Rita Görlich
Antje Göttermann
Susanne Herzog
Stefanie Liv Jahn
Andrea Kurz
Eveline Löseke
Katharina Lex
Gudrun Loos
Corinna Nolte
Axel Schäfer
Anne Helga Schmitt
Tim Szallies

hogrefe

Nadja Nestler, Univ. Prof.[in] Dr.[in], Paracelsus Medizinische Privatuniversität (PMU), Salzburg

Stefanie Berger, MScN, BScN, Paracelsus Medizinische Privatuniversität (PMU), Salzburg

Bibliografische Information der Deutschen Nationalbibliothek
Die Deutsche Nationalbibliothek verzeichnet diese Publikation in der Deutschen Nationalbibliografie; detaillierte bibliografische Daten sind im Internet über http://www.dnb.de abrufbar.

Anregungen und Zuschriften bitte an:
Hogrefe AG
Lektorat Gesundheitsberufe
z.Hd.: Barbara Müller
Länggass-Strasse 76
3012 Bern
Schweiz
Tel. +41 31 300 45 00
info@hogrefe.ch
www.hogrefe.ch

Lektorat: Barbara Müller
Herstellung: Daniel Berger
Umschlagabbildung: GoodLifeStudio, GettyImages
Umschlag: Daniel Berger
Satz: punktgenau GmbH, Bühl
Druck und buchbinderische Verarbeitung: Multiprint Ltd., Kostinbrod
Printed in Bulgaria

1. Auflage 2024

(E-Book-ISBN_PDF 978-3-456-96388-4)
(E-Book-ISBN_EPUB 978-3-456-76388-0)
ISBN 978-3-456-86388-7
https://doi.org/10.1024/86388-000

Inhaltsverzeichnis

Vorwort

Liebe Leserinnen und Leser,
wir freuen uns, Ihnen den 4. Band der Buchreihe „Schmerzexpertise nach dem EFIC-Curriculum“ zum Thema nicht-medikamentöse Maßnahmen im Schmerzmanagement präsentieren zu dürfen. Da die Anwendung nicht-medikamentöser Maßnahmen ein wichtiges Element der pflegerischen Versorgung von Menschen mit Schmerzen ist, widmen wir diesem Thema ein eigenes Buch.

Nicht-medikamentöse Maßnahmen werden in der Aktualisierung des Nationalen Expertenstandards *Schmerzmanagement in der Pflege* (Deutsches Netzwerk für Qualitätsentwicklung in der Pflege (DNQP), 2020), wie bereits auch in den vorherigen Versionen, als bedeutsame Möglichkeit der Schmerzbeeinflussung und pflegerischen Versorgung dargestellt.

Wir wollen Ihnen einen Einblick in die Breite der Möglichkeiten der Anwendung nicht-medikamentöser Maßnahmen bieten, wobei Sie sowohl Hinweise für die Anwendung als auch die Hintergründe und die Evidenzlage in den einzelnen Kapiteln finden werden. Dabei können Sie insbesondere feststellen, dass in vielen Fällen inzwischen eine Evidenzlage geschaffen werden konnte, auch wenn diese sicher nicht mit jener der medikamentösen Therapie mithalten kann. Dies kann und sollte allerdings aus unserer Sicht kein Hinderungsgrund für die Anwendung sein und eher ein Ansporn für die Pflegewissenschaft darstellen, entsprechende Evidenz zu schaffen und methodisch gute Studien durchzuführen.

Wichtig war uns, auch Maßnahmen zu präsentieren, die nicht immer und überall angewendet werden können, vielleicht aber gerade deshalb Ihr Interesse wecken und einmal von Ihnen angewandt werden können. Das gilt auch für die Anwendung neuerer Techniken, wie die Nutzung von Applikationen oder auch der Virtual Reality. Auch wenn beide Anwendungsmöglichkeiten nicht unbedingt einfach in die Praxis zu integrieren sind, bieten sie doch eine gute Möglichkeit der Schmerzbeeinflussung, wie in beiden Kapiteln hierzu gezeigt wird.

Darüber hinaus haben wir auch wieder über den Tellerrand geschaut und Möglichkeiten aus anderen Professionen wie der Physiotherapie oder Ergotherapie präsentiert.

Wir hoffen, Ihnen mit diesem Buch einen breiten Blick auf das Thema der nicht-medikamentösen Maßnahmen zu liefern und wünschen Ihnen eine gute Lektüre.

Univ.-Prof. Dr. Nadja Nestler und Stefanie Berger, MScN, BScN

Literatur

Deutsches Netzwerk für Qualitätsentwicklung in der Pflege (DNQP). (2020). *Expertenstandard Schmerzmanagement in der Pflege*. DNQP.

Einführung

Stefanie Berger, Nadja Nestler

Aufgrund der Komplexität des Phänomens Schmerz vor dem Hintergrund des biopsychosozialen Modells ergibt sich die Notwendigkeit einer multimodalen Behandlung bestehend aus medikamentösen und nicht-medikamentösen Therapiekonzepten, die von unterschiedlichen Vertreter_innen der Gesundheitsfachberufe genutzt werden.

Im Rahmen des Schmerzmanagements wenden Pflegefachkräfte als Teil des multi- und interprofessionellen Teams im Gesundheitswesen eine Vielzahl nicht-medikamentöser Maßnahmen an. Die Möglichkeiten nicht-medikamentöser Maßnahmen reichen von Positionierung und Entspannung bis hin zu Maßnahmen, die ein weiteres Training bzw. eine weiterführende Qualifizierung erfordern, wie beispielsweise die Anwendung der Transkutanen Elektrischen Nervenstimulation (TENS). Nicht-medikamentöse Maßnahmen sind dabei sowohl als Ergänzung der medikamentösen Therapie als auch als eigenständige Interventionen zu sehen. So wird im „Core Curriculum for the European Diploma in Pain Nursing“ der European Pain Federation (2019) bezugnehmend auf ein adäquates Selbstmanagement von Betroffenen im Schmerzmanagement unter anderem die Relevanz der Kombination medikamentöser Ansätze mit anderen multimodalen, nicht-medikamentösen Strategien unter Berücksichtigung eines aktiven Selbstmanagements betont. Auch im Curriculum zum pflegerischen Schmerzmanagement der Ad-hoc-Kommission Curriculum Pflegefortbildung & Schmerz der Deutschen Schmerzgesellschaft e.V. (2020) wird die Anwendung nicht-medikamentöser Maßnahmen als wesentlicher Bestandteil des Verantwortungsbereiches von Pflegefachkräften in der Betreuung von speziellen Patient_innengruppen thematisiert. Darüber hinaus wird auch im Expertenstandard *Schmerzmanagement in der Pflege* des Deutschen Netzwerk für Qualitätsentwicklung in der Pflege (DNQP, 2020) die individuelle Versorgungssituation nach Zielgruppe differenziert. Hier werden unter anderem Menschen mit besonderen Versorgungsbedarfen wie Früh- und Neugeborene, Kinder und Jugendliche, Menschen in palliativen Versorgungssituationen und kritisch kranke Patient_innen auf einer Intensivstation adressiert. Gemäß der Zielformulierung des Expertenstandards, wonach jeder Mensch mit akuten, chronischen oder zu erwartenden Schmerzen ein individuell angepasstes Schmerzmanagement erhalten soll (DNQP, 2020), sind Maßnahmen im Rahmen des pflegerischen Schmerzmanagements, angefangen bei der Wahl des passenden Erhebungsinstrumentes bis hin zur Informationsgabe, Beratung und Schulung sowie Umsetzung medikamentöser und nicht-medikamentöser Maßnahmen und deren Evaluation individuell an die jeweilige Zielgruppe anzupassen. Dabei ist sowohl das Versorgungssetting sowie Krankheitsbild (auch hinsichtlich möglicher Kontraindikationen) als auch das Umfeld zu berücksichtigen.

Die Möglichkeiten des Einsatzes nicht-medikamentöser Maßnahmen im Schmerzmanagement sind vielfältig. Dies zeigt sich unter anderem in der übersichtlichen Zusammenstellung nicht-medikamentöser Maßnahmen im Schmerzmanagement in Form eines Booklets der Deutschen Schmerzgesellschaft e.V. (2020), in dem nicht-medikamentöse Maßnahmen und deren Anwendung in der postoperativen Versorgung umfangreich definiert werden, Anwendungsbeispiele gegeben sowie auch Risiken, Komplikationen und Kontraindikationen und die entsprechende Evidenz ausgewiesen werden.

Nicht-medikamentöse Maßnahmen: Verortung in Standards und Leitlinien

Auch in Leitlinien, die sich mit dem Thema Schmerz beschäftigen, werden nicht-medikamentöse Maßnahmen adressiert. So bieten gemäß der bereits aufgegriffenen Zielsetzung des Expertenstandards *Schmerzmanagement in der Pflege* des DNQP (2020) mit Gewährleistung eines individuell angepassten Schmerzmanagements zielgruppenspezifische aktuelle Leitlinien einen guten Überblick der jeweils verfügbaren Evidenz. Der Expertenstandard basiert auf einer umfassenden Literaturstudie, in der sowohl nationale als auch internationale Leitlinien zu Schmerz und Schmerzmanagement systematisiert zusammengetragen wurden. Diese einbezogenen Leitlinien bilden die Grundlage für die Ableitung der Standardkriterien. Berücksichtigt wurden aktuelle, bereits teils wieder aktualisierte Leitlinien wie beispielsweise für die Akutschmerzversorgung die S3-Leitlinie *Behandlung akuter perioperativer und posttraumatischer Schmerzen* (Deutsche Gesellschaft für Anästhesiologie und Intensivmedizin (DGAI), 2021), in der nicht-medikamentöse Maßnahmen in den Kapiteln „psychologische/psychotherapeutische Verfahren" und „physikalische Verfahren" zusammengefasst werden. Zu nennen ist auch die S3-Leitlinie *Palliativmedizin für Patienten mit einer nicht heilbaren Krebserkrankung* (Deutsche Gesellschaft für Palliativmedizin, 2020), in der der Tumorschmerz als Symptom der Erkrankung umfassend beschrieben wird.

Der Expertenstandard *Schmerzmanagement in der Pflege* bezieht insgesamt 20 nationale und internationale Leitlinien mit ein und berücksichtigt dabei unterschiedliche Versorgungssettings sowie auch Krankheitsbilder. Als nicht-medikamentöse Maßnahmen bei Erwachsenen werden folgende beschrieben:

- Bewegungsübungen, körperliche Aktivität, Mobilitätsförderung und Entspannung
- Aromapflege
- Anwendung von Massagen
- Transkutane Elektrische Nervenstimulation (TENS)
- Kälte- und Wärmeanwendungen
- Akupunktur
- Ablenkung
- Einsatz von Musik.

Bei den nicht-medikamentösen Maßnahmen bei Früh- und Neugeborenen sowie Kindern und Jugendlichen wird zwischen Maßnahmen bei akuten, prozeduralen und chronischen Schmerzen differenziert.

Um im Rahmen dieses Buches einen möglichst umfassenden Blick auf die Anwendung nicht-medikamentöser Maßnahmen im Schmerzmanagement durch die Pflege als Teil des interprofessionellen Teams zu werfen, wird die Logik des Expertenstandards aufgenommen und versucht, diese möglichst umfassend in Bezug auf Versorgungssettings, Krankheitsbilder und Anwendungsgebiete darzustellen.

Literatur

Ad-hoc-Kommission Curriculum Pflegefortbildung & Schmerz der Deutschen Schmerzgesellschaft e.V. (2021). *Curriculum zum pflegerischen Schmerzmanagement.* https://www.schmerzgesellschaft.de/fileadmin/2021/pdf/DS_Currciulum_Schmerzmanagement_Pflege_20102021_Screen.pdf

Deutsche Gesellschaft für Palliativmedizin. (2020). Erweiterte S3-Leitlinie *Palliativmedizin für Pati-*

enten mit einer nicht-heilbaren Krebserkrankung. Langversion 2.2 (Reg. 128-001O). https://register.awmf.org/assets/guidelines/128-001OLl_S3_Palliativmedizin_2020-09_02.pdf

Deutsche Gesellschaft für Anästhesiologie und Intensivmedizin (DGAI). (2021). S3-Leitlinie *Behandlung akuter perioperativer und posttraumatischer Schmerzen* (Reg. 001-025). https://register.awmf.org/assets/guidelines/001-025l_S3_Behandlung-akuter-perioperativer-posttraumatischer-Schmerzen_2022-03.pdf

Deutsches Netzwerk für Qualitätsentwicklung in der Pflege (DNQP). (2020). *Expertenstandard Schmerzmanagement in der Pflege*. DNQP.

Deutsche Schmerzgesellschaft e.V. (2020). *Booklet Nicht-medikamentöse Therapieverfahren im Schmerzmanagement*. https://deutsche-schmerzgesellschaft.myshopify.com/products/booklet-nicht-medikamentose-therapieverfahren-im-schmerzmanagement

European Pain Federation (EFIC). (2019). *Core Curriculum for the European Diploma in Pain Nursing.* EFIC-CORE-NURSING-WEB-FINAL-Published-on-website.pdf (europeanpainfederation.eu)

Teil 1: Nicht-medikamentöse Maßnahmen bei Menschen mit unterschiedlichen Versorgungsbedarfen

Im folgenden Buchabschnitt werden nicht-medikamentöse Maßnahmen für Menschen mit unterschiedlichen Versorgungsbedarfen dargestellt. Hierbei wird auf Früh- und Neugeborene, Kinder- und Jugendliche, erwachsene Menschen mit operativen Eingriffen, Intensivpatient_innen, Menschen mit kognitiven Veränderungen und Demenz sowie auf Menschen in palliativen Versorgungssituationen Bezug genommen. Es erwartet Sie ein Überblick möglicher Maßnahmen in den jeweiligen Versorgungssettings und orientiert an den Versorgungsbedarfen der unterschiedlichen Personengruppen einsetzbarer nicht-medikamentöser Maßnahmen mit Darstellung der dazu verfügbaren Evidenz. Darüber hinaus sind u. a. Anwendungsbeispiele und Fallbeispiele in einzelnen Kapiteln verfügbar.

1 Nicht-medikamentöse Maßnahmen im Schmerzmanagement von Früh- und Neugeborenen

Anne Helga Schmitt

Neugeborene werden im Rahmen der postnatalen Versorgung routinemäßig kleineren schmerzhaften Eingriffen unterzogen. Auch Früh- und Neugeborene, die auf einer Neugeborenen-Intensivstation (NICU) versorgt werden, benötigen täglich mehrere schmerzhafte Tests und Verfahren. Die Verabreichung von Schmerzmedikamenten bei Interventionen wie Impfen, der intramuskuläre Injektion, Venenpunktionen oder Einführen eines zentralen Venenkatheters und dem Fersenstich (Deutsches Netzwerk für Qualitätsentwicklung in der Pflege (DNQP), 2020; Deutsche Gesellschaft für Anästhesiologie und Intensivmedizin (DGAI), 2021) wird als problematisch angesehen, so dass zur analgetischen Versorgung Alternativen wie nicht-medikamentöse Maßnahmen zur Schmerzlinderung herangezogen werden (Johnston et al., 2017). Weitere schmerzhafte Prozeduren sind das endotracheale und nasale Absaugen (Ayyıldızk et al., 2023; Zayed & Fathalla, 2022) sowie das Einführen einer Ernährungssonde (Srivastava et al., 2022). Insbesondere bei Früh- und Neugeborenen und Säuglingen unter einem Jahr werden nicht-medikamentöse Maßnahmen als meist einfach durchzuführen angesehenen und werden als nicht-invasive und effektive Verfahren zur mindestens begleitend Analgesie in Deutschland empfohlen. Empfohlen wird, nicht-medikamentöse Maßnahmen bei Kindern auch in das perioperative Schmerzmanagement zu integrieren, um Schmerzen zu reduzieren und den Verbrauch von Analgetika und die damit verbundenen potenziellen Nebenwirkungen zu senken oder sogar zu vermeiden (DGAI, 2021).

Die im Folgenden aufgeführten nicht-medikamentösen Maßnahmen beziehen sich auf Cochrane-Reviews, randomisiert kontrollierte Studien und die in aktuellen nationalen Standards (DNQP, 2020) und Leitlinien (DGAI, 2021) empfohlenen Maßnahmen.

Zu den häufig verwendeten und gut untersuchten nicht-medikamentösen Maßnahmen der Schmerzlinderung für Früh- und Neugeborene zählt die orale Gabe von Glukose bzw. Saccharose, Stillen, Berührung im Zusammenhang mit Kangaroo Mother Care (KMC), nicht-nutritives Saugen (NNS), Swaddling und das Halten in „Froschstellung“ (Facilitated tucking) und zwar vor, während und nach einer schmerzhaften Prozedur (DNQP, 2020; DGAI, 2021). Einige dieser Maßnahmen sind jedoch aufwendig und ressourcenintensiv in der praktischen Anwendung, wie z. B. KMC und Facilitated tucking, da oftmals für eine effektive und korrekte Durchführung zwei Personen notwendig sind.

1.1 Orale Verabreichung von Glukose-Lösung oder Saccharose

Die orale Verabreichung von Glukose-Lösungen oder Saccharose in einer Konzentration von 20–30 % hat bei Neugeborenen bei leichten bis moderaten schmerzhaften Prozeduren eine schmerzlindernde Wirkung und ist eine in der Praxis häufig angewendete Maßnahme. Als wirksam wird die Verabreichung vor allem bei der kapillaren Blutentnahme aus der Ferse, Venenpunktionen und intramuskulären Injektionen beschrieben (Stevens et al., 2016; Yamada et al., 2023).

Dosierung: Die optimale Dosis von Saccharose zur Schmerzlinderung bei Neugeborenen, Frühgeborenen und Säuglingen bis zu einem Alter von 12 Monaten ist noch nicht ermittelt (Stevens et al., 2018). Es bestehen zwischen den einzelnen Studien Unterschiede in der Dosierung in Bezug auf die optimale Konzentration, der optimalen Menge (Volumen) und der optimalen Verabreichungsmethode. Die minimal wirksame Dosis von Saccharose während eines einzelnen schmerzhaften Eingriffs sowie die Auswirkungen einer wiederholten Saccharose-Verabreichung auf die unmittelbaren (Schmerzintensität) und langfristigen Auswirkungen auf die neurologische Entwicklung sind nicht ausreichend erforscht (Stevens et al., 2018).

Durchführung: Die Verabreichung von oraler Saccharose oder anderen süßen Lösungen kann bei Früh- und Neugeborenen mit oder ohne NNS erfolgen, z. B. mit einem Schnuller oder einer Spritze: Die Verabreichung erfolgt vor und während eines schmerzhaften Eingriffes (Bueno et al., 2013; Stevens et al., 2016). Die Verabreichung der Saccharose kann einige Minuten vor dem Eingriff erfolgen, z. B. hat sich in einer Studie das Verabreichen von 2 ml Saccharose mit einer Spritze zwei Minuten vor der Prozedur als wirksam erwiesen (Örs et al., 1999). In einer anderen Untersuchung erhielten Neugeborene 2–3 ml Glukose 20 % aus einer Spritze: Einige Tropfen Glukose werden 1–3 Sekunden vor der Punktion der Ferse durch eine Assistenzperson auf die Vorderseite der Zunge des Neugeborenen aufgetragen, die Verabreichung wird während des Eingriffs fortgesetzt (Napiórkowska-Orkisz et al., 2022). Die Betonung liegt hier auf Neugeborenen, denn bei kleinen Frühgeborenen ist es nicht möglich in 1–3 Sekunden, 2–3 ml Glucose 20 % oral zu verabreichen.

Wirksamkeit: Das Verabreichen von Glukose-20 %-Lösung oder Saccharose entfaltet seine Wirkung alleine oder in Kombination mit anderen Maßnahmen (Stevens et al., 2016). Als besonders wirksam hat sich Saccharose (24 %) in Kombination mit nicht-nutritivem Saugen gezeigt, z. B. kann der Schnuller in die Saccharose getaucht werden (Stevens et al., 2018). Saccharose ist auch im geringeren Maße beim wiederholten Fersenstich wirksam. Die analgetische Wirkung von Saccharose funktioniert bis zu einem Alter von etwa einem Jahr, die Wirksamkeit kann bei älteren Säuglingen im Vergleich zu Neugeborenen abnehmen (Harrison et al., 2003).

Unerwünschte Ereignisse: Insgesamt liegen nur wenige Berichte zu unerwünschten Ereignissen bei der Verabreichung von Glukose- oder Saccharoselösungen vor. Es kann in seltenen Fällen zu Anzeichen von Ersticken oder Würgen kommen, schwerwiegende unerwünschte Ereignisse wurden laut Autoren nicht dokumentiert (Stevens et al., 2016; Stevens et al., 2018). Wobei „Anzeichen von Ersticken" ja schon als schwerwiegend bezeichnet werden sollte.

Die orale Verabreichung von Saccharose bei extrem unreifen Frühgeborenen, die instabil oder beatmet sind oder beides zusammen, ist noch nicht ausreichend untersucht (Stevens et al., 2018). Wiederholte Verabreichungen von Saccharose führten in zwei Tiermodellen zu Hirnveränderungen, das Kurzzeitgedächtnis im Erwachsenenalter war vermindert (Tremblay et al., 2017; Ranger et al., 2019). Die S3-Leitline

„Behandlung akuter perioperativer und posttraumatischer Schmerzen“ empfiehlt, da es Untersuchungen am Menschen dazu bisher nicht gibt, „sollten auf Grundlage der Tierexperimente keine unkontrollierten oder hohen, oder dauerhaften Gaben von oralen Zuckerstoffen erfolgen – v.a. nicht in Situationen ohne Schmerzreiz.“ (DGAI, 2021, S. 235). Zu den langfristigen Auswirkungen der wiederholten Verabreichung von Saccharose bei kranken oder sehr früh geborenen Neugeborenen in Kombination mit anderen nicht-medikamentösen oder medikamentösen Maßnahmen gibt es keine Erkenntnisse (Stevens et al., 2016).

1.2 Stillen und Verabreichen abgepumpter Muttermilch

Das Stillen (Napiórkowska-Orkisz et al., 2022; Tavlar & Karakoc, 2022) und das Verabreichen von abgepumpter Muttermilch (Yilmaz & Arikan, 2010) sind sehr gut wirksame Maßnahme zur Schmerzlinderung beim Fersenstich, z.B. bei der Blutentnahme für das Neugeborenenscreening, das bei allen Früh- und Neugeborenen durchgeführt wird.

Durchführung: Um eine Schmerzlinderung durch Stillen zu erreichen, wird das Neugeborene mindestens drei Minuten vor bis drei Minuten nach dem Eingriff gestillt (Tavlar & Karakoc, 2022). Vor Beginn der Fersenblutentnahme wird die Mutter in die richtige Technik des Anlegens des Neugeborenen eingewiesen. Das Stillen sollte effektiv sein. Beim Auftreten von Schwierigkeiten beim Stillen muss zunächst das Stillproblem gelöst werden. Die Position des Neugeborenen während des Stillens wird zuvor mit der Mutter abgesprochen. Die Stillposition muss für die Mutter, das Neugeborenen und die Person, die die Blutentnahme durchführt, angenehm sein und einen leichten Zugang zur Ferse des Neugeborenen ermöglichen. Der Zeitpunkt der Blutentnahme hängt vom Zeitpunkt der Stillmahlzeit ab, die auch geplant werden kann. Die Mutter wird darüber informiert, welche Reaktionen von dem Neugeborenen nach der Fersenpunktion zu erwarten sind wie das Loslassen der Brust der Mutter als Reaktion auf den Schmerzreiz. Die schmerzlindernde Wirkung ist dann allerdings deutlich geringer, als wenn der Stillvorgang ungestört fortgeführt wird. Die meisten Neugeborenen können aber ohne größere Probleme wieder angelegt werden. Gelingt das Wiederanlegen, ist eine schmerzlindernde Wirkung vorhanden. Verändert das Neugeborene während des schmerzhaften Eingriffs die Saugstärke nicht, kann von einer guten schmerzlindernden Wirkung des Stillens ausgegangen werden. Viele Mütter, die ihre Neugeborenen während des Fersenstichs stillen, halten diese nicht-medikamentöse Maßnahme für eine wirksame Methode der Schmerzlinderung. In einer Studie wurden die Schmerzreaktionen mit einem Schmerzassessment beim erfolgreichen Stillen während der Fersenpunktion überprüft und es zeigten sich niedrige Schmerzzeichen. Das entsprach auch der Einschätzung der Mütter. Bei den Müttern, die das Stillen für keine wirksame Methode hielten, zeigte das Schmerzassessment mehr Schmerzzeichen an (Napiórkowska-Orkisz et al., 2022).

Außer dem Stillen wurde auch die Wirkung abgepumpter Muttermilch beschrieben. Dem Neugeborenen werden 2 ml abgepumpte Muttermilch zwei Minuten vor dem Eingriff aus einer Spritze verabreicht. Die Muttermilch wird vorsichtig auf die Zunge der Neugeborenen gegeben. In der Studie von Yilmaz und Arikan (2010) wird allerdings das Verabreichen von Saccharose und gleichzeitiger NNS als wirksamer als die Verabreichung abgepumpter Muttermilch beschrieben.

1.3 Multisensorische Stimulation

Die Maßnahme sensorische Stimulation in Verbindung mit Saccharose oder Muttermilch ist zur Schmerzbehandlung bei Neugeborenen eine wirksame, kostengünstige und sichere nicht-medikamentöse Maßnahme zur Schmerzbehandlung (Fitri et al., 2020).

Durchführung: Bei der Intervention sensorische Sättigung in Verbindung mit Saccharose (SSS-Intervention) beginnt das Pflegefachpersonal 30 Sekunden vor einer venösen Blutentnahme mit dem Neugeborenen zu sprechen, schauen ihm in die Augen, massieren sanft die Wangen und andere Bereiche des Gesichts und verabreichten 24 %ige Saccharose, bis das Neugeborene rhythmisch saugt. Dann führt eine zweite Person die venöse Blutentnahme durch. Vor und während der Entnahme wird Saccharose verabreicht. Die Maßnahme kann mit Muttermilch analog durchgeführt werden. Weitere Forschungen sind gerechtfertigt um den Einsatz der sensorischen Stimulation als evidenzbasierten Ansatz zur Schmerzreduktion weiter zu belegen (Fitri et al., 2020).

1.4 Nicht-nutritives Saugen (NNS)

NNS wird als eine der vielversprechendsten Strategien angesehen, die das Schmerzverhalten bei Früh- und Neugeborenen reduzieren kann (Riddell et al., 2023). Den Neugeborenen wird ein Schnuller zum Saugen angeboten, um den neonatalen Saugreflex zu stimulieren und so akute Schmerzen zu lindern (Vu-Ngoc et al., 2020; Riddell et al., 2023). NNS wird z. B. beim Fersenstich zur Blutentnahme für das Neugeborenenscreening zur Schmerzlinderung als sichere und wirksame Methode verstanden (Vu-Ngoc et al., 2020).

Durchführung: NNS und die Fersenblutentnahme sollten ungestört durchgeführt werden. Nach Möglichkeit werden dazu das Neugeborene und die Eltern in einen ruhigen Raum gebracht. Zur Durchführen werden zwei Personen benötigt, eine Person, die dem Neugeborenen den Sauger (Schnuller) anbietet und im Mund des Neugeborenen festhält und eine erfahrene Pflegefachperson, Hebamme oder anderweitige erfahrene Person, die die Fersenblutentnahme durchführt. Idealerweise übernehmen die Eltern die Aufgabe, den Schnuller zu halten. Zuvor muss sich die Pflegefachperson vergewissern, dass die Eltern in der korrekten Durchführung des NNS unterwiesen sind. Die Eltern sollten darauf hingewiesen werden, dass das Neugeborene als Reaktion auf den Schmerz mit der Zunge den Sauger herausdrückt. In einem solchen Fall sollte die Mutter den Sauger ein zweites Mal geben (Napiórkowska-Orkisz et al., 2022).

Sind die Eltern nicht anwesend, übernimmt eine ebenfalls in der korrekten Durchführung unterwiesene Assistenzperson das NNS. NNS wird mindestens 120 Sekunden vor dem Fersenstich begonnen, während des Fersenstichs beibehalten und dann mindestens weitere 120 Sekunden lang nach dem Fersenstich weitergeführt. Die Assistenzperson hält den Schnuller und übt sanften Druck aus, um ihn während des Eingriffs im Mund des Neugeborenen zu halten. Das Neugeborene muss während der Prozedur richtig und effektiv saugen (Vu-Ngoc et al., 2020). Die Fersenpunktion findet statt, wenn das Neugeborene beginnt, am Schnuller zu saugen (Napiórkowska-Orkisz et al., 2022).

Wirksamkeit: Es wird Folgendes beschrieben: Wenn der Schnuller in den Mund des Säuglings eingeführt wird, kommt es zu einer Aktivierung des Saugreflex durch einen nicht-opioiden Mechanismus, der wiederum die taktile Sensibilität, die mechanischen Rezeptoren und den endogenen analgetischen Pfad aktiviert. Das führt zu einer Linderung akuter Schmerzen, die durch eine Fersenpunktion, Beschneidung und Impfung verursacht werden (Vu-Ngoc et al., 2020). An dieser Stelle ist hervorzuheben, dass Beschneidungen, die häufig ambulant erfolgen, in Bezug auf ein adäquates Schmerzmanagement gesondert zu betrachten sind.

Die analgetische Wirkung von NNS setzt sofort ein und hört auf, wenn der Schnuller aus dem Mund des Säuglings entfernt wird. In Studien wurde ein Zeitraum genannt, der bis zwei Minuten nach dem Eingriff reichte. In der Praxis sollte man sich am Verhalten des Neugeborenen orientieren und das Schnullern auch länger als zwei Minuten unterstützen, wenn ein Bedarf zu erkennen ist (Vu-Ngoc et al., 2020).

Unerwünschte Ereignisse: Über unerwünschte Ereignisse wird im Zusammenhang mit nicht-medikamentösen Maßnahmen zur Schmerzbehandlung bei Früh- und Neugeborene selten berichtet. In einer Studie wurden als unerwünschte Ereignisse während der Maßnahme NNS ein Abfall der Herzfrequenz oder der Sauerstoffsättigung, Übelkeit oder Erbrechen definiert, die jedoch im Verlauf dieser Studie nicht beobachtet wurden (Vu-Ngoc et al., 2020). In einem Cochrane-Review von 2023 wird über Erbrechen eines Frühgeborenen nach NNS und über eine niedrigere Sauerstoffsättigung eines Neugeborenen berichtet (Riddell et al., 2023).

1.5 Vergleich der Wirksamkeit von Stillen, der oralen Verabreichung von Glukose und NNS

Stillen, orale Verabreichung von Glukose und NNS werden als wirksame Maßnahmen zur Schmerzlinderung bei der Fersenblutentnahme für das Neugeborenenscreening beschrieben (Napiórkowska-Orkisz et al., 2022).

Wirksamkeit: Die schmerzlindernde Wirkung der jeweiligen Maßnahme kann anhand von Reaktionen der Herzfrequenz überprüft werden. Die größte Variabilität der Herzfrequenz ist in der Gruppe der Neugeborenen zu beobachten, die an einem Schnuller saugten; die geringste Variabilität der Herzfrequenz nach alleiniger oraler Verabreichung von 20 %iger Glukose. Eine niedrige Herzfrequenzvariabilität trat in der Gruppe der Neugeborenen auf, die beim Stillen keine Schmerzen verspürten, diese wiesen dann auch auf einer Schmerzskala niedrige Punktwerte auf. Die höchste Variabilität der Herzfrequenz trat dagegen bei Neugeborenen mit starken Schmerzen auf (Napiórkowska-Orkisz et al., 2022).

Schlussfolgerungen: Verschiedene einfach anzuwendende und kosteneffiziente nicht-medikamentöse Maßnahmen wie effektives Stillen, zuckerhaltige Lösungen und NNS tragen bei Neugeborenen nachweislich zur Verringerung von prozeduralen Schmerzen bei. Es kann nicht immer eindeutig gesagt werden, welche Maßnahme die wirksamste zur Schmerzreduktion beim Neugeborenen ist. Scheinbar ist Stillen die wirksamste Methode, die auch von den Müttern gerne genutzt wird, um zu einer erfolgreichen Schmerzlinderung ihrer Neugeborenen beizutragen. Mütter können so ihre Neugeborenen trösten und sind dadurch zufriedener. Daher sollten die Eltern ermutigt werden sich an der Versorgung ihrer Kinder aktiv zu beteiligen (Napiórkowska-Orkisz et al., 2022).

1.6 Kangaroo Mother Care (KMC)

Die World Health Organization (WHO, 2003, 2022) definiert KMC als früher, kontinuierlicher und längerer Haut-zu-Haut Kontakt zwischen der Mutter (oder einer anderen Betreuungsperson) und dem Neugeborenen. KMC lindert sicher den Schmerz und kommt gerade aufgrund der vielen invasiven Eingriffe in Betracht, die Teil der klinischen Versorgung von Frühgeborenen sind. KMC kommt auch dem Bedürfnis der meisten Mütter entgegen, ihre Kinder während der schmerzhaften Eingriffe zu beruhigen und zu trösten (Gao et al., 2015). Eine Herausforderung für das Pflegefachpersonal stellt bei der Umsetzung der Maßnahmen die zeitliche Planung dar. Nicht nur bei der kapillaren Blutentnahme aus der Ferse, der Verabreichung von intramuskulären Injektionen und der Venenpunktion ist der Haut-zu-Haut-Kontakt eine wirksame Maßnahme zur Schmerzlinderung (Johnston et al., 2017), sondern auch beim Einführen einer Ernährungssonde (Srivastava et al., 2022).

1.6.1 Dauer und Durchführung

Das Früh- oder Neugeborene wird in aufrechter Position zwischen die Brüste der Mutter, Brust zu Brust gelegt. Die Position kann mit einem Bindetuch gesichert werden. Der Kopf des Früh- oder Neugeborenen wird zur Seite gewendet und ist zur leichteren Atmung leicht überstreckt. Eine Beugung des Kopfes nach vorne oder eine Überstreckung nach hinten ist zu vermeiden. Die Hüften sind gebeugt und nach außen rotiert (Froschhaltung), die Arme sind ebenfalls gebeugt (WHO, 2003). Die Mütter können zur KMC vorne zu öffnende Krankenhauskittel tragen, die Neugeborenen sind nur mit einer Windel begleitet, um einen maximalen Haut-zu-Haut-Kontakt zu ermöglichen. Das Früh- oder Neugeborene wird mit Decken zugedeckt (Castral et al., 2008).

1.6.2 KMC zur Schmerzlinderung beim Fersenstich

Während der Fersenblutentnahme sitzt die Mutter auf einem Stuhl und hält den Hautkontakt. Der Hautkontakt bleibt während der Phasen der Fersendesinfektion, des Fersenstichs, der Blutentnahme („Fersenquetschen") und der Wundkompression bestehen. Insgesamt erfolgt der Haut-zu-Haut-Kontakt über alle Phasen mindestens 15 Minuten lang. In der Erholungsphase nach Beendigung der Blutentnahme wird der Haut-zu-Haut-Kontakt noch mindestens zwei Minuten fortgeführt (Castral et al., 2008).

1.6.3 Stillen als Ergänzung zum Haut-zu-Haut-Kontakt

Stillen als Ergänzung zum Haut-zu-Haut-Kontakt ist eine weitere Kombination zur Schmerzlinderung für gesunde Neugeborene bei der Fersenblutentnahme für das Neugeborenenscreening (Gabriel et al., 2013). Das Stillen wird mindestens fünf Minuten vor dem Fersenstich begonnen und während der Blutentnahme beibehalten. Wenn Stillen nicht möglich ist, kann die Mutter ihrem Neugeborenen während der KMC zwei Minuten vor dem Fersenstich 24 %ige Saccharose mit einer Spritze in den Mund geben. Maßgeblich ist, dass die Mutter bei der Prozedur dabei ist, wenn z. B. kein Haut-zu-Haut Kontakt im Sinne von KMC möglich ist. Die Mutter sollte mit ihrem Neugeborenen sprechen und es berühren (Gabriel et al., 2013).

KMC bei intramuskulärer Injektion: Vitamin K wird allen Neugeborenen kurz nach der Geburt verabreicht, manchmal muss die Verabreichung intramuskulär erfolgen. Zur Reduktion des Schmerzes bei der intramuskulären Verabreichung ist der unmittelbare Hautkontakt zur Mutter als schmerzlindernde Maßnahme wirksam. KMC wird als wirksamer als z. B. Swaddling beschrieben. Für einen unmittelbaren Haut-zu-Haut-Kontakt wird sofort nach der Geburt das Neugeborene direkt mit der Haut der Mutter in Berührung gebracht, sowohl die Mutter als auch das Neugeborene werden in ein Tuch gewickelt. Der Kontakt sollte 30 Minuten vor der Injektion andauern. Es ist darauf zu achten, dass das Neugeborene leicht atmen und die Mutter das Neugeborene bequem sehen kann. Wenn eine intramuskuläre Vitamin-K-Injektion notwendig ist, erfolgt diese in den Oberschenkel des Neugeborenen, während der Haut-zu-Haut-Kontakt fortgesetzt wird (Patel et al., 2022).

1.6.4 KMC zur Schmerzlinderung beim Einführen einer Ernährungssonde

Haut-zu-Haut-Kontakt während des Einführens einer oro-gastrischen Ernährungssonde hat eine deutliche schmerzlindernde Wirkung bei den meisten Frühgeborenen. Die Wirkung ist noch mindestens 15 Minuten nach dem schmerzhaften Ereignis nachweisbar (Srivastava et al., 2022).

Durchführung: Die Frühgeborenen werden entsprechend den WHO-Empfehlungen (WHO, 2003) in aufrechter Position in Bauchlage zwischen die Brüste der Mutter gelegt. Der Haut-zu-Haut-Kontakt beginnt – nach der hier zugrunde liegenden Studie – mindestens 60 Minuten vor dem Einführen der Ernährungssonde und wird nochmals 60 Minuten danach weitergeführt. Die Ernährungssonde wird vor dem Einführen mit lauwarmem Wasser angefeuchtet, entsprechend den Standardmethoden der Einrichtung platziert und die korrekte Lage überprüft. Ob die so durchgeführte Prozedur weniger unerwünschte Ereignisse ergibt, wie Apnoen, Entsättigungen und Bradykardien, wird nicht berichtet (Srivastava et al., 2022).

Wirksamkeit der KMC: Stillen als Ergänzung zum Haut-zu-Haut-Kontakt wird beim Fersenstich als überlegene Analgesie im Vergleich zu anderen nicht-medikamentösen Maßnahmen zur Schmerzlinderung bei gesunden Neugeborenen beschrieben (Gabriel et al., 2013). Während der Einführung einer Ernährungssonde wird der Schmerz durch das KMC um etwa 40 % reduziert. Da die Anwendungsmöglichkeit von Saccharose vor allem bei sehr kleinen Frühgeborenen begrenzt ist, sollte bei einem geplanten Wechsel einer Ernährungssonde die hier beschriebene langwierigere Methode der KMC in Betracht gezogen werden.

KMC wird im Vergleich zu Glucose und Saccharose eine wirksamere schmerzlindernde Wirkung als süße Lösungen alleine zugeschrieben, beides zusammen ist bei der Schmerzlinderung jedoch wirksamer. Das gleiche gilt für das Stillen, das in Kombination mit KMC wirksamer ist. KMC wirkt im Vergleich zur Verabreichung von abgepumpter Muttermilch beim Lösen eines Pflasterverbands gleich gut (Johnston et al., 2017). Auch bei wiederholten schmerzhaften Eingriffen wie der Fersenblutentnahme bleibt die analgetische Wirkung der KMC bei Frühgeborenen erhalten. Zudem gelingt es dem Frühgeborenen, auch nach wiederholten schmerzhaften Eingriffen, schneller in einen ausgeglichenen Zustand zu gelangen als bei der Pflege im Inkubator (Gao et al., 2015). Es ist nicht bekannt, wie lange der Haut-zu-Haut-Kontakt andauern muss, um seine analgetische Wirkung zu entfalten. Es gibt eine Spanne unterschiedlicher Angaben von 15 Minuten bis drei Stunden vor dem schmerzhaften Ereignis. In einer Studie konnte nach 30 Minuten Haut-zu-Haut-Kontakt niedrigere Serum- und Speichelcortisolwerte nachgewiesen werden (Johnston et al., 2017). Bei der Anwendung von KMC ist bei schmerzhaften Eingriffen die Herzfrequenz deutlich stabiler, die Neugeborenen weinen kürzer und die Schmerzscores fallen niedriger aus. Es ist nicht bekannt, ob der Haut-zu-Haut-Kontakt mit andern Personen als der Mutter eine ähnliche Wirkung hat oder ob es Unterschiede in der Wirksamkeit in den verschiedenen Altersgruppen der Früh- und Neugeborenen gibt (Gao et al., 2015; Johnston et al., 2017).

1.7 Swaddling (Wickeln)

Swaddling bzw. Wickeln wird ebenfalls als eine der vielversprechendsten Strategien angesehen, um prozedurale akute Schmerzen bei Früh- und Neugeborenen bei kleineren Eingriffen zu reduzieren. Im Folgenden wird das Swaddling bei der Fersenblutentnahme (Riddell et al., 2023) und dem nasalen Absaugen eines Frühgeborenen bei einer nicht-invasiven Beatmung (Ayyıldız et al., 2023) beschrieben.

Durchführung: Swaddling kann zur Schmerzlinderung bei der Fersenblutentnahme verwendet werden und wird mit einem weichen Tuch (Decke oder Windel) aus Baumwolle durchgeführt. Das Früh- oder Neugeborene bzw. der Säugling wird fest in das Tuch eingewickelt, um übermäßige Bewegungen der Arme und Beine zu verhindern (Riddell et al.,

2023). Der Säugling wird in Rückenlage auf das Tuch gelegt, wobei die Arme angewinkelt und überkreuzt nahe an die Brust des Kindes geführt werden. Das Ende der einen Seite des Tuches wird über die Brust und die Arme des Neugeborenen auf die gegenüberliegende Seite gefaltet und unter den Rumpf gesteckt. Dieser Faltvorgang wird mit dem Ende der anderen Seite des Tuches fortgesetzt und unter die gegenüberliegende Seite des Rumpfes gesteckt. Um sicherzustellen, dass das Tuch nicht zu stark einschnürt, wird dieses überprüft, indem ein Finger zwischen das Tuch und den Säugling geschoben wird. Der untere Teil des Tuches wird bis zum Bauch gefaltet, einer der Füße des Neugeborenen bleibt unbedeckt, um die Ferse für die Blutentnahme zu erreichen. Dann wird das Neugeborene in Seitenlage gebracht. Das Tuch sollte so gewickelt sein, dass sich das Neugeborene fest, aber sanft in einer physiologischen Beugehaltung befindet. Der Wickelvorgang dauert etwa eine Minute. Das gewickelte Tuch wird einige Minuten nach Beendigung der Blutentnahme wieder entfernt (Ho et al., 2015).

Vor einem geplanten nasalen Absaugen eines Frühgeborenen wird das Kind zehn Minuten zuvor gewickelt. Zum Wickeln werden saubere Windeln bzw. Tücher verwendet. Der Absaugvorgang wird in Rückenlage durchgeführt (Ayyıldız et al., 2023). Das Wickeln erfolgte mit einem ca. 90 cm^2 großen Tuch ebenfalls in Rückenlage. Hier wird nun empfohlen, darauf zu achten, dass durch das Wickeln die Bewegungen der Extremitäten (auch der Arme und Hände) nicht eingeschränkt sind, es soll bequem und nicht zu eng sein. Der Kopf des Frühgeborenen wird nicht mit eingewickelt, so dass das Frühgeborene den Kopf frei bewegen kann. Die Beine des Frühgeborenen werden in physiologischer Beugehaltung gewickelt, ohne dass es zu einer Bewegungseinschränkung kommt. Der Körper des Frühgeborenen wird vollständig eingewickelt. Der Wickelvorgang dauert etwa eine Minute (Ayyıldız et al., 2023). Dann wird der Absaugvorgang durchgeführt.

Wirksamkeit: Swaddling reduziert signifikant den Schmerz beim Fersenstich. Die Herzfrequenz und die Sauerstoffsättigung bleiben während der Blutentnahme stabiler und die Früh- und Neugeborenen erreichen schneller wieder einen ausgeglichen Zustand (Ho et al., 2015). Auch während des nasalen Absaugens bei Frühgeborenen zwischen der 27. und 36. Schwangerschaftswoche bei der nicht-invasiver Beatmung können Schmerzen sicher gelindert werden (Ayyıldız et al., 2023).

1.8 Kombination von NNS und Swaddling

Zur Behandlung des Schmerzes von Neugeborenen z. B. beim Fersenstich sind Kombinationen von nicht-medikamentösen Maßnahmen wirksam. Eine Kombination stellt NNS und Swaddling dar. Es entsteht ein synergistischer Effekte, wenn zusätzlich Saccharose oral verabreicht wird. Bei tieferen Fersenstichen erzielt die Kombination von oraler Saccharose mit NNS und Wickeln (Swaddling) die beste Schmerzlinderung (Leng et al., 2016).

Durchführung: Die Neugeborenen bzw. Säuglinge werden mit einem (Baumwoll-)Tuch eingewickelt, die Bewegungen der oberen, aber nicht der unteren Gliedmaßen werden eingeschränkt. Vor dem Fersenstich werden dem Neugeborenen bzw. dem Säugling 2 ml 24 %ige Saccharose mit einer Spritze in den Mund verabreicht, dann wird dem Neugeborenen ein Standard-Silikonschnuller angeboten. Die unteren Gliedmaßen werden direkt nach der Beendigung der Blutentnahme ebenfalls gewickelt (Leng et al., 2016).

1.9 Facilitated Tucking (Halten in Froschstellung)

Auch Facilitated Tucking kann das Schmerzverhalten von Frühgeborenen deutlich reduzieren und gehört zu eine der vielversprechendsten

Strategien der Schmerzlinderung bei kleinen schmerzhaften Eingriffen (Riddell et al., 2023).

Durchführung: Das Halten in der Position Facilitated Tucking hilft dem Frühgeborenen bei der Selbstregulierung und verringert die Schreidauer (Gitto et al., 2012), z. B., während eine zweite Person den Fersenstich durchführt. Die Betreuungsperson legt ihre Hände sanft auf den Körper, den Kopf und Gliedmaßen des Früh- oder Neugeborenen, um eine physiologische Beugehaltung zu unterstützen und gleichzeitig die Bewegungen des Frühgeborenen zu kontrollieren (Riddell et al., 2023).

Facilitated Tucking lindert auch Schmerzen, die durch eine Impfung (Kucukoglu et al., 2015) entstehen. Zur Durchführung einer Hepatitis B Impfung werden zwei Personen benötigt. Das Neugeborene liegt seitlich in Bauchlage und wird vor dem Eingriff eine Minute lang von einer Assistenzperson in der Position Facilitated Tucking gehalten. Die zweite Person führt die Impfung durch (Kucukoglu et al., 2015).

Facilitated Tucking trägt ebenfalls zur Schmerzlinderung beim endotrachealen Absaugen von Frühgeborenen bei. Die Umgebung, in der sich das Frühgeborene während des Eingriffs befindet, sollte ruhig sein und Umweltreize wie Licht und Geräusche so weit wie möglich minimiert werden. Jede Überstimulation sollte während der Prozedur vermieden werden (Alinejad-Naeini et al., 2014; Zayed & Fathalla, 2022; Perroteau et al., 2018). Auch hier werden zur Durchführung zwei Personen benötigt. Eine Person führt das Facilitated Tucking durch, die andere Person das endotracheale Absaugen. Die Hände der Person, die das Facilitated Tucking durchführt werden angewärmt und das Frühgeborene in eine „Kuschelposition“ gebracht, indem es auf die Seite gelegt wird. Der Rücken wird leicht gebeugt, die Beine über 90 Grad zur Mittellinie des Rumpfes gebeugt und die Schultern zur Mittellinie gebracht. Die Ellbogen werden über 90 Grad gebeugt, die Hände des Frühgeborenen in der Nähe seines Mundes oder auf das Gesicht gelegt (Alinejad-Naeini et al., 2014; Zayed & Fathalla, 2022). Währenddessen liegt die Hand der Betreuungsperson auf Händen und Füßen des Frühgeborenen. Das Kinn wird nicht zur Brust gesenkt, die Positionierung des Kinns hängt davon ab, wie der Endotrachealtubus platziert ist. Das Frühgeborene bleibt während des Absaugens sowie für noch mindestens 30 Sekunden nach dem Eingriff in dieser Position (Zayed & Fathalla, 2022).

Facilitated Tucking kann in Kombination mit anderen nicht-medikamentösen Maßnahmen schmerzlindern wirken. An den Einsatz dieser Maßnahme ist zu denken, da z. B. der Einsatz von Saccharose pro Tag insbesondere bei sehr kleinen Frühgeborenen begrenzt ist und so das nicht-nutritive Saugen oft als isolierte Maßnahme eingesetzt wird. Isolierte Maßnahmen sind jedoch meist nicht ausreichend wirksam zur Schmerzlinderung. Facilitated Tucking kann zudem sowohl vom Pflegepersonal als auch den Eltern leicht angewandt werden und trägt dazu bei, verhaltensbedingte und physiologische Schmerzäußerungen zu verringern. Im Vergleich zum NNS ist die schmerzlindernde Wirkung von Facilitated Tucking beim Fersenstich nicht so ausgeprägt, kann aber in Kombination mit NNS Schmerzen reduzieren. Jedoch sollte die Kombination von Facilitated Tucking und NNS noch weiter untersucht werden (Perroteau et al., 2018). Über unerwünschte Ereignisse nach dem Wickeln (Swaddling) und Facilitated Tucking wird nicht berichtet (Riddell et al., 2023).

1.10 Rolle der Eltern

Die Analysen eines Cochrane-Reviews ergaben, dass schon in den 1990er Jahre Eltern kritisch kranker Säuglinge und Kinder besorgt über deren Schmerzmanagement berichten, Eltern empfanden das Leiden ihres Kindes als primäre Stressquelle (Johnston et al., 2017). In einer US-amerikanischen und britischen Studie in elf NICU berichteten fast alle Eltern, dass ihr Kind mäßige bis starke Schmerzen hatte, die schlimmer waren als die Eltern es erwarteten (Franck et al., 2001). Viele Eltern möchten an der Schmerzbehandlung ihrer Kinder beteiligt werden (Franck et al., 2002), indem die Mütter z. B. während der Fersenblutentnahme ihres Früh- oder Neugeborenen die Möglichkeit erhalten, KMC zu praktizieren (Campbell-Yeo et al., 2008). In den letzten Jahren hat das Interesse daran zugenommen, wie Eltern zur Entwicklungsförderung und Wohlbefinden ihrer zu früh geborenen Kindern auf der NICU beitragen können. Eltern wollen ihre Rolle auf der Intensivstation wahrnehmen und die elterliche Berührung wirkt stabilisierend auf die Frühgeborenen (Johnston et al., 2017). Pflegefachpersonal auf der NICU ist sich zwar der schmerzlindernden Wirkung von KMC bewusst, jedoch können kontextbedingte Herausforderungen wie die hohe Arbeitsbelastung des Pflegefachpersonals und eine fehlende Anwesenheit der Mütter den Einsatz von KMC verhindern (Benoit et al., 2016). Eine strukturierte Elternbeteiligung hat eine solide Evidenzbasis, allerdings hat die Beteiligung der Eltern kaum Einfluss auf die Schmerzreduktion oder -regulation von Neugeborenen oder Säuglingen, wenn Eltern in der Anwendung von Strategien wie Beruhigen, Wiegen, Streicheln oder Ablenkung nicht unterwiesen sind. Eltern sollten also für eine strukturierte Beteiligung angeleitet und begleitet werden. Es gibt keine Berichte über unerwünschte Ereignisse durch das Einbeziehung von Eltern in die Versorgung ihrer Kinder auf der Intensivstation (Riddell et al., 2023).

1.11 Schlussbemerkung

Trotz der in diesem Kapitel beschriebenen Möglichkeiten der Umsetzung nicht-medikamentöser Maßnahmen wird die Evidenz für nicht-medikamentöse Maßnahmen zur Schmerzbehandlung bei Früh- und Neugeborenen als gering angesehen und muss weiter untersucht werden. Zwar scheinen die meisten Maßnahmen sicher und relativ wirksam zu sein, die langfristigen Auswirkungen auf die Säuglinge sind jedoch unbekannt, insbesondere wenn sie mit pharmakologischen Analgetika kombiniert werden (Mangat et al., 2018).

Literatur

Alinejad-Naeini, M., Mohagheghi, P., Peyrovi, H. & Mehran, A. (2014). The effect of facilitated tucking during endotracheal euctioning on procedural pain in preterm neonates: A randomized controlled crossover study. *Global Journal of Health Science, 6*(4), 278–284. https://doi.org/10.5539/gjhs.v6n4p278

Ayyıldız, T.K., Tanrıverdi, E., Tank, D.Y., Akkoç, B. & Topan, A. (2023). The effect of swaddling method applied to preterm infants during the aspiration procedure on pain. *Journal of pediatric nursing, 70*, 61–67. https://doi.org/10.1016/j.pedn.2022.05.025

Benoit, B., Campbell-Yeo, M., Johnston, C., Latimer, M., Caddell, K. & Orr, T. (2016). Staff nurse utilization of kangaroo care as an intervention for procedural pain in preterm infants. *Advances in Neonatal Care, 16*(3), 229–238. https://doi.org/10.1097/ANC.0000000000000262

Bueno, M., Yamada, J., Harrison, D., Khan, S., Ohlsson, A., Adams-Webber, T., Beyene, J. & Stevens, B. (2013). A systematic review and meta-analyses of nonsucrose sweet solutions for pain relief in neonates. *Pain, Research & Management, 18*(3), 153–161. https://doi.org/10.1155/2013/956549

Campbell-Yeo, M., Johnston, C.C., Filion, F. & McNaughton, K.A. (2008). *Comparison of nurse and mother attitudes regarding maternal skin-to-skin care as a pain relieving strategy during heel lance for preterm neonates.* 1st European Conference on the Kangaroo Mother Care Proceedings. Quebec, Canada.

Castral, T.C., Warnock, F., Leite, A.M., Haas, V.J. & Scochi, C.G. (2008). The effects of skin-to-skin contact during acute pain in preterm newborns. *European Journal of Pain, 12*(4), 464–471. https://doi.org/10.1016/j.ejpain.2007.07.012

Deutsche Gesellschaft für Anästhesiologie und Intensivmedizin (DGAI). (2021). *Behandlung akuter perioperativer und posttraumatischer Schmerzen. S3-Leitlinie (Reg. 001-025).* https://register.awmf.org/assets/guidelines/001-025l_S3_Behandlung-akuter-perioperativer-posttraumatischer-Schmerzen_2022-03.pdf

Deutsches Netzwerk für Qualitätsentwicklung in der Pflege (DNQP). (Hrsg.). (2020). *Expertenstandard Schmerzmanagement in der Pflege*. DNQP.

Fitri, S.Y., Lusmilasari, L., Juffrie, M. & Bellieni, C.V. (2020). Modified Sensory Stimulation Using Breastmilk for Reducing Pain Intensity in Neonates in Indonesia: A Randomized Controlled Trial. *Journal of pediatric nursing, 53*, e199–e203. https://doi.org/10.1016/j.pedn.2020.04.004

Franck, L.S., Scurr, K. & Couture, S. (2001). Parent views of infant pain and pain management in the neonatal intensive care unit. *Newborn and Infant Nursing Reviews, 1*(2),106–111. https://doi.org/10.1053/nbin.2001.24429

Franck, L.S., Bernal, H. & Gale, G. (2002). Infant holding policies and practices in neonatal units. *Neonatal network, 2*, 13–20. https://doi.org/10.1891/0730-0832.21.2.13

Gabriel, M.A., del Rey Hurtado de Mendoza, B., Figueroa, L.J., Medina, V., Fernández, B.I., Rodríguez, M.V., Huedo, V.E. & Malagón, L.M. (2013). Analgesia with breastfeeding in addition to skin-to-skin contact during heel prick. Archives of Disease in Childhood. *Fetal and Neonatal, 98*, F499–F503.

Gao, H., Guihua, X.U., Gao, H., Dong, R., Fu, H., Wang, D., Zhang, H. & Zhang, H. (2015). Effect of repeated Kangaroo Mother Care on repeated procedural pain in preterm infants: A randomized controlled trial. *International Journal of Nursing Studies, 52*, 1157–1165. https://doi.org/10.1016/j.ijnurstu.2015.04.006

Gitto, E., Pellegrino, S., Manfrida, M., Aversa, S., Trimarchi, G., Barberi, I. & Reiter, R.J. (2012). Stress response and procedural pain in the preterm newborn: the role of pharmacological and non-pharmacological treatments. *European journal of pediatrics, 112*, 927–933. https://doi.org/10.1007/s00431-011-1655-7

Harrison, D., Johnston, L. & Loughna, P. (2003). Oral sucrose for procedural pain in sick hospitalized infants: a randomized-controlled trial. *Journal of Paediatric and Child Health, 39*, 591–597. https://doi.org/10.1046/j.1440-1754.2003.00242.x

Ho, P.L., Ho, S.S., Leung, D.Y., Winnie, K.W., So, W.K. & Chan, C.W.H. (2015). A feasibility and efficacy randomised controlled trial of swaddling for controlling procedural pain in preterm infants. *Journal of Clinical Nursing, 25*, 472–482. https://doi.org/10.1111/jocn.13075

Johnston, C., Campbell-Yeo, M., Disher, T., Benoit, B., Fernandes, A., Streiner, D., Inglis, D. & Zee, R. (2017). Skin-to-skin care for procedural pain in neonates. *Cochrane Database of Systematic Reviews, 2*(2), CD008435. https://doi.org/10.1002/14651858.CD008435.pub3

Kucukoglu, S., Kurt, S. & Aytekin, A. (2015). The effect of the facilitated tucking position in reducing vaccination-induced pain in newborns. *Italian Journal of Pediatrics, 41*(61), 1–7. https://doi.org/10.1186/s13052-015-0168-9

Leng, H.Y., Zheng, X.L., Zhang, X.H., He, H.Y., Tu, G.F., Fu, Q., Shi, S.N. & Yan, L. (2016). Combined non-pharmacological interventions for newborn pain relief in two degrees of pain procedures: A randomized clinical trial. *European Journal of Pain, 20*, 989–997. https://doi.org/10.1002/ejp.824

Mangat, A.K., Oei, J., Chen, K., Im Quah-Smith, I. & Schmölzer, G.M. (2018). A Review of Non-Pharmacological Treatments for Pain Management in Newborn Infants. *Children, 5*(10), 130. https://doi.org/10.3390/children5100130

Napiórkowska-Orkisz, M., Gutysz-Wojnicka, A., Tanajewska, M. & Sadowska-Krawczenko, I. (2022). Evaluation of methods to minimize pain in newborns during capillary blood sampling for screening: A randomized clinical trial. *International Journal of Environmental Research and Public Health, 19*(2), 870. https://doi.org/10.3390/ijerph19020870

Patel, D.V., Soni, S.N., Shukla, V.V., Phatak, A.G., Shinde, M.K., Nimbalkar, A.S. & Nimbalkar, S.M. (2022). Efficacy of skin-to-skin care versus swaddling for pain control associated with vitamin K administration in full-term neonates: A randomized controlled trial. *Journal of Tropical Pediatrics, 68*(4), 1–8. https://doi.org/10.1093/tropej/fmac052

Perroteau, A., Nanquette, M.C., Rousseau, A., Renolleau, S., Bérard, L., Mitanchez, D. & Leblanc, J. (2018). Efficacy of facilitated tucking combined with non-nutritive sucking on very preterm infants' pain during the heel-stick procedure: A randomized controlled trial. *International Journal of Nursing Studies, 86*, 29–35. https://doi.org/10.1016/j.ijnurstu.2018.06.007

Örs, R., Özek, E., Baysoy, G., Cebeci, D., Bilgen, H., Türküner, M. & Basaran, M. (1999). Comparison of sucrose and human milk on pain response in newborns. *European Journal of Pediatrics, 158*, 63–66. https://doi.org/10.1007/s004310051011

Ranger, M., Tremblay, S., Chau, C.M.Y., Holsti, L., Grunau, R.E. & Goldowitz, D. (2019). Adverse behavioral changes in adult mice following neonatal repeated exposure to pain and sucrose. *Frontiers Psychology, 21*(9), 2394. https://doi.org/10.3389/fpsyg.2018.02394

Riddell, P.R., Bucsea, O., Shiff, I., Chow, C., Gennis, H.G., Badovinac, S., DiLorrenzo-Klas, M., Racine, N.M., Kohut, S.A., Lisi, D., Turcotte, K., Stevens, B. & Uman, L.S. (2023). Non-pharmacological management of infant and young child procedural pain. *Cochrane Database of Systematic Reviews, 6*, CD006275. https://doi.org/10.1002/14651858.CD006275.pub4

Srivastava, G., Garg, A., Chhavi, N. & Faridi, M.M. (2022). Effect of kangaroo mother care on pain during orogastric tube insertion in low-birthweight newborns: An open label, randomised trial. *Journal of Paediatrics and Child Health, 58*, 2248–2253. https://doi.org/10.1111/jpc.16212

Stevens, B., Yamada, J., Ohlsson, A., Haliburton, S. & Shorkey, A. (2016). Sucrose for analgesia in newborn infants undergoing painful procedures. *Cochrane Database of Systematic Reviews, 7*, CD001069. https://doi.org/10.1002/14651858.CD001069.pub5

Stevens, B., Yamada, J., Campbell-Yeo, M., Gibbins, S., Harrison, D., Dionne, K., Taddio, A., McNair, C., Willan, A., Ballantyne, M., Widger, K., Sidani, S., Estabrooks, C., Synnes, A., Squires, J., Voctor, C. & Riahi, S. (2018). The minimally effective dose of sucrose for procedural pain relief in neonates: a randomized controlled trial. *BMC Pediatrics, 18*(1), 85.

Tavlar, M. & Karakoc, A. (2022). The effect of breastfeeding, breast milk odour and mother's heartbeat sound on pain level in newborns: A randomized trial. *International Journal of Nursing Practice, 28*(6), e13067. https://doi.org/10.1111/ijn.13067

Tremblay, S., Ranger, M., Chau, C., Ellegood, J., Lerch, J.P., Holsti, L., Goldwitz, D. & Grunau, E. (2017). Repeated exposure to sucrose for procedural pain in mouse pups leads to long-term widespread brain alterations. *Pain, 158*(8), 1586–1598. https://doi.org/10.1097/j.pain.0000000000000961

Vu-Ngoc, H., Uyen, N., Thinh, O., Don, L.D., Danh, N., Truc, N., Tuong, V., Vuong, N.L., Huy, N.T. & Pham, D.T. (2020). Analgesic effect of non-nutritive sucking in term neonates: A randomized controlled trial. *Pediatrics and Neonatology, 61*, 106–113. https://doi.org/10.1016/j.pedneo.2019.07.003

World Health Organization (Hrsg.). (2003). *Kangaroo mother Care. Practical guide*. Department of Reproductive Health and Research World Health Organization. WHO.

World Health Organization (Hrsg.). (2022). *Recommendations for care of the preterm or low-birthweight infant* (Licence: CC BY-NC-SA 3.0 IGO).

Yamada, J., Bueno, M., Santos, L., Haliburton, S., Campbell-Yeo, M. & Stevens, B. (2023). Sucrose analgesia for heel-lance procedures in neonates. *Cochrane Database of Systematic Review, 8*(8), CD014806.

Yilmaz, F. & Arikan, D. (2010). The effects of various interventions to newborns on pain and duration of crying. *Journal of Clinical Nursing, 20*, 1008–1017. https://doi.org/10.1111/j.1365-2702.2010.03356.x

Zayed, D.A. & Fathalla, A.A. (2022). Crossover study: Effect of facilitated tucking position on preterm infant pain and suction duration during endotracheal suctioning. *Egyptian Journal of Health Care, 13*(4), 238–250. https://doi.org/10.21608/ejhc.2022.260884

2 Nicht-pharmakologische Interventionen bei Kindern und Jugendlichen

Tim Szallies

Während nicht-pharmakologische Interventionen bei Erwachsenen zunehmend untersucht werden, gibt es im Bereich der Pädiatrie wenig aussagekräftige Erhebungen zur evidenzbasierten Anwendung. Trotz des guten Risiko-Nutzen-Verhältnisses ist der Einsatz in der klinischen Versorgungspraxis zurückhaltend und der Wissensstand bei Pflegenden gering (Brioschi & Jucker, 2020). Bedingt durch die auf Erfahrung beruhenden Maßnahmen im Bereich psychischer und chronischer somatischer Erkrankungen im Kindesalter, ist jedoch eine zunehmende Tendenz in der Versorgungspraxis zu erkennen. Hilfreich hierbei ist, dass nicht-pharmakologische Interventionen im Rahmen von fachgesellschaftlichen Publikationen bei der Therapie von Schmerzen im Kindesalter empfohlen werden (International Association for the Study of Pain (IASP), 2019; Deutsche Gesellschaft für Kinder und Jugendmedizin (DGKJ), 2021; Likar et al., 2017; Österreichische Gesellschaft für Anästhesiologie, Reanimation und Intensivmedizin (ÖGARI), 2019). In den aufgeführten Publikationen sind diverse nicht-pharmakologische Interventionen ausgewiesen, die nachfolgend dargestellt werden sollen.

Kinder in spezielleren Versorgungskontexten scheinen besonders von nicht-pharmakologischen Interventionen zu profitieren. So kann der Einsatz von Ablenkungstechniken bei prozeduralen Schmerzen zu ähnlichen Ergebnissen führen wie die aktuelle Standardversorgung mit lokaler Anästhesie (Tibaldo et al., 2020; Thrane et al., 2016). Im Rahmen von venösen Punktionen konnte mit Ablenkungsverfahren eine ebenso große Schmerzreduktion erreicht werden, wie mit dem Einsatz transdermaler Lokalanästhesie (Yu et al., 2023). Kinder mit muskulären bzw. Erkrankungen des rheumatischen Formenkreises scheinen von psychologisch basierten Interventionen und Physiotherapie zu profitieren (Nijhof et al., 2018; Flyckt et al., 2022). Auch für Kinder mit chronischen Kopfschmerzen bzw. Migräne werden achtsamkeitsbasierte Verfahren, Hypnose und Yoga additiv zur bestehenden medikamentösen Therapie empfohlen (Rastogi et al., 2021; Faedda et al., 2016). In der Versorgung von Kindern mit Sichelzellanämie, scheinen ebenfalls psychologisch basierte Verfahren eine sinnvolle Ergänzung zur medikamentösen Therapie darzustellen (van Veelen et al., 2023).

Auch für den Kontext der operativen Versorgung pädiatrischer Patient_innen sind in den vergangenen Jahren diverse Empfehlungen publiziert worden. So heißt es in den Handlungsempfehlungen der Österreichischen Fachgesellschaft für Anästhesiologie, Reanimation und Intensivmedizin, dass physiotherapeutische, ergotherapeutische und psychologische Interventionen das Schmerzempfinden von Kindern reduzieren (Jaksch et al., 2014) und präoperative Informationsprozesse sowie altersgerechte Ablenkungsverfahren sich positiv auf den postoperativen Schmerz auswirken können (Messerer, 2019).

Bedauerlicherweise ist die Aussagekraft der genannten Studien limitiert. Gründe dafür sind mangelnde Fallzahlen, methodische Einschränkungen und die große Heterogenität der Anwendung und der untersuchten Population.

2.1 Therapieoptionen

Das Spektrum nicht-pharmakologischer Interventionen ist ebenso groß wie die Vielseitigkeit der Anwendung. So kann nachfolgend lediglich auf einen Auszug von Maßnahmen eingegangen werden (siehe **Tabelle 2-1**). Des Weiteren existieren zum aktuellen Zeitpunkt unzureichend valide Erhebungen, sodass die Auswahl auf Empfehlungen zurückzuführen ist. Auch im Rahmen dieser Empfehlungen werden nur unzureichend Informationen bereitgestellt, sodass spezifische Angaben wie beispielsweise das Anwendungsalter nur bei vereinzelten Maßnahmen zu finden sind.

2.1.1 Supportive und umgebungsbezogene Faktoren

Ähnlich der psychologisch-basierten Interventionen sind Faktoren, die auf der Umgebung beruhen, wenig greifbar und schlecht zu erforschen. Trotzdem konnte in den vergangenen Jahren in einzelnen Untersuchungen die Auswirkung auf das Individuum dargelegt werden. So können sich Licht und Farbe beispielsweise auf das Wohlbefinden auswirken und damit zu einer sekundären Stressreduktion führen (Kroetz et al., 2016). Die Ergebnisse solcher Untersuchungen sind teilweise widersprüchlich und altersabhängig, sodass keine allgemeine Empfehlung ausgesprochen werden kann, jedoch scheinen Kinder in warmweißen Lichtverhältnissen eine bessere Stimmung zu zeigen (Werth et al., 2013) und auf Grundlage der allgemeinen Farbpsychologie warme Farben für ein erhöhtes Wohlbefinden auch bei Kindern zu stehen (Elliot et al., 2015). Spezieller ist mit Hilfe von künstlicher Lichtexpositionen bei chronischen Schmerzen und in der Behandlung des Komplexen Regionalen Schmerzsyndroms (CRPS) sogar eine Modulation der Nozizeption erreicht worden. Diese scheint sich positiv auf das Schmerzempfinden auszuwirken (Berger, 2014; Maihöfner et al., 2016).

2.1.1.1 Aromapflege

Die Aromapflege kann über verschiedene Mechanismen angewendet werden. Neben der typischen Anwendung als Auflage oder Inhalation, ist die orale Aufnahme in Form von Kapseln möglich. Je nach Applikation stimuliert diese Therapieform olfaktorische, gastrointestinale, respiratorische oder integumentative (transkutane) Prozesse, die einen Ausstoß körpereigener Opiate (Endorphine) veranlasst und somit die Nozizeption moduliert (Tabatabaeichehr & Mortazavi, 2020). Zudem können Stress und Angst reduziert werden (Cooke & Ernst, 2000). Für die Anwendung werden je nach Indikation Samen (z.B. Kardamon, Schwarzpfeffer), Pflanzenbestandteile (z.B. Eukalyptus, Lavendel, Pfefferminz), Früchte (z.B. Zitrone, Bergamotte), Baumanteile (z.B. Zedernholz, Sandelholz), Wurzeln

Tabelle 2-1: Auszug nicht-pharmakologischer Interventionen in der Pädiatrie

Supportive und Umgebungsbezogene Interventionen	Physiotherapeutische/ Physikalische Interventionen	Kognitive und Verhaltensbezogene Interventionen
Raumgestaltung Licht-/Farbtherapie Musiktherapie Aromatherapie	Haltung/Lagerung/Mobilisation Thermotherapie Wickel/Auflagen Ergotherapie Ernährung Akupunktur	Ablenkungstechniken Imaginationsverfahren/ Traumreisen/Erinnerungen Entspannungsverfahren Biofeedback Hypnose

(z.B. Ingwer) und Gras (z.B. Zitronengras) verwendet (z.B. Farrar & Farrar, 2020). Auch wenn pflanzliche Substanzen (auch Drogen genannt) als gut verträglich gelten, sollte auf anaphylaktische und toxische Reaktionen geachtet werden. Dies gilt speziell bei der Anwendung bei Kindern unter drei Jahren (Beier et al., 2022).

2.1.1.2 Musiktherapie

Die Musiktherapie (vgl. Kap. 12) kann in musikalische Medizin, Musiktherapie und andere Musik-basierende Therapien unterteilt werden (Stegemann et al., 2019). Je nach Anwendungsform werden speziell ausgebildete Musiktherapeut_innen eingesetzt. Hintergrund des Einsatzes ist auch hier eine Kombination aus Konzentrations- und Stimulationsprozessen, über die eine sekundäre Schmerzmodulation erreicht wird (Stegemann et al., 2019). Diese können sich sowohl auf das Angst- und Stress- als auch auf das Schmerzlevel auswirken (Bulut et al., 2020). Der Einsatz musikalischer Therapieformen ist bereits intrauterin möglich und erweitert sich mit zunehmendem Alter. Während bei Neugeborenen und Kleinkindern eher Stimulationsprozesse eine Rolle spielen, stehen bei größeren Kindern Konzentrationsprozesse im Vordergrund (Standley, 2001; Yinger & Gooding, 2014).

2.1.2 Physikalisch-/physiotherapeutische Interventionen

Physikalische Maßnahmen wirken bevorzugt regional und werden gezielt eingesetzt. Jedoch können auch sekundäre Stimulationen wie beispielsweise mit der Anwendung von TENS erreicht werden. Teile dieser Interventionen können und dürfen ebenfalls durch geschultes Pflegefachpersonal durchgeführt werden (vgl. Kap 10).

2.1.2.1 Wickel und Auflagen

Wickel und Auflagen werden seit Jahrzenten im Rahmen von Therapien zur lokalen Kühlung und Linderung entzündlicher Prozesse angewendet. Seit Einführung des „Dreiländer Fachaustausches“ 2001, entstanden sowohl Qualitätskriterien als auch Handlungsanweisungen (Baumgärtner & Merk, 2014). Während Wickel als „zirkuläres Anlegen eines oder mehrerer Tücher“ definiert werden, sind Auflagen als das mit Substanz versehene Innentuch beschrieben (Baumgärtner & Merk, 2014). Die Wirkung ist nach aktuellem Stand auf eine Kombination aus physikalischen Eigenschaften und Kontextfaktoren zurückzuführen (Sonn et al., 2004). Im Rahmen der Anwendung bei Kindern sollte auf thermische oder anaphylaktische Reaktionen geachtet werden. Die nachfolgende **Tabelle 2-2** stellt exemplarische Anwendungen vor. Eine vollständige Liste der einsetzbaren Substanzen kann der verwendeten Quelle entnommen werden.

Während die vorausgegangenen Maßnahmen sich durch passive Mechanismen positiv auf das Wohlbefinden auswirken, zielen die Nachfolgenden auf eine direkte Modulation nozizeptiver Reize ab.

2.1.2.2 TENS

Die Transelektronische Nervenstimulation (TENS) ist zur Gruppe der Elektrotherapie zu zählen (vgl. Kap 7). Der Einsatz der TENS soll durch Aktivierung von A-ʃ- (beta) Fasern die Nozizeption auf Rückenmarksebene unterbinden (Gibson et al., 2019). Abseits des bereits bekannten Mechanismus konnten in Tierversuchen weitere neurophysiologische Prozesse zur Analgesie auf spinaler und zerebraler Ebene entdeckt werden (Gibson et al., 2019). Die Pädiatrie bietet vielfältige Indikationen für Einsatz des TENS-Verfahrens. Hauptanwendungsgebiete sind muskuloskelettale und Kopfschmerzen. Dabei sollte die Therapie jedoch erst ab dem auskunftsfähigen Kindesalter eingesetzt werden, da eine adäquate Rückmeldung über die individuelle Frequenzstärke erfolgen muss. Zudem können elektrische Stimulationen bei einem (noch) unausgereiften Nervensystem zu einer Schmerzerfahrung statt -linderung führen (Pothmann, 2010).

Tabelle 2-2: Anwendungsbeispiele (vgl. Stolz et al., 2023)

Anwendung von ätherischen Ölen	Indikation
Aconit Schmerzöl	Gelenkschmerzen aus dem rheum. Formenkreis, neurop. Schmerz
Echte Kamille (Matricaria-chamomilla-Öl)	Bauchkrämpfe
Lavendel fein (Ölauflage)	Schmerz
Pfefferminzöl (Mentha piperita)	Spannungskopfschmerz
Anwendung von Essenzauflagen	**Indikation**
Arnica-Essenz 20 %	Verletzungen, Verstauchungen, Rheumatoide Gelenkerkrankung
Calendula-Essenz 10 %	Entzündete nicht offene Haut, Phlebitis
Oxalis-Essenz 20 %	Obstipation, Menstruationsbeschwerden
Feucht-kühle Anwendungen	Indikation
Quarkauflage	Schmerzen bei einer aktivierten Arthrose
Prießnitz-Wickel	Schmerzen bei einer akuten Halsentzündung
Feucht-warme Anwendungen	Indikation
Bauchwickel mit Kamillentee	Krampfartige Bauchbeschwerden
Leinsamenauflage	Knochenschmerzen, Gelenkbeschwerden, Gerstenkorn, Nagelbettentzündung, Sinusitis
Anwendung mit hautreizenden Substanzen	Indikation
Zwiebelauflage	Mittelohrentzündung (Otitis media)
Meerrettich (frisch gerieben)	Muskuläre Verspannungen

2.1.2.3 Akupunktur

Auch die Akupunktur bedient sich nervaler Strukturen und führt über eine afferente Stimulation zu einer Schmerzreduktion auf spinaler Ebene (Wen et al., 2021). Zudem konnten kortikale Prozesse, wie eine Aktivierung des Thalamus und der Insula nachgewiesen werden, die zu einer gesteigerten deszendierenden Schmerzhemmung führen (Lee et al., 2019). Bei Kindern kann bereits frühzeitig mit einer Behandlung, vor allem im postoperativen Bereich, begonnen werden. Ihnen werden sogar geringere Noceboeffekte während der Behandlung zugesprochen (Anders, 2014). Zur Reduktion nadel-assoziierter Angst oder Schmerzen kann die Laserakupunktur eine sinnvolle Alternative sein. Auch bei dieser Therapieform kann der Einsatz bei Kleinkindern auf Grund der neuronalen Unreife zu einem Schmerzstimulus führen. Daher sollte die Akupunktur bei dieser Klientel nicht durchgeführt werden (Morresey, 2021).

2.1.2.4 Bewegungstherapie

Während Bewegung bei akuten Schmerzen kontraindiziert sein kann und nur nach ärztlicher Rücksprache erfolgen sollte, können sich gezielte Bewegungsübungen bei chronischen Schmerzen positiv auf den Schmerzverlauf auswirken. Bei Erwachsenen ist dies vor allem bei Muskuloskelettalen Schmerzen erforscht und auf Kinder übertragbar (Skelly, 2018). So wirken sich physische Aktivität und die Aufklärung über die Relevanz der Aktivität positiv auf das subjektive Schmerzempfinden bei Kindern mit chronischen muskuloskelettalen Schmerzen aus (Nascimento Leite et al., 2023). Bei Kindern mit chronischen Bauchschmerzen sind keine eindeutigen Ergebnisse zu finden (Kichline et al., 2019).

2.1.2.5 Ernährung

Ernährung ist eine wichtige Determinante in der gesundheitlichen Versorgung des menschlichen Individuums. Vor allem in Bezug auf Entzündungsprozesse, können sich antiinflammatorische Nahrungsmittelbestandteile positiv auf den Organismus auswirken. So wird auch im Rahmen der Schmerztherapie bei Kindern der Fokus auf eine vollwertige, aus natürlichen Nahrungsmitteln bestehende Kost gelegt (Pörtner et al., 2023). Hierfür scheinen sich vor allem regionales Gemüse und vollwertige Proteine zu eignen (Uebel, 2021).

2.1.3 Kognitive und verhaltensbezogene Interventionen

Besonders spannend scheint der Einsatz psychologisch-basierter Interventionen bei Kindern, da die Perzeption im Vergleich zum Erwachsenen naiver und somit die Modulation einfacher ist (Pothmann, 1996). So individuell wie die (Weiter-)Entwicklung der Perzeption, die durch verschiedene Determinanten vor allem in der Kindheit, jedoch auch im Verlauf des Lebens geprägt wird, so exklusiv ist auch die Fähigkeit der eigenen Schmerzmodulation. Mit Hilfe der nachfolgend beschriebenen Verfahren können Kinder und Jugendliche Einfluss auf physiologische Prozesse wie die Nozizeption nehmen und dadurch eine Reduktion der Schmerzen erzielen (Roa Romero et al., 2014). Sie besitzen entsprechend bereits eigene Mechanismen zur Schmerzreduktion, die unter Anleitung des Fachpersonals geschult und weiterentwickelt werden können.

2.1.3.1 Kognitive Verhaltenstherapie

Die Kognitive Verhaltenstherapie (KVT) gilt nach aktueller Literatur als Standard Therapie Verfahren in der psychologischen Betreuung von Kindern und Jugendlichen mit chronischen Schmerzen (Li et al., 2021; Fordham et al., 2021). Aus dem Grundprinzip der IST-Analyse soll mit Hilfe von kognitiven Verfahren eine Umstrukturierung des Gelernten erreicht werden, wie es beispielsweise mit dem „Verlernen" des Schmerzgedächtnisses der Fall ist (Kröner-Herwig et al., 2011).

2.1.3.2 Hypnose

Die klinische Hypnose erhielt durch Milton H. Erickson seinen Einzug in die moderne Medizin. Bei Kindern ist die Hypnotherapie vor allem im Zusammenhang mit Zahnextraktionen erforscht worden, findet jedoch auch zunehmenden Einklang in die Therapie chronischer Schmerzerkrankungen (Sabherwal et al., 2021). Sowohl bei akuten prozeduralen Schmerzen als auch in der chronischen Schmerztherapie konnte eine signifikante Schmerzreduktion im Vergleich zur medikamentösen Therapie erzielt werden (Geagea et al., 2023; Biernie et al., 2014). In der Pädiatrie kann die Hypnose sowohl für akute prozedurale als auch für chronische Schmerzzustände genutzt werden. Sie wird, je nach Entwicklungsstand, ab einem Alter von ca. drei Jahren eingesetzt, da eine kognitive Reife zur Induktion der Trance vorhanden sein muss (Bierbaum-Luttermann & Mrochen, 2020).

2.1.3.3 Ablenkungsverfahren

Ablenkungsverfahren werden bereits seit Jahrzehnten intuitiv eingesetzt. Diese sind jedoch im Rahmen von Erhebungen deutlich differenzierter zu betrachten. Es können sowohl prä-/intra- und post-interventionelle Maßnahmen als auch aktive und passive Maßnahmen differenziert werden. Dabei scheinen nach aktuellem Stand aktive, nicht-digitale Ablenkungsmethoden, wie beispielsweise der Einsatz des Ablenkungsalphabets, effektiver in Bezug zur Schmerzreduktion zu sein (Robinson et al., 2023).

Eine weitere Form der Ablenkung stellen die, in vielen Kinderkliniken aktiven, Clowns dar. Diese besitzen neben ihrer pädagogischen Funktion in der Betreuung von Kindern und ihren Angehörigen auch nützliche Methoden, Betroffene von ihrem Schmerz abzulenken. Bei prozeduralen Schmerzen konnten sie eine ähnliche bis höhere Schmerzreduktion erreichen als sonstige standardisierte Interventionen (Fusetti et al., 2022).

2.1.3.4 Innovative Verfahren

Moderne Techniken wie der Einsatz von Virtual Reality (VR)-Brillen ist Gegenstand derzeitiger Forschung (vgl. Kap. 13). Sie basieren auf den bereits beschriebenen Mechanismen psychologischer Verfahren und erreichen bisher sowohl eine Angst- als auch Schmerzreduktion in unterschiedlichen Settings (Xiang et al., 2021). Bei Kindern und Jugendlichen scheint der Ansatz besonders vielversprechend. Sie weisen auf Grundlage aktueller Studien den höchsten Wirknachweis auf (Lopez-Rodriguez et al., 2020). Dabei ist das Einsatzspektrum vielseitig. Sowohl bei prozeduralen Schmerzen (Addab et al., 2022), tumor-assoziierten Schmerzen (Ozturk & Toruner, 2023) und speziellen Settings, wie im Rahmen der intensivmedizinischen Behandlung (Kanschik et al., 2023) kann eine verbesserte Analgesie erreicht werden. Auch medizinisch geleitete Spiele könnten zukünftig über die VR-Technik implementiert werden (Hoffman et al., 2019; Moosavi et al., 2019). Bisher ist jedoch auf Grund der geringen Studienlage keine zuverlässige Aussage über die Wirksamkeit zu treffen (Comparcini et al., 2023).

2.1.3.5 Edukative Interventionen

Edukation bietet diverse Aspekte, die zu einem verbesserten Schmerzmanagement führen können. Diese wurden im Rahmen des vorausgegangenen Buches „Edukation" umfassend erläutert (Schüßler & Gnass, 2024). Obwohl im Bereich der Pädiatrie nur unzureichend Literatur zum Thema existiert, scheint sie ebenso relevant. Dies lässt sich am Beispiel präoperativer Edukationsprozesse aufzeigen, mit Hilfe derer sowohl eine Angstreduktion und damit verbundene postoperative Schmerzreduktion bewirkt werden kann (Engelen et al., 2023). Die Form der Aufklärung ist dabei höchst variabel. So werden aktuell häufig Print- (Bücher, Comics etc.) und Digital- Medien (Filme, Spiele etc.) eingesetzt (Laschat et al., 2016). Innovativere Konzepte zielen auf den Einsatz von den bereits erwähnten VR-Brillen ab, mit Hilfe derer ebenfalls eine Angstreduktion erreicht werden soll (Binay Yaz & Bal Yilmaz, 2021). Im Bereich der chronischen Schmerztherapie bei Kindern und Jugendlichen stellt die Edukation einen wichtigen Therapiebestandteil dar (Zernikow, 2009).

2.2 Interventionen für zu Hause

Diverse nicht-pharmakologische Interventionen können durch Betreuende, Angehörige oder Betroffene selbst durchgeführt werden. Nachfolgend sind ausgewählte Maßnahmen auf Grundlage derzeitiger Literaturempfehlungen aufgeführt. Bei Unklarheit über die Verträglichkeit der Interventionen sollte unbedingt ärztlicher Rat vor Erstanwendung eingeholt werden.

Voraussetzung für die heimische Anwendung: Alle nachfolgenden äußeren Anwendungen sind für Kinder ab dem sechsten Lebensmonat empfohlen und können nach ärztlicher Rücksprache auch früher angewendet werden. Bei erstmaliger Anwendung sollte auf lokale Reaktionen geachtet werden. Sofern diese auftreten, ist die Anwendung sofort zu unterbinden und ärztlicher Rat einzuholen (Uhlemayer & Wolz, 2015).

2.2.1 Transdermale Anwendungen

Im Folgenden werden exemplarische Handlungsanweisungen dargestellt, wie sie Eltern zur Anwendung nicht-medikamentöser Maßnahmen in der Häuslichkeit vermittelt werden können.

Zwiebelwickel

Indikation: Äußere Anwendung bei akuter Mittelohrentzündung bei Kindern zur raschen Schmerzlinderung

Vorgehen:

- Zwiebel schälen und kleinschneiden.
- Zwiebelstücke in der Mitte des ausgebreiteten Taschentuchs auf einer Fläche von ca. 7×7 cm verteilen.
- Taschentuch zu einem Päckchen zusammenfalten (=Auflage).
- Päckchen in den Gefrierbeutel legen.
- Gefrierbeutel einige Minuten auf die Wärmflasche (Kirschkernkissen) legen.
- Zwiebelpäckchen aus dem Gefrierbeutel nehmen.
- Päckchen auf das betroffene Ohr auf- und um die Ohrmuschel herumlegen, sodass auch der Bereich hinter dem Ohr abgedeckt wird.
- Auflage mit der Mütze (Stirnband/Schal) fixieren.
- Auflage möglichst 30–60 Minuten belassen.
- Nach Bedarf 1–3x täglich; oft reicht eine Anwendung aus.

2.2.2 Kognitiv-behaviorale Interventionen

2.2.2.1 Entspannungsverfahren

Diese Entspannungsverfahren können mit Kindern in einer ruhigen und entspannten Atmosphäre durchgeführt werden. Weitere Techniken können der angegebenen Quelle entnommen werden (Klasen, o. J.).

Autogenes Training für Kinder (4–6 Jahre, 10 Minuten)

Für diese Übung des Landessportbunds Nordrhein-Westfalen sollten Sie zunächst eine ruhige Atmosphäre schaffen. Idealer Zeitpunkt ist die Phase nach den erledigten Hausaufgaben, nach dem Essen oder vor dem Zubettgehen. Ihr Kind legt sich dafür mit dem Rücken auf eine dicke Decke und schließt die Augen. Lassen Sie im Hintergrund ruhige, entspannte Musik laufen. Sprechen Sie anschließend folgende Sätze mehrfach und bis zu sechsmal hintereinander:

- Ich bin ganz ruhig und entspannt.
- Meine Arme und Beine sind schwer.
- Meine Arme und Beine sind warm.
- Mein Herz schlägt ruhig und gleichmäßig.
- Mein Atem geht ruhig und gleichmäßig.
- Mein Bauch ist warm.
- Meine Stirn ist kühl.

Während der Übung sollte Ihr Kind ruhig atmen. Ist die Übung zu Ende, macht Ihr Kind eine Faust und streckt sich, erst danach öffnet es wieder die Augen. Diese aktive Zurücknahme führt dazu, dass Ihr Kind aus der Welt der intensiven Wahrnehmung zurück in die Realität kommt, in die wieder wache und bewusste Wahrnehmung seiner Umgebung

2.2.2.2 Ablenkungsverfahren

5-4-3-2-1 Technik (ab ca. 4 Jahren)

- Nimm dir einen Moment Zeit, um im Hier und Jetzt anzukommen
- Beginne damit, fünf Dinge zu suchen, die du sehen kannst
- Dann nimm fünf Dinge wahr, die du hören kannst und fünf Dinge, die du spüren kannst. Benenne die Dinge und versuche dich zu konzentrieren. Dir mag es vielleicht

schwerfallen, ganze fünf Dinge für jeden der Sinne zu finden, doch genau das ist die Übung. Falls es dir zum Beispiel schwerfällt, fünf Dinge zu erspüren, dann versuche noch genauer auf eher unauffällige Sachen zu achten: Wie fühlt sich beispielsweise die Kleidung auf deiner Haut an? Der Untergrund, auf dem du sitzt oder stehst? All das kannst du bewusst versuchen wahrzunehmen.

- Hast du das geschafft, dann versuche als nächstes vier Dinge zu hören.
- Weiter geht es mit vier Dingen, die du sehen kannst und vier Dingen, die du spüren kannst. Dann drei, dann zwei und schließlich versuchst du deinen Fokus ganz auf jeweils eine einzelne Sache zu konzentrieren. Wenn du bei zwei und eins bist, versuche auch Riechen und Schmecken einzubeziehen.
- Wenn du dich etwas geübter fühlst, kannst du versuchen, noch mehr Sinne einzubinden. Du kannst auch die Abfolge ändern, sodass du zum Beispiel fünf Dinge suchst, die du siehst, vier Dinge, die du hörst, drei Dinge, die du spürst, zwei Dinge, die du riechst und eine, die du schmeckst.

2.3 Zusammenfassung und Fazit

Es gibt eine Vielzahl an nicht-pharmakologischen Interventionen für den Einsatz bei Kindern und Jugendlichen mit akuten, prozeduralen und auch chronischen Schmerzen. Während traditionellere Maßnahmen auf Grund der ungünstigen Studienlage weiterhin zurückhaltend eingesetzt werden, sind innovativere Intervention bereits in diversen schmerztherapeutischen Bereichen zu finden.

Auf Grund der veränderten Perzeption scheint der Einsatz psychologisch- basierter Verfahren vor allem bei akuten-prozeduralen Schmerzen wirkungsvoller als bei Erwachsenen. Dementsprechend sollten altersentsprechende Interventionen in den Versorgungsalltag integriert werden.

Des Weiteren können diverse Maßnahmen nach einer angemessenen Anleitung durch Angehörige oder die Betroffenen selbst durchgeführt werden. Dies fördert die Authentizität und kann für ein verbessertes Wohlbefinden sorgen. Dabei ist es wichtig auf unerwünschte Wirkungen und deren Therapie hinzuweisen.

Das gute Risiko-Nutzen-Verhältnis spricht für einen vermehrten Einsatz der Maßnahmen in der klinischen Versorgungspraxis. Trotzdem werden zukünftig weitere Erhebungen als Wirknachweis benötigt, um den Stellenwert nichtpharmakologischer Interventionen zu verbessern.

Literatur

Addab, S., Hamdy, R., Thorstad, K., Le May, S. & Tsimicalis, A. (2022). Use of virtual reality in managing paediatric procedural pain and anxiety: An integrative literature review. *Journal of Clinical Nursing, 31*, 3032–3059. https://doi.org/10.1111/jocn.16217

Anders, E. (2014). Akupunktur bei Kindern. *Ärzteblatt Sachsen*, (8), 335–337. https://www.slaek.de/media/dokumente/ueber-uns/presse/aerzteblatt/archiv/2011-2020/2014/08/0814_335.pdf

Baumgärtner, U. & Merk, B. (2014). *Wickel und Auflagen*. Thieme Verlag.

Berger, D. (2014). Mit Licht gegen Schmerzen. *Schmerz und Palliativ, 7*, 10. https://doi.org/10.1007/s15223-014-0372-2

Bierbaum-Luttermann, H. & Mrochen, S. (2020). *Klinische Hypnose und Hypnotherapie mit Kindern und Jugendlichen*. Junfermann Verlag.

Brioschi, G. & Jucker, L. (2020). *Herausforderungen bei der Durchführung des Schmerzmanagements in Langzeitinstitutionen*. https://digitalcollection.zhaw.ch/bitstream/11475/21077/1/Bioschi_Gelsomina_Jucker_Lisa_PF17_BA.pdf

Bulut, M., Alemdar, D.K., Bulut, A. & Şalcı, G. (2020). The effect of music therapy, hand massage, and kaleidoscope usage on postoperative nausea and vomiting, pain, fear, and stress in children: A randomized controlled trial. *Journal of Perianesthesia Nursing, 35*(6), 649–657. https://doi.org/10.1016/j.jopan.2020.03.013

Beier, C., Danner, H., Demleitner, M. & Hamm, D. (2022). *Aromapraxis heute*. Elsevier Health Sciences.

Binay Yaz, S. & Bal Yilmaz, H. (2021). The Effects of Designing an Educational Animation Movie in Virtual Reality on Preoperative Fear and Postoperative Pain in Pediatric Patients: A Randomized Controlled Trial. *Journal of Perianesthesia Nursing, 37*(3), 357–364.

Birnie, K.A., Noel, M., Parker, J.A., Chambers, C.T., Uman, L.S., Kisely, S.R. & McGrath, P.J. (2014). Systematic review and meta-analysis of distraction and hypnosis for needle-related pain and distress in children and adolescents. *Journal of Pediatric Psychology, 39*(8), 783–808. https://doi.org/10.1093/jpepsy/jsu029

Comparcini, D., Simonetti, V., Galli, F., Saltarella, I., Altamura, C., Tomietto, M., Desaphy, J.F. & Cicolini, G. (2023). Immersive and Non-Immersive Virtual Reality for Pain and Anxiety Management in Pediatric Patients with Hematological or Solid Cancer: A Systematic Review. *Cancers, 15*(3), 985. https://doi.org/10.3390/cancers15030985

Cooke, B. & Ernst, E. (2000). Aromatherapy: a systematic review. *British Journal of General Practice, 50*(455), 493–496.

Deutsche Gesellschaft für Kinder- und Jugendmedizin e.V. (DGKJ). *S3-Leitlinie Rückenschmerz bei Kindern und Jugendlichen – Langversion* (Version 01, 2021). https://www.awmf.org/leitlinien/detail/ll/027-070.html

Elliot, A.J., Fairchild, M.D. & Franklin, A. (Eds.). (2015). *Handbook of color psychology*. Cambridge University Press. https://doi.org/10.1017/CBO9781107337930

Engelen, N., Heindl, L.M., Oppitz, F., Rokohl, A.C., Schumacher, C. & Leister, N. (2023). Schmerztherapie bei Kindern nach ophthalmochirurgischen Eingriffen. *Die Ophthalmologie, 120*(7), 711–716. https://doi.org/10.1007/s00347-023-01884-8

Faedda, N., Cerutti, R., Verdecchia, P., Migliorini, D., Arruda, M. & Guidetti, V. (2016). Behavioral management of headache in children and adolescents. *The Journal of Headache and Pain, 17*(1), 80. https://doi.org/10.1186/s10194-016-0671-4

Farrar, A.J. & Farrar, F.C. (2020). Clinical aromatherapy. *Nursing Clinics, 55*(4), 489–504. https://doi.org/10.1016/j.cnur.2020.06.015

Flyckt, N., Wong, C. & Michelsen, J.S. (2022). Non-pharmacological and non-surgical treatment of pain in children and adolescents with cerebral palsy: A scoping review. *Journal of Pediatric Rehabilitation Medicine, 15*(1), 49–67. https://doi.org/10.3233/PRM-210046

Fordham, B., Sugavanam, T., Edwards, K., Hemming, K., Howick, J., Copsey, B., Lee, H., Kaidesoja, M., Kirtley, S., Hopewell, S., das Nair, R., Howard, R., Stallard, P., Hamer-Hunt, J., Cooper, Z. & Lamb, S.E. (2021). Cognitive-behavioural therapy for a variety of conditions: an overview of systematic reviews and panoramic meta-analysis. *Health Technology Assessment, 25*(9), 1–378.

Fusetti, V., Re, L., Pigni, A., Tallarita, A., Cilluffo, S., Caraceni, A.T. & Lusignani, M. (2022). Clown therapy for procedural pain in children: a systematic review and meta-analysis. *European Journal of Pediatrics, 181*(6), 2215–2225. https://doi.org/10.1007/s00431-022-04440-9

Geagea, D., Tyack, Z., Kimble, R., Polito, V., Ayoub, B., Terhune, D.B. & Griffin, B. (2023). Clinical Hypnosis for Procedural Pain and Distress in Children: A Scoping Review. *Pain Medicine, 24*(6), 661–702. https://doi.org/10.1093/pm/pnac186

Gibson, W., Wand, B.M., Meads, C., Catley, M.J. & O'Connell, N.E. (2019). Transcutaneous electrical nerve stimulation (TENS) for chronic pain – an overview of Cochrane Reviews. *Cochrane Database of Systematic Reviews, 4*, CD011890. https://doi.org/10.1002/14651858.CD011890.pub2

Hoffman, H.G., Rodriguez, R.A., Gonzalez, M., Bernardy, M., Peña, R., Beck, W., Patterson, D.R. & Meyer, W.J. (2019). Immersive Virtual Reality as an Adjunctive Non-opioid Analgesic for Pre-dominantly Latin American Children With Large Severe Burn Wounds During Burn Wound Cleaning in the Intensive Care Unit: A Pilot Study. *Frontiers in Human Neuroscience, 13*, 262. https://doi.org/10.3389/fnhum.2019.00262

International Association for the Study of Pain (IASP). (2019). *Schmerz bei Kindern: Management. IASP fact sheet No. 8.* https://iaspfiles.s3.amazonaws.com/production/public/2019GlobalYear/Fact_Sheets/8_Pain%20in%20Children%20Management_German.pdf

Jaksch, W., Messerer, B., Baumgart, H., Breschan, C., Fasching, G., Grögl, G., Justin, C., Keck, B., Kraus-Stoisser, B., Lischka, A., Mayrhofer, M., Platzer, M., Schoberer, D., Stromer, W., Urlesberger, B., Vittinghoff, M., Zaheri, S. & Sandner-Kiesling, A. (2014). Österreichische interdisziplinäre Handlungsempfehlungen zum perioperativen Schmerzmanagement bei Kindern. *Schmerz, 28*(1), 7–13.

Kanschik, D., Bruno, R.R., Wolff, G., Kelm, M. & Jung, C. (2023). Virtual and augmented reality in intensive care medicine: a systematic review. *Annals of Intensive Care, 13*(1), 81. https://doi.org/10.1186/s13613-023-01176-z

Kichline, T., Cushing, C.C., Ortega, A., Friesen, C. & Schurman, J.V. (2019). Associations Between Physical Activity and Chronic Pain Severity in Youth With Chronic Abdominal Pain. *The Clinical Journal of Pain, 35*(7), 618–624. https://doi.org/10.1097/AJP.0000000000000716

Klasen, B. (o.J.). *Entspannungstherapie*. Deutsche Schmerzgesellschaft e.V. https://www.schmerzgesellschaft.de/topnavi/patienteninformationen/psychologische-schmerzbehandlung/entspannungstherapie

Kröner-Herwig, B., Frettlöh, J., Klinger, R. & Nilges, P. (Hrsg.). (2011). *Schmerzpsychotherapie*. Springer Verlag. https://doi.org/10.1007/978-3-642-12783-0

Kroetz, S., Pross, A. & Stefani, O. (2016). Wirkung von dynamischer Beleuchtung auf Herzratenvariabilität und Wohlbefinden. In Deutsche Lichttechnische Gesellschaft e.V. (Hrsg.), *Tagungsband – Proceedings LICHT 2016* (S. 179–187). KIT Scientific Publishing.

Laschat, M., Kaufmann, J. & Wappler, F. (2016). Präoperative Edukation in der Kinderanästhesie. *Anästhesiologie & Intensivmedizin, 57*, 332–345.

Likar, R., Jaksch, W., Aigmüller, T., Brunner, M., Cohnert, T., Dieber, J., Eisner, W., Geyrhofer, S., Grögl, G., Herbst, F., Hetterle, R., Javorsky, F., Kress, H.G., Kwasny, O., Madersbacher, S., Mächler, H., Mittermair, R., Osterbrink, J., Stöckl, B. ... Sander-Kiesling, A. (2017). Interdisziplinäres Positionspapier „Perioperatives Schmerzmanagement". *Schmerz, 31*, 463–482.

Lee, I.S., Cheon, S. & Park, J.Y. (2019). Central and peripheral mechanism of acupuncture analgesia on visceral pain: a systematic review. *Evidence-based complementary and alternative medicine : eCAM, 2019,* 1304152..

Li, X., Feng, Y., Xia, J., Zhou, X., Chen, N., Chen, Z., Fan, Q., Wang, H., Ding, P. & Du, Q. (2021). Effects of Cognitive Behavioral Therapy on Pain and Sleep in Adults with Traumatic Brain Injury: A Systematic Review and Meta-Analysis. *Neural Plasticity, 2021*, 6552246. https://doi.org/10.1155/2021/6552246

Lopez-Rodriguez, M.M., Fernández-Millan, A., Ruiz-Fernández, M.D., Dobarrio-Sanz, I. & Fernández-Medina, I.M. (2020). New Technologies to Improve Pain, Anxiety and Depression in Children and Adolescents with Cancer: A Systematic Review. *International Journal of Environment Research Public Health, 17*(10), 3563. https://doi.org/10.3390/ijerph17103563

Maihöfner, C., Bartels, M.F., Schröter, M. & Scholl, R. (2016). Effekte von blauem Licht auf Somatosensorik und neuropathischen Schmerz. In S. Völker & H. Schumacher (Hrsg.), 9. *Symposium Licht und Gesundheit. Abstracts* (S. 44). Universitätsverlag der TU Berlin.

Messerer, B. (2019). *Die perioperative Schmerztherapie-Kinder.* ÖGARI. https://www.oegari.at/web_files/cms_daten/periop._schmerzth_kinder_messerer.final.pdf

Moosavi, A., Shoghi, M., Haghani, H. & Borimnejad, L. (2019). The Effect of Medical-Directed Play on the Severity of Pediatric Pain During Burn Dressing Change in Children: A Clinical Randomized Trial. *Journal of Client-centered Nursing Care, 5*(1), 25–32. https://doi.org/10.32598/jccnc.5.1.25

Morresey, P. (2021). Acupuncture in the Neonate. In J. Dascanio & P. McCue (Eds.), *Equine Reproductive Procedures* (2nd ed, pp. 711–712). Wiley-Blackwell. https://doi.org/10.1002/9781119556015.ch192

Nascimento Leite, M., Kamper, S.J., O'Connell, N.E., Michaleff, Z.A., Fisher, E., Viana Silva, P., Williams, C.M. & Yamato, T.P. (2023). Physical activity and education about physical activity for chronic musculoskeletal pain in children and adolescents. *The Cochrane database of systematic reviews, 7*(7), CD013527. https://doi.org/10.1002/14651858.CD013527.pub2

Nijhof, A.D., Goris, J., Brass, M., Dhar, M. & Wiersema, J.R. (2018). Atypical neural responding to hearing one's own name in adults with ASD. *Journal of Abnormal Psychology, 127*(1), 129–138. https://doi.org/10.1037/abn0000329

Österreichische Gesellschaft für Anästhesiologie, Reanimation und Intensivmedizin (ÖGARI). (2019). *Die perioperative Schmerztherapie – Kinder. Information Kompakt.* https://www.oegari.at/web_files/cms_daten/periop._schmerzth_kinder_messerer.final.pdf

Ozturk, C.S. & Toruner, e.K. (2023). Effectiveness of Virtual Reality in Anxiety and Pain Management in Children and Adolescents Receiving Cancer Treatment: A Systematic Review and Meta-analysis of Randomized Controlled Trials. *Journal of Medical Systems, 47*(1), 1–10. https://doi.org/10.1007/s10916-023-01995-4

Pothmann, R. (1996). Klinische Schmerzdiagnostik bei Kindern. In H.D. Basler, C. Franz, B. Kröner-Herwig, H.P. Rehfisch & H. Seemann (Hrsg.), *Psychologische Schmerztherapie* (S. 161–168). Springer Verlag. https://doi.org/10.1007/978-3-662-09591-1_15

Pothmann, R. (2010). *TENS – Transkutane elektrische Nervenstimulation in der Schmerztherapie.* Haug Verlag.

Pörtner, L.M., Koppold, D.A., Kessler, C.S., Michalsen, A. & Jeitler, M. (2023). Das Potenzial der Ernährung für Schmerztherapie und planetare Gesundheit. *Schmerz, 5*, 344–349. https://doi.org/10.1007/s00482-023-00722-9

Rastogi, R.G., Arnold, T.L., Borrero-Mejias, C., Hastriter, e.V., Hickman, C., Karnik, K.T., Lewis, K.S. & Little, R.D. (2021). Non-pharmacologic and Mindful-Based Approaches for Pediatric Headache Disorders: a Review. *Current Pain and Headache Reports, 25*(12), 78. https://doi.org/10.1007/s11916-021-00993-w

Robinson, N., Delorenzo, A., Howell, S., Smith, K., Cameron, P., Stock, A. & Eastwood, K. (2023). Pediatric Distraction Tools for Prehospital Care of Pain and Distress: A Systematic Review. *Pediatrics*, e2022059910. https://doi.org/10.1542/peds.2022-059910

Roa Romero, Y., Miltner, W. & Weiss, T. (2014). Schmerzinduzierte Aufmerksamkeitsallokationseffekte vs. Ablenkung vom Schmerz. *Schmerz, 28*, 414–416.

Sabherwal, P., Kalra, N., Tyagi, R., Khatri, A. & Srivastava, S. (2021). Hypnosis and progressive muscle relaxation for anxiolysis and pain control during extraction procedure in 8–12-year-old children: a randomized control trial. *European Archives of Paediatric Dentistry, 22*(5), 823–832. https://doi.org/10.1007/s40368-021-00619-0

Schüßler, N. & Gnass, I. (Hrsg.). (2024). *Schmerzedukation. Schmerzexpertise nach dem EFIC-Curriculum*. Hogrefe Verlag.

Sonn, A., Baumgärtner, U. & Best, B. (2004). *Wickel und Auflagen*. Thieme Verlag.

Skelly, A.C., Chou, R., Dettori, J.R., Turner, J.A., Friedly, J.L., Rundell, S.D., Fu, R., Brodt, E.D., Wasson, N., Winter, C., & Ferguson, A.J.R. (2018). *Noninvasive Nonpharmacological Treatment for Chronic Pain: A Systematic Review.* Agency for Healthcare Research and Quality (US).

Standley, J.M. (2001). Music therapy for the neonate. *Newborn and Infant Nursing Reviews, 1*(4), 211–216. https://doi.org/10.23970/AHRQEPCCER209

Stegemann, T., Geretsegger, M., Phan Quoc, E., Riedl, H. & Smetana, M. (2019). Music therapy and other music-based interventions in pediatric health care: An overview. *Medicines, 6*(1), 25. https://doi.org/10.3390/medicines6010025

Stolz, R., Kaschdailewitsch, E., Kröger, B., Noak, B. & Mahler, C. (2023). Evidenzbasierte naturheilkundliche Pflegeinterventionen in der Schmerztherapie. *Schmerz, 37,* 336–343. https://doi.org/10.1007/s00482-023-00705-w

Tabatabaeichehr, M. & Mortazavi, H. (2020). The effectiveness of aromatherapy in the management of labor pain and anxiety: A systematic review. *Ethiopian journal of health sciences, 30*(3), 449–458. https://doi.org/10.4314/ejhs.v30i3.16

Thrane, S.E., Wanless, S., Cohen, S.M. & Danford, C.A. (2016). The Assessment and Non-Pharmacologic Treatment of Procedural Pain From Infancy to School Age Through a Developmental Lens: A Synthesis of Evidence With Recommendations. *Journal of Pediatric Nursing, 31*(1), e23–e32. https://doi.org/10.1016/j.pedn.2015.09.002

Tibaldo, C., Castagno, E., Aguzzi, S. & Urbino, A.F. (2020). Techniche non farmacologiche per il contenimento del dolore associato a venipuntura nel bambino: revisione della letteratura [Non pharmacologic interventions for pain associated to venipuncture in children: a literature review]. *Assistenza infermieristica e ricerca. AIR, 39*(4), 179–187.

Uebel, U. (2021). Antiinflammatorische Ernährung. *Uro-News, 25*(9), 40–43. https://doi.org/10.1007/s00092-021-4657-4

Uhlemayr, U. & Wolz, D. (2015). *Wickel und Auflagen: Beratung, Auswahl und Anwendung.* Deutscher Apotheker Verlag.

van Veelen, S., Vuong, C., Gerritsma, J.J., Eckhardt, C.L., Verbeek, S.E.M., Peters, M. & Fijnvandraat, K. (2023). Efficacy of non-pharmacological interventions to reduce pain in children with sickle cell disease: A systematic review. *Pediatric Blood & Cancer, 70*(6), e30315. https://doi.org/10.1002/pbc.30315

Werth, L., Steidle, A., Hubschneider, C., de Boer, J. & Sedlbauer, K. (2013). Psychologische Befunde zu Licht und seiner Wirkung auf den Menschen–ein Überblick. *Bauphysik, 35*(3), 193–204. https://doi.org/10.1002/bapi.201310058

Wen, J., Chen, X., Yang, Y., Liu, J., Li, E., Liu, J., Zhou, Z., Wu, W. & He, K. (2021). Acupuncture medical therapy and its underlying mechanisms: a systematic review. *The American Journal of Chinese Medicine, 49*(01), 1–23. https://doi.org/10.1142/S0192415X21500014

Xiang, H., Shen, J., Wheeler, K.K., Patterson, J., Lever, K., Armstrong, M., Shi, J., Thakkar, R.K., Groner, J.I., Noffsinger, D., Giles, S.A. & Fabia, R.B. (2021). Efficacy of Smartphone Active and Passive Virtual Reality Distraction vs Standard Care on Burn Pain Among Pediatric Patients: A Randomized Clinical Trial. *JAMA Network Open, 4*(6), e2112082.

Yinger, O.S. & Gooding, L. (2014). Music therapy and music medicine for children and adolescents. *Child and Adolescent Psychiatric Clinics, 23*(3), 535–553. https://doi.org/10.1016/j.chc.2013.03.003

Yu, Z., Zhou, Y., Xu, X., Lin, L., Le, Q. & Gu, Y. (2023). Pharmacological and non-pharmacological interventions in management of peripheral venipuncture-related pain: a randomized clinical trial. *BMC Pediatrics, 23*(1), 58. https://doi.org/10.1186/s12887-023-03855-z

Zernikow, B. (2009). *Schmerztherapie bei Kindern, Jugendlichen und jungen Erwachsenen*. Springer Verlag. https://doi.org/10.1007/978-3-540-74065-0

Weiterführende Literatur

Ayerle, G., Langer, G. & Meyer, G. (2020). Selbstständige Ausübung von Heilkunde durch Pflegekräfte. In K. Jacobs, A. Kuhlmey, S. Greß, J. Klauber & A. Schwinger (Hrsg.), *Pflege-Report 2019* (S. 179–188). Springer. https://doi.org/10.1007/978-3-662-58935-9_14

Bondesson, E., Olofsson, T., Caverius, U., Schelin, M.E.C. & Jöud, A. (2020). Consultation prevalence among children, adolescents and young adults with pain conditions: A description of age- and gender differences. *European Journal of Pain, 24*(3), 649–658. https://doi.org/10.1002/ejp.1518

Fachkommission nach § 53 Pflegeberufegesetz: *Standardisierte Module zum Erwerb erweiterter Kompetenzen zur Ausübung heilkundlicher Aufgaben*. o.O. 2022. https://www.bibb.de/dienst/publikationen/de/17717

Mikutta, J. & Weigl, T. (2019). *Motivierende Gesprächsführung: Eine Einführung*. Springer Verlag.

Zhu, L., Chan, W.S., Liam, J.L.W., Xiao, C., Lim, E.C.C., Luo, N., Cheng, K.F.K. & He, H.G. (2018). Effects of postoperative pain management educational interventions on the outcomes of parents and their children who underwent an inpatient elective surgery: A randomized controlled trial. *Journal of Advanced Nursing, 74*(7), 1517–1530. https://doi.org/10.1111/jan.13573

3 Nicht-medikamentöse Maßnahmen bei Erwachsenen mit operativen Eingriffen

Susanne Herzog

Fallgeschichte

Anfang der 1990-er Jahre berichtete eine Nachbarin, Heidi G. (55 Jahre), dass bei ihr ein Borderline Tumor (rechter Eierstock) diagnostiziert worden sei und sie deshalb operiert werden müsse. Sie hatte Angst vor der Operation und ebenso vor dem Resultat der histologischen Untersuchung. Als ich einige Tage nach dem Eingriff wieder mit ihr sprach, war sie sehr aufgelöst und erzählte, dass sie die erste Mobilisation postoperativ als äußerst schmerzvoll erlebt und immer noch furchtbare Erinnerungen daran habe. Außerdem habe sie unter einem starken Durstgefühl gelitten. Die Ärzt_innen hätten ihr bei der Entlassung mitgeteilt, dass sie aufgrund des histologischen Befundes nochmal zu einem späteren Termin nachoperiert werden müsse. Heidi G. sagte damals zu mir: „Das werde ich auf keinen Fall machen lassen, eine solche Tortur, dieses schmerzhafte Gezerre beim ersten Aufstehen möchte ich nie wieder erleben."

Ich hatte 1992 das Konzept „Kinästhetik" kennengelernt. Als Heidi G. mir von ihren Sorgen berichtete, habe ich ihr davon erzählt. Zusammen beobachteten wir dann gemeinsam ihre Bewegungsmuster und übten ein schmerzfreies/-armes Aufstehen und Bewegen.

Sie hat sich danach für die erneute Operation entschieden. Als sie zurückkam, erzählte sie mir voller Stolz: „Deine Schulung war super, ich hatte kaum noch Schmerzen bei der ersten Mobilisation. Das habe ich sofort auch meiner Zimmernachbarin gezeigt und weißt du was? Das hat auch ihr total geholfen. Die Schwestern kannten das noch gar nicht – hoffe mal, dass die das auch bald lernen und in ihren beruflichen Alltag einbauen. Echt, tolle Sache!"

An diesem Beispiel lassen sich u.a. folgende Überlegungen und Aufgaben für Pflegende ableiten:

- Informationen geben zu evtl. auftretenden postoperativen Schmerzen und dem pflegerischen Schmerzmanagement in der Abteilung
- Ängste, Bedürfnisse und Erfahrungen der Patient_innen wahr- und ernstnehmen und diese einbinden in Maßnahmen unter Beachtung der individuellen Selbstbestimmung und Selbstwirksamkeit (Empowerment)
- Informieren, Schulen, ggf. Beraten zu Möglichkeiten der schmerzarmen Bewegung und Mobilisation.

Seit diesen Gesprächen sind inzwischen dreißig Jahre vergangen und zum Thema „Schmerzmanagement in der Pflege" existieren viele neue (pflege-)wissenschaftliche Erkenntnisse, wie z. B. der Expertenstandard des Deutschen Netzwerks für Qualitätsentwicklung in der Pflege

(DNQP). 2005 wurde hierzu der erste Expertenstandard (DNQP, 2005) herausgegeben, mehrfach aktualisiert, seit 2020 liegt nun die neuste Ausgabe vor (DNQP, 2020). Demnach gehören zu den geforderten pflegerischen Aufgaben im Rahmen des Schmerzmanagements nicht nur die Umsetzung medikamentöser, sondern auch die Einbeziehung nicht-medikamentöser Maßnahmen. Diese spielen nicht nur bei Menschen mit chronischen Schmerzen, sondern ebenso eine bedeutsame Rolle in der Versorgung von Menschen mit operativen Eingriffen (DNQP, 2020). Professionell tätige Pflegende können durch den gezielten und kompetenten Einsatz von nicht-medikamentösen Maßnahmen erheblich zu einem positiven Verlauf bei operierten Menschen im interprofessionellen Team beitragen (DNQP, 2020). Die bekannte schweizerische Ordensschwester und Begründerin des „Lehrbuchs Pflege", Liliane Juchli, wurde 1990 selbst mit einer größeren Operation konfrontiert. In ihrem Buch „Wohin mit meinem Schmerz?", beschreibt sie sehr eindrücklich die vielen Facetten von postoperativen Schmerzen, Leiden, Abhängigkeitsgefühlen vom medizinischen Team und vor allem auch, welche nicht-medikamentösen Maßnahmen hilfreich sein können (Juchli, 1999).

Das Ziel des vorliegenden Kapitels ist es, Möglichkeiten pflegerischer nicht-medikamentöser Maßnahmen bei Menschen in operativen Situationen aufzuzeigen. In diesem Kontext können sie eingesetzt werden, um:

- Schmerzen vorzubeugen
- Schmerzen zu lindern
- Nebenwirkungen von schmerzlindernden Maßnahmen (z. B. Opioide), die wiederum mit Schmerzen verbunden sein können (z. B. Obstipation), zu mindern
- Wohlbefinden zu fördern und Lebensqualität zu verbessern (u. a. Möglichkeiten der Selbstwirksamkeit, Autonomie und Entspannung).

Die Grundlagen für diese nicht-medikamentösen Maßnahmen basieren auf den bisher vorliegenden wissenschaftlichen Erkenntnissen und auf Best Practice-Wissen. Von „Best Practice" oder „Good Practice" wird gesprochen, wenn die periodische Reflexion der drei Dimensionen „Werte, Wissen, Kontext" und das Ableiten und Umsetzen entsprechender Optimierungen zu wirksamen Interventionen führt (Elkeles et al., 2021). Vereinfacht ausgedrückt: Bei Best Practice-Wissen handelt es sich um das derzeit verfügbare aktuelle Wissen, das aufgrund von Erfahrungswissen und/oder empirisch gesicherten Erkenntnissen besteht. Dies betrifft insbesondere pflegerische Interventionen, bei denen bisher nur wenige evidenzbasierte Studien vorliegen.

3.1 Status quo des Schmerzmanagements bei operativen Patient_innen

Dreißig Jahre nach dem obigen Beispiel von Heidi G., veröffentlichte der Gemeinsame Bundesausschuss (G-BA, 2020) folgende Pressemitteilung: „Krankenhäuser und Praxen müssen sich bei der Schmerztherapie nach Operationen stärker engagieren. (...) Krankenhäuser und ambulant operierende Praxen sind zukünftig verpflichtet, ein Konzept zum Akutschmerzmanagement als Bestandteil ihres internen Qualitätsmanagements einzuführen beziehungsweise ein vorhandenes weiterzuentwickeln".

Demnach scheint die Schmerzsituation von Menschen in operativen Situationen trotz aller Fortschritte auch heute immer noch nicht befriedigend gelöst zu sein. Pflegerische Schmerzexpertinnen und Schmerzexperten können durch ihre Expertise und ihre Kompetenzen dazu beitragen, dass zukünftig Patientinnen und Patienten mit Überzeugung sagen werden: „Durch gute Konzepte, z. B. bei der Erstmobilisation, haben mir die Pflegenden maßgeblich geholfen, die Schmerzen nach der Operation auf ein erträgliches Maß zu reduzieren. Und ich weiß inzwischen, wie wichtig eine gute pflegerische operative Versorgung einschließlich Informationen und Schulungen sein kann."

In der überarbeiteten S3-Leitlinie *Behandlung akuter perioperativer und posttraumatischer Schmerzen* (Deutsche Gesellschaft für Anästhesiologie und Intensivmedizin (DGAI), 2021) schreiben die Autor_innen, dass Schmerz nach Operationen einerseits eine Schutzreaktion darstellt. Andererseits ist Schmerz eines der häufigsten Symptome, welche Patient_innen postoperativ beeinträchtigen. Dabei werden Schmerzen nicht nur als unangenehm oder quälend empfunden, sondern sie können auch zahlreiche negative Folgen auslösen. Diese beziehen sich u. a. auf die postoperative Erholung, auf das Operationsergebnis, auf mögliche Komplikationen und Auswirkungen auf die Langzeit-Rehabilitation. Ebenso können starke, anhaltende postoperative Schmerzen, die häufig mit nicht ausreichend therapierten Akutschmerzen assoziiert sind, zu chronischen Schmerzen, zu Medikamentenfehlgebrauch, zu einer Reduktion von Funktionalität und Lebensqualität mit individuellen und gesellschaftlichen Folgen führen. Die Autor_innen gehen davon aus, dass eine effektive und nebenwirkungsarme perioperative Schmerztherapie ein wesentliches Ziel in der perioperativen Medizin sei und sich deren Umsetzung in den letzten Jahren deutlich weiterentwickelt habe.

Die große bundesweite Studie „Schmerzfreies Krankenhaus" ergab u. a.: „Hauptauslöser für besonders starke Schmerzen waren das Aufstehen und Lageänderungen. Immerhin 15 % der operierten und 7 % der konservativ behandelten Patienten nannten in diesem Kontext aber auch ärztliche Maßnahmen wie Punktionen, endoskopische Eingriffe, Katheteranlage und Entfernung von Drainagen" (Maier et al., 2010, S. 610).

Bewegungsschmerzen spiegeln sich auch in den Ergebnissen des Projektes „Aktionsbündnis Schmerzfreie Stadt Münster" wider (Osterbrink et al., 2012). In dieser Untersuchung wurden neben Krankenhäusern u. a. auch Einrichtungen der stationären Altenhilfe einbezogen. Auch hier zeigte sich, dass bei Menschen über 65 Jahre Schmerzen am häufigsten beim Aufstehen, Sitzen, Liegen und Gehen auftraten. Daraus lässt sich ableiten, dass viele ältere Menschen bereits vor einer Operation unter Bewegungsschmerzen leiden. Daten des Bundesamtes für Statistik zeigen, dass ab einem Alter von 55 Jahren die Krankenhauseinweisungen verbunden mit operativen Eingriffen überproportional ansteigen. Im Jahre 2021 lag die Gesamtzahl der Operationen bei 15 838 178 Fällen, in den Altersgruppen 60 bis 65, 65 bis 70 und 70 bis 75 wurden jeweils über 1,5 Millionen Menschen operiert (Statistisches Bundesamt (Destatis), 2022). Deshalb ist es besonders wichtig, diese bereits vorhandenen Bewegungsschmerzen neben den Operationsschmerzen zu erfassen und bei dem postoperativen Schmerzmanagement zu berücksichtigen.

3.2 Wissenschaftlicher Stand im operativen Schmerzmanagements

Viele der nicht-medikamentösen Maßnahmen innerhalb des operativen Schmerzmanagements werden in Kombination mit einer multimodalen Analgesie in medizinischen Leitlinien (DGAI, 2021) und ebenso im Expertenstandard *Schmerzmanagement in der Pflege* (DNQP, 2020) empfohlen. Allerdings ist zu konstatieren, dass zu den meisten Maßnahmen nur wenig ausreichend gesicherte wissenschaftliche Evidenz vorliegt. Das heißt nicht, dass diese Maßnahmen nicht wirksam sind, sondern es bedeutet, dass die derzeitige Studienlage noch vielfach unübersichtlich ist, die Studiendesigns häufig schwer vergleichbar sind und die Anzahl und Größe der untersuchten Stichproben oft keine Verallgemeinerungen zulassen.

Außerdem wird innerhalb multiprofessioneller Schmerzmanagement-Konzepte die Rolle der professionellen Pflege bisher wenig berücksichtigt, andere Bereiche wie z. B. Medizin, Physiotherapie, Psychologie sind hier deutlich benannt und deren spezifische Aufgabenbereiche definiert.

3.2.1 Evidenzlage und Empfehlungen nach DNQP

Im Expertenstandard *Schmerzmanagement in der Pflege* (DNQP, 2020) werden folgende Maßnahmen bei operativen Patient_innen empfohlen und/oder es besteht Evidenz. Häufig beziehen sich die Aussagen nicht nur auf die Reduzierung der Schmerzintensität, sondern auch auf Angstminderung, auf eine Steigerung des allgemeinen Wohlbefindens und der Lebensqualität:

- Bewegungsübungen, körperliche Aktivität, Mobilitätsförderung und Entspannung: Im Hinblick auf wissenschaftliche Evidenz bei Patient_innen mit operativen Eingriffen finden sich keine belastbaren Daten
- Aromapflege: keine gesicherte wissenschaftliche Evidenz, aber bedingte Empfehlung laut einbezogener Literatur
- Anwendung von Massagen (überwiegend ausgeführt von Massagetherapeut_innen): keine gesicherte wissenschaftliche Evidenz, aber bedingte Empfehlung
- Transkutane elektrische Nervenstimulation (TENS): schwache bzw. moderate wissenschaftliche Evidenz, schwache Empfehlung
- Kälteanwendungen: keine eindeutige wissenschaftliche Evidenz, trotzdem Empfehlung durch das Expertenpanel bei definierten Anwendungsbereichen, z.B. nach Knie- oder Herzoperationen
- Ablenkung: Empfehlung als Teil von psychologischen Techniken
- Musiktherapie: unklare wissenschaftliche Evidenz, da verschiedenste Methoden existieren, die nicht vergleichbar sind. Trotzdem besteht eine Empfehlung für die prä-, peri- und postoperative Phase.

3.2.2 Evidenzlage und Empfehlungen nach Deutscher Schmerzgesellschaft

Das Booklet „Nicht-medikamentöse Therapieverfahren im Schmerzmanagement" (Deutsche Schmerzgesellschaft e.V., 2021) bietet hilfreiche Unterstützung bei der Auswahl und Anwendung von Methoden. Es wurde von einer Gruppe erfahrener Schmerzexpertinnen und Schmerzexperten des Arbeitskreises *Akutschmerz* der Deutschen Schmerzgesellschaft e.V. konzipiert und geschrieben.

Für das vorliegende Kapitel wird in der folgenden **Tabelle 3-1** daraus eine Auswahl passender Maßnahmen für operative Patientinnen und Patienten getroffen. Für den kompetenten Einsatz dieser Interventionen ist die Auseinandersetzung mit den Inhalten dieses Booklets zu empfehlen. Voraussetzung für die Anwendung aller vorgestellten Maßnahmen ist eine spezielle Schulung bzw. Fortbildung.

Beispiel Aromapflege: Diese Anwendungen können in einer „ganzheitlichen Sicht" viele positive Auswirkungen im postoperativen Verlauf für die Patient_innen bieten. Aber auch hier gilt, dass genaue Kenntnisse über Indikationen, Kontraindikationen und Kompetenzen bei der Anwendung von ätherischen Ölen notwendig sind. Ätherische Öle können u.U. starke Nebenwirkungen haben, das betrifft nicht nur den entsprechenden Patienten oder die Patientin, sondern auch das Umfeld (z.B. für die Pflegenden selbst oder andere Personen im Patient_innenzimmer).

Was bedeuten diese z.T. nicht eindeutigen Ergebnisse für den pflegerischen Berufsalltag und die Anwendbarkeit im Schmerzmanagement bei operativen Patienten und Patientinnen?

3.3 Auswahl von relevanten nicht-medikamentösen Maßnahmen bei Menschen mit Operationen

Ein amerikanischer Schmerzmediziner soll sinngemäß vor vier Jahrzehnten folgenden Satz gesagt haben: „Patienten erwarten im Krankenhaus Schmerzen und sie werden von Schwestern und Ärzten nicht enttäuscht ..." (Literaturquelle unbekannt). Es ist sinnvoll, dass

Tabelle 3-1: Auswahl von nicht-medikamentösen Maßnahmen für operative Patient_innen

Maßnahme	Anwendungsbeispiele	Studienlage (SL) Empfehlung (E)	Autorin/Autor
TENS	Nach Operationen in der Abdominal- und Thoraxchirurgie, der Gynäkologie, der Orthopädie: bei stärkeren Schmerzen an Einstichstellen, Operationswunden, lagerungsbedingten Schmerzen, im postoperativen Verlauf	SL: gut E: gut	W. Meissner A. Göttermann (Seiten 5–7)
Aromapflege	Riechen an einer Öl-benetzten Kompresse: Zitrusöle gegen Übelkeit, Lavendelöl gegen Unruhe, Stress, Angst, Schlafstörungen Einreibungen: Solum-/Aconitöl bei muskulären Verspannungen und Schmerzen, z. B. verursacht durch OP-Lagerung, postoperative Schonhaltung, Solumöl bei abdominellen Schmerzen/Flatulenz, Pfefferminzöl bei Spannungskopfschmerz (Schläfen und Stirn)	SL: gering E: gut	A. Hoddick (Seiten 7–9)
Positionierung, Bewegen, Unterstützen	Schmerzlindernde Positionierung mit dem Ziel einer Entlastung des schmerzauslösenden Areals, Muskelentspannungen, Senkung des Analgetikaverbrauchs Hochlagern von geschwollenen Extremitäten Entlasten der Bauchdecke durch Unterstützung der Knie mit Kissen bei abdominellen Beschwerden	SL: heterogen E: bei einzelnen Krankheitsbildern	A. Göttermann D. Zergiebel R. Boche (Seiten 9–11)
Kühlung (Kühlpack, Eis, elektrische Kühlung)	Der Kühlbeutel dient zur Schmerzlinderung und Abschwellung nach akuten Muskelverletzungen und Muskelkater. Anwendung im OP-Gebiet, insbesondere nach orthopädischen Eingriffen (Anwendung über 4 Grad Celsius wird von Patient_innen als angenehmer beschrieben als kontinuierliche Kühlung)	SL: heterogen E: nach einzelnen OPs	C. Gerhäußer (Seiten 12–13)
Musik hören	Gezieltes passives Hören von Musik in der postoperativen Phase Ziele: Förderung der Entspannung und sekundäre Schmerzreduktion, Ablenkung	SL: gut E: gut	N. Nestler E. Scharfetter (Seiten 13–15)
Ablenkung	Verschiedene Strategien, um die Aufmerksamkeit aktiv vom Schmerz weg hin zu angenehmen Stimuli und/oder Gedanken zu lenken Ziel: Steigerung der Schmerztoleranz und Verringerung der Schmerzintensität	SL: gut E: gut	N. Nestler (Seiten 9–11)
Entspannung	Verschiedene Maßnahmen (z. B. Progressive Muskelentspannung, Autogenes Training, Entspannung durch Fantasieren) zur körperlichen und psychischen Entspannung	SL: Wenig Evidenz für den Bereich der akuten Schmerzen	M. Giradi (Seiten 19–24)

Menschen verstehen, warum Schmerzen nach Operationen auftreten und was dagegen getan werden kann, sowohl vom medizinischen/pflegerischen Personal als auch von ihnen selbst. Insbesondere das Wissen um Selbstwirksamkeit spielt dabei eine bedeutsame Rolle.

3.3.1 Patientenedukation (Information, Schulung und Beratung)

In der bereits erwähnten S3-Leitlinie der Deutsche Gesellschaft für Anästhesiologie und Intensivmedizin (DGAI), 2021) *Behandlung akuter perioperativer und posttraumatischer Schmerzen* wird gefordert, dass Patient_innen präoperativ individuell angepasste Informationen über verfügbare Behandlungsoptionen möglicher postoperativer Schmerzen angeboten werden sollen. Die Autorinnen Nestler et al. (DGAI, 2021) weisen dort im Kapitel „Patienteninformation und -aufklärung“ aufgrund evidenzbasierter Studienergebnisse darauf hin, dass Wissen über den postoperativen Schmerzverlauf sowie die potenzielle Beeinflussbarkeit (Kontrollierbarkeit) die Toleranz gegenüber Schmerzen erhöht und ebenso die präoperativen Ängste reduziert. Auf der anderen Seite kann Unwissenheit und Unsicherheit bzgl. einer Operation und des postoperativen Schmerzverlaufs die präoperativen Ängste steigern. Kognitive und emotionale Aspekte (z. B. hoher Angstlevel, Sorge vor einer Abhängigkeitsgefahr bzgl. der Schmerzmedikamente) können zu verstärkten postoperativen Schmerzen führen.

Im Deutschen Kinderschmerzzentrum in Datteln werden Kinder und Jugendliche mit chronischem Schmerz behandelt. Das multiprofessionelle therapeutische Team geht davon aus, dass der Patient oder die Patientin zunächst ein Verständnis über Ursachen und Folgen von Schmerzen erlangen muss (Psycho-Edukation). Dazu wurde eine Darstellung des Teufelskreises von Schmerzen entwickelt, die das Verständnis von chronischen Schmerzen und auch von akuten Schmerzen fördert. Außerdem wird aufgezeigt, welche Möglichkeiten der Patient oder die Patientin selbst hat, um dem Schmerz aktiv zu begegnen und diesen zu beeinflussen (Selbstwirksamkeit) (Dobe & Zernikow, 2019).

Dieses Modell kann auch hilfreich für Menschen mit operativen Eingriffen sein. Dementsprechend gehört es zur präoperativen Aufklärung und zur peri-/postoperativen Informationsgabe, dass der Patient oder die Patientin über mögliche Schmerzen nach dem Eingriff aufgeklärt wird, damit er oder sie sich darauf einstellen kann. Und es ist für die betroffene Person wichtig zu wissen, welche individuellen Möglichkeiten bestehen, auf Schmerzen einzuwirken (Selbstwirksamkeit und Selbstmanagement) und auf mögliche Komplikationen aufmerksam zu machen.

Möglichkeiten der Informationsgabe und Schulung

Wichtig erscheinen in diesem Zusammenhang insbesondere die individuelle Beratung und Informationsgabe. Zu berücksichtigen sind dabei die kognitiven Aufnahmefähigkeiten und Verarbeitungsmöglichkeiten des Patienten oder der Patientin sowie deren Informationsbedürfnisse, insbesondere von vulnerablen Patient_innengruppen (DGAI, 2021). Informationen können in vielfältiger Form bereitgestellt werden: mündlich, schriftlich, face-to-face, telefonisch, im Internet, als Flyer, Buch, Broschüre, Film oder Poster. Die Art der Informationsgabe sollte für die jeweilige Person verständlich und nachvollziehbar sein. Büker spricht in diesem Zusammenhang von „leichter Sprache“ (für Menschen mit Leseschwierigkeiten) und „einfacher Sprache“ (Büker, 2021). Für Menschen mit Migrationshintergrund empfiehlt sich die Vorhaltung mehrsprachiger Informationsmaterialien. Um Menschen mit Edukationsmaßnahmen erfolgreich anzusprechen, bedarf es vieler didaktischer Überlegungen und Kreativität, wenn möglich unter Einbeziehung moderner Kommunikationsverfahren. Zegelin (2021) geht davon aus, dass Themen der Patientenedukation in Bildersprache (z.B. Comic oder Graphic Novel) vielversprechend sind, da diese ohne viel Text zu zeigen, auf Emotionen und Handlungsabfolgen hinweisen, auch im Hinblick auf Menschen mit Migrationshintergrund.

Von vielen Institutionen werden inzwischen umfangreiche Materialien zum Thema „Schmerzreduktion nach Operationen durch nicht-medikamentöse Maßnahmen" angeboten, stellvertretend sei hier auf die Website des Instituts für Qualität und Wirtschaftlichkeit im Gesundheitswesen (IQWiG) hingewiesen. „Gesundheitsinformation.de" ist eine Website des IQWiG. Es gehört zum gesetzlichen Auftrag des IQWiG, allgemeinverständliche Gesundheitsinformationen für alle Bürgerinnen und Bürger zur Verfügung zu stellen (IQWiG, 2022)

Im Klinikum Bethel wurden sogenannte „Schmerzkarten" entwickelt, die in sieben verschiedenen Sprachen zur Verfügung stehen und im pflegerischen Aufnahmegespräch übergeben und erklärt werden. Auf der Rückseite dieser Karte sind die Numerische Rang Skala (NRS) und die Verbale Rang Skala (VRS) abgebildet. Auf der Vorderseite befindet sich folgender Text:

Starke Schmerzen müssen nicht sein!

Liebe Patientin, lieber Patient,
für viele Menschen ist eine Behandlung oder eine Operation mit der Sorge vor Schmerzen verbunden. Moderne Therapieverfahren können jedoch die meisten Schmerzen unterbinden oder auf ein erträgliches Maß begrenzen. Dies ist insbesondere für Ihre Bewegung, eine effektive Atmung und Ihren gesamten Genesungsprozess wichtig.
Falls Sie Schmerzen haben, halten Sie diese nicht einfach aus, sondern melden Sie sich bitte sofort bei uns. Außerdem werden Sie mehrmals täglich von uns nach aktuellen Schmerzen befragt (sowohl in Ruhe- als auch in Belastungssituationen wie z.B. bei Bewegungen oder Husten). Mithilfe Ihrer eigenen Einschätzung können gezielt schmerzlindernde Maßnahmen ergriffen werden.

Viele der beispielhaft vorgestellten Möglichkeiten zur Patientenedukation beziehen sich auf den Zeitraum der prä- und postoperativen Phase. Darüber hinaus sollten die Patient_innen vor der anstehenden Entlassung weitere ausreichende Informationen, ggf. auch Schulung oder Beratung über den weiteren Verlauf des Heilungsprozesses erhalten. Dazu gehören Erklärungen zur Medikamenteneinnahme oder zu nicht-medikamentösen Maßnahmen aber auch Informationen zu möglichen Komplikationen und diesbezüglich zu ergreifenden Maßnahmen (DGAI, 2021).

3.3.2 Mobilitätsförderung, Transfer und Bewegung

In dem eingangs beschriebenen Patientenbeispiel von Heidi G. und auch in den aufgeführten Studienergebnissen von Maier et al. (2010) und Osterbrink et al. (2012) zeigte sich, dass moderate bis starke Schmerzen bei der Bewegung und insbesondere auch bei der Mobilisation nach Operationen auftreten. In der Literaturanalyse des Expertenstandards *Schmerzmanagement in der Pflege* konnten dazu keine evidenzbasierten Ergebnisse recherchiert werden (DNQP, 2020). Obwohl es augenscheinlich ein großes Problem in der Versorgung von Menschen nach operativen Eingriffen darstellt, existieren bislang keine umfangreichen und aussagekräftigen Studien dazu.

Im Booklet „Nicht-medikamentöse Therapieverfahren im Schmerzmanagement" wird dieses wichtige Problem thematisiert: „Positionierung, Bewegen, Unterstützen" (Deutsche Schmerzgesellschaft e.V., 2021). Aber auch hier finden sich keine allgemeingültigen Aussagen, lediglich zu bestimmten Krankheitsbildern, die mit akuten Schmerzen bzgl. Mobilisation verbunden sind.

An dieser Stelle wird sehr deutlich, dass zwar das Problem bewegungsbedingter Schmerzen, insbesondere in der postoperativen Phase, inzwischen durch Studien belegt ist, aber keine Evidenz besteht bzgl. erfolgreicher pflegerischer Interventionen. Es besteht demnach großer Bedarf an entsprechenden Studien, möglichst in einem interprofessionellen Design, zusammen mit Wissenschaftler_innen aus der Pflege, Medizin, Physiotherapie und ggf. mit weiteren Professionen.

Nach Best Practice-Wissen könnte z. B. die Einbindung des Kinästhetik-Konzepts, die Berücksichtigung der Möglichkeiten von Hilfsmitteln, wie z. B. Lagerungshilfen (z. B. Gleitmatten oder Gleitfolien) oder Nutzung spezieller Funktionen des elektrischen Patientenbettes dazu

Tabelle 3-2: Empfehlungen und Begründungen für postoperative Maßnahmen

Pflegerische Entscheidung	Begründung
1. Gespräch mit Heidi G. (Kontaktaufnahme, Bedürfnisse und Befinden erfragen, Einschätzung der Gesamt- und der Schmerzsituation, daraus Maßnahmen ableiten und der Patientin vorschlagen)	Eigene Orientierung über Gesamt- und Schmerzsituation erhalten, Schmerzerleben aus Sicht der Patientin wahrnehmen, Vertrauen aufbauen (ängstliche Patientin, negative Erfahrungen bzgl. Schmerzmanagement in der Vergangenheit), Sicherheit geben, Einbeziehung der Patientin in Entscheidungen führt zu Vertrauen und Motivation.
2. Nach Anordnung schnellwirkende Analgetika verabreichen	Aktuelle Schmerzsituation schnell möglichst durchbrechen, dadurch erlebt Heidi G., dass ihre Situation ernst genommen wird und sie sofort gezielte Hilfe und Unterstützung und Schmerzlinderung erfährt.
3. Schluckweise zu trinken anbieten oder Mundpflege, nach Rücksprache evtl. zusätzliche Elektrolyt-Infusionen	Durstgefühl reduzieren, Wohlbefinden fördern
4. Nach Ruhephase kleine Körperwäsche anbieten, Bettzeug wechseln, Rückeneinreibung (ASE)	Nach Fieber und starkem Schwitzen dient die Körperwäsche und der Bettwäschewechsel einer Erfrischung und Förderung des Wohlbefindens. Die ASE als nonverbale Kommunikation kann Trost spenden, Sicherheit geben etc. Gleichzeitig kann es zu einer vertieften und ruhigeren Atmung kommen und ebenso vom postoperativen Schmerz ablenken.
5. Mobilisation, z. B. unter kinästhetischen Aspekten	Heidi G. wird aktiv beteiligt, sie gibt das Tempo bei der Mobilisation vor, erfährt sich als selbstwirksam, Muskulatur wird beansprucht, Ausmaß der pflegerischen Unterstützung richtet sich am aktuellen Zustand von Heidi G. aus. Mobilisation hat eine hohe Bedeutung bzgl. vieler Prophylaxen-Ziele: Verhinderung von Dekubitus, Thrombose, Pneumonie, Kontrakturen, Delir etc.
6. Unterstützungsmöglichkeiten im weiteren Verlauf des postoperativen Versorgungsprozesses 1. Anlage eines TENS-Gerätes an der Drainagestelle 2. Einbeziehung des Schmerzdienstes (falls vorhanden) 3. Einbeziehung der Zugehörigen als unterstützendes System 4. Einbeziehung der Physiotherapie	Zu 1. Schmerzlinderung durch TENS-Gerät Zu 2. Austausch, Unterstützung und ggf. Anpassung des Schmerzmanagements durch professionelle Expertise Zu 3. Vermittlung von Sicherheit und Wohlbefinden Zu 4. Professionelle Unterstützung und Training bei Mobilitätsförderung, Transfer und Bewegung

sehr förderlich sein, um Schmerzen zu verhindern oder zu lindern.

3.4 Fazit

Zum Abschluss des Kapitels greife ich noch einmal das in der Einleitung beschriebene Fallbeispiel auf. Mit dem heutigen Wissenstand empfiehlt sich folgende Herangehensweise (**Tabelle 3-2**):

Literatur

Büker, C. (2021). Grundlagen der Informationsvermittlung. In M. Schieron, C. Büker & A. Zegelin (Hrsg.), *Patientenedukation und Familienedukation in der Pflege*. Hogrefe Verlag.

Deutsche Gesellschaft für Anästhesiologie und Intensivmedizin (DGAI). (2021). S3-Leitlinie (Reg. 001-025). *Behandlung akuter perioperativer und posttraumatischer Schmerzen*. https://register.awmf.org/assets/guidelines/001-025l_S3_Behandlung-akuter-perioperativer-posttraumatischer-Schmerzen_2022-03.pdf

Deutsches Netzwerk für Qualitätsentwicklung in der Pflege (DNQP). (2005). *Expertenstandard Schmerzmanagement in der Pflege bei akutem Schmerz*. DNQP.

Deutsche Schmerzgesellschaft e.V. (2021). *Booklet Nicht-medikamentöse Therapieverfahren im Schmerzmanagement*. https://deutsche-schmerzgesellschaft.myshopify.com/products/booklet-nicht-medikamentose-therapieverfahren-im-schmerzmanagement

Dobe, M. & Zernikow, B. (2019). *Rote Karte für den Schmerz* (5. Aufl.). Auer.

Deutsches Netzwerk für Qualitätsentwicklung in der Pflege (DNQP). (2020). *Expertenstandard Schmerzmanagement in der Pflege*. DNQP.

Elkeles, T., Kilian, H., von Rüden, U. & Ackermann, G. (2021). *Good Practice/Best Practice in der Gesundheitsförderung*. Bundeszentrale für gesundheitliche Aufklärung (BZgA). https://leitbegriffe.bzga.de/alphabetisches-verzeichnis/good-practice-best-practice-in-der-gesundheitsfoerderung/

Gemeinsamer Bundesausschuss (G-BA). (2020). *Krankenhäuser und Praxen müssen sich bei der Schmerztherapie nach Operationen stärker engagieren. Pressemitteilung | Qualitätssicherung*. https://www.g-ba.de/presse/pressemitteilungen-meldungen/892/

Institut für Qualität und Wirtschaftlichkeit im Gesundheitswesen (IQWiG). (2022). *Schmerzen nach Operationen*. https://www.gesundheitsinformation.de/schmerzen-nach-operationen.html

Juchli, J. (1999). *Wohin mit meinem Schmerz? Hilfe und Selbsthilfe bei seelischen und körperlichen Leiden* (3. Aufl.). Herder.

Maier, C., Nestler, N., Richter, H., Hardinghaus, W., Pogatzki-Zahn, E., Zenz, M. & Osterbrink, J. (2010). Qualität der Schmerztherapie in deutschen Krankenhäusern. The Quality of Pain Management in German Hospitals. *Deutsches Ärzteblatt International, 107*(36), 607–614.

Osterbrink, J., Hufnagel, M., Kutschar, P., Mitterlehner, B., Kruger, C., Bauer, Z., Aschauer, W., Weichbold, M., Sirsch, E., Drebenstedt, C., Perrar, K.M. & Ewers, A. (2012). Die Schmerzsituation von Bewohnern in der stationären Altenhilfe. Ergebnisse einer Studie in Münster. *Der Schmerz, 26*, 27–35.

Statistisches Bundesamt (Destatis). (2022). *Fallpauschalenbezogene Krankenhausstatistik (DRG-Statistik) Operationen und Prozeduren der vollstationären Patientinnen und Patienten in Krankenhäusern (4-Steller)*. https://www.destatis.de/DE/Themen/Gesellschaft-Umwelt/Gesundheit/Krankenhaeuser/Publikationen/Downloads-Krankenhaeuser/operationen-prozeduren-5231401217014.pdf?__blob=publicationFile

Zegelin, A. (2021). Nursing is teaching. Grundlagen und Entwicklungen. In M. Schieron, C. Büker & A. Zegelin (Hrsg.), *Patientenedukation und Familienedukation in der Pflege* (S. 15–60). Hogrefe Verlag.

4 Pflegerische nicht-medikamentöse Schmerztherapie bei Intensivpatient_innen

Rita Görlich, Irmela Gnass

Schmerz ist ein facettenreiches Phänomen, das im Kontext der Intensivmedizin von entscheidender Bedeutung ist. Die Statistiken sprechen eine deutliche Sprache: Bis zu 75 % der Patient_innen, die auf Intensivstationen behandelt wurden, erinnern sich im Nachhinein an Schmerzen, die sie während ihres Aufenthalts erlebt haben (Deutsche Gesellschaft für Palliativmedizin, 2020). Ebenso bleiben Ängste, die während dieser kritischen Phase erfahren wurden, in der Erinnerung vieler Intensivpatient_innen. Um einen bedarfsgerechten Schmerztherapieansatz zu entwickeln, ist dafür eine vorherige systematische Schmerzerfassung und Dokumentation von zentraler Bedeutung (Deutsche Gesellschaft für Palliativmedizin, 2020). Zudem geht die Schmerzbehandlung auf Intensivstationen weit über die Verabreichung von Medikamenten hinaus. Sie erfordert ein umfassendes Verständnis des biopsychosozialen Modells, wie es von der International Association for the Study of Pain (IASP) beschrieben wird (International Association for the Study of Pain (IASP), 2021; Raja et al., 2020).

In diesem Buchkapitel werden wir einen Blick auf nicht-medikamentöse Ansätze zur Schmerzbehandlung auf Intensivstationen werfen und das spezifische Wissen über nicht-medikamentöse Schmerztherapieformen aufzeigen, die auch als Ressourcen zur Förderung des Selbstmanagements verstanden werden können (Deutsches Netzwerk für Qualitätsentwicklung in der Pflege (DNQP), 2020).

Die Einbindung von Angehörigen auf Intensivstationen ist wesentliche pflegerische Aufgabe, die neben der Unterstützung des Reorientierungsprozesses der Intensivpatient_innen auch eine Ressource im Schmerzmanagement darstellt. So können sie wichtige anamnestische Informationen über vorbestehende Schmerzerlebnisse der Intensivpatient_innen bereitstellen (DNQP, 2020). Viele Aufenthalte auf Intensivstationen sind z. B. nach operativen Eingriffen geplant. Eine Schulung und Aufklärung der Patient_innen und ggf. Angehörigen im Vorfeld kann das psychische Wohlbefinden verbessern (Batchelor et al., 2019).

Die aktive Einbeziehung der Angehörigen im Schmerzmanagement auf Intensivstationen erweitert die Perspektive des ganzheitlichen Ansatzes. Gemeinsam mit dem Behandlungsteam bilden sie eine starke Allianz, um das Schmerzerleben der Intensivpatient_innen zu minimieren und die Genesung zu fördern.

4.1 Maßnahmen für alle Intensivpatient_innen

Die folgenden Maßnahmen zur nicht-medikamentösen Schmerztherapie sind sowohl bei komatösen oder sedierten als auch bei wachen Intensivpatient_innen anwendbar. Diese wirken sich auch auf Begleiterscheinungen der Intensivbehandlung, wie Müdigkeit, Schlaflosigkeit, Durst, Unruhe, Angst, Orientierungslosigkeit und Verwirrtheit aus und können das Schmerzempfinden und die Schmerztoleranz verändern (Deutsche Gesellschaft für Anästhesiologie und Intensivmedizin (DGAI), 2021).

4.1.1 Wahrnehmungsförderung

Die **Maßnahmen aus dem Bereich der basalen Stimulation** tragen dazu bei, die meist durch den gesundheitlichen Zustand, durch Medikamente und das ungewohnte Umfeld gestörte Wahrnehmung von Intensivpatient_innen ganzheitlich zu fördern. Patient_innen auf der Intensivstation erfahren neben der notwendigen medizinischen Behandlung Zuwendungen, bei denen auf das emotionale und körperliche Wohlbefinden geachtet wird. Auf diese Weise wird auch Einfluss auf die Schmerzwahrnehmung genommen (Nydahl & Bartoszek, 2020).

- *Berührungen mit der ganzen Hand*: Bei Patient_innen, die nicht kontaktfähig sind, können Berührungen mit der ganzen Hand, flächig ausgeführt, eine wichtige Form der Kommunikation sein. Diese nonverbalen Gesten dienen dazu, Maßnahmen anzukündigen und Patient_innen Sicherheit zu vermitteln, z. B., wenn eine Drehung geplant ist.
- *Körperumgrenzende Lagerung*: Die Verwendung von Lagerungshilfsmitteln, wie körperumgrenzenden Decken, ermöglicht es den Patient_innen, ihren eigenen Körper zu spüren und eine klare Abgrenzung zu erfahren.
- *Beruhigende Ganzkörperwaschung*: Eine sanfte Ganzkörperwaschung in Haarwuchsrichtung, begleitet von einer gänzlichen Umfassung der Extremitäten, trägt dazu bei die Körpergrenzen darzustellen und den Patient_innen ein Gefühl für ihren eigenen Körper zu vermitteln. Die Verwendung von warmem Wasser beruhigt zusätzlich und verbessert die Durchblutung der Haut, was wiederum das Wohlbefinden steigert und die Schmerzintensität reduzieren kann.
- *Atemstimulierende Einreibung*: Eine gezielte Einreibung, die die Atemfrequenz verlangsamt und die Atmung vertieft, kann zur Entspannung beitragen. Die Durchführung der Einreibung im Atemrhythmus der Patient_innen oder im Rhythmus der Pflegeperson fördert eine harmonische Atmung und ein gesteigertes Wohlbefinden (Herzog & Matelé, 2016).

4.1.2 Schlafförderung

Ein klarer Tag- und Nachtrhythmus kann den Schlaf fördern und die Orientierung verbessern. Tagsüber sollte eine helle Umgebung geschaffen werden, um die Wachheit und Aktivierung der Patient_innen zu unterstützen. Therapien und diagnostische Maßnahmen sollten vorzugsweise tagsüber durchgeführt werden, um den natürlichen Schlafrhythmus zu erhalten. Zur Reorientierung der Patient_innen sind patient_inneneigene Seh- und Hörhilfen einzusetzen. In Sichtweite der Patient_innen können Uhren, Kalender und Fotos platziert werden, um die zeitliche und räumliche Orientierung zu fördern. Nachts sollte die Umgebung ruhig und abgedunkelt sein, um den Schlaf nicht zu stören. Schlafbrillen und Ohrstöpsel können bei einwilligungsfähigen Intensivpatient_innen angewendet werden, um einen ungestörten Schlaf zu ermöglichen (Deutsche Gesellschaft für Palliativmedizin, 2020).

4.1.3 Positionierung

Die Immobilisierung von Intensivpatient_innen kann zu einer Vielzahl von Problemen und Komplikationen an verschiedenen Organen und Körperfunktionen führen. Daher ist es entscheidend, nach der Stabilisierung lebensbedrohlicher Zustände, die zur Aufnahme auf die Intensivstation geführt haben, frühzeitig mit der Mobilisation zu beginnen.

Frühzeitige Bewegung und Mobilisation verbessern nicht nur die körperliche Funktion, sondern tragen auch zur gesteigerten Körperwahrnehmung der Patient_innen bei (Herzog & Mattelé, 2016). Viele Patient_innen haben Angst vor Schmerzen, die bei Bewegungen und Mobilisation auftreten können. Ein erhöhter Muskeltonus aufgrund von Angst kann Schmerzen verstärken. Daher kann bereits im Vorfeld von potenziell schmerzhaften Prozeduren die Schmerztherapie medikamentös optimiert werden (DGAI, 2021). Dies erfordert insbesondere auch eine enge Zusammenarbeit zwischen Pflegenden und Physiotherapeut_innen.

Eine Schulung der Patient_innen zu schmerzarmen Bewegungsabläufen und Atemtechniken kann vor geplanten Operationen erfolgen. Der Einsatz von Hilfsmitteln wie Mobilisationsstühlen und Liftern sollte individuell auf den Patienten/die Patientin und das Krankheitsbild abgestimmt sein, ebenso wie die schmerzbezogene Lagerung, um beispielsweise frakturierte Extremitäten, Bandscheibenbeschwerden oder Lymphödeme zu berücksichtigen (Herzog & Mattelé, 2016).

4.2 Maßnahmen für wache und ansprechbare Patient_innen

Die im Folgendem dargestellten Maßnahmen können ausschließlich bei wachen und ansprechbaren Intensivpatient_innen Anwendung finden.

4.2.1 Physikalische Maßnahmen

Nicht-medikamentöse Therapieverfahren wie Kälte, Wärme und die Transkutane Elektrische Nervenstimulation (TENS) spielen eine wichtige Rolle bei der Schmerztherapie für wache Intensivpatient_innen (Bernatzky et al., 2007).

Die Anwendung von Kälte kann schmerzlindernd, abschwellend, entzündungshemmend und fiebersenkend wirken. Sie sollte kurzzeitig nach traumatischen Ereignissen oder Operationen erfolgen und wird bis zu 48 Stunden danach empfohlen. Allerdings ist Vorsicht geboten, da eine zu lange und zu tiefe Kälteanwendung zu Erfrierungen führen kann. Kontraindikationen für die Anwendung von Kälte sind Sensibilitätsstörungen, Durchblutungsprobleme und kognitive Einschränkungen (Bernatzky et al., 2007; Deutsche Schmerzgesellschaft e.V., 2018; DGAI, 2021).

Wärmeanwendungen verbessern die Durchblutung, fördern das Wohlbefinden und entspannen die Muskulatur. Sie sind insbesondere bei muskulären, gelenkbezogenen und abdominellen Schmerzen und Krämpfen angezeigt. Kontraindikationen umfassen akute Entzündungen, frische Operationswunden, Durchblutungsstörungen, Bewusstseinsstörungen und eingeschränkte Sensibilität im Anwendungsbereich (Bernatzky et al., 2007).

Die transkutane elektrische Nervenstimulation (TENS) ist eine Methode, bei der Elektroden auf oder in der Nähe des schmerzenden Bereichs platziert werden, um sensorische Nerven zu stimulieren und die Weiterleitung schmerzhafter Impulse zu reduzieren (Deutsche Schmerzgesellschaft e. V., 2018; Likar, 2021). Eine ausführliche Beschreibung zur Anwendung von TENS finden Sie in Kapitel 7.2 dieses Buches.

Die Wahl zwischen Kälte, Wärme und TENS sollte sorgfältig abgestimmt und individuell auf die Bedürfnisse und die Gesundheit des Patienten/der Patientin angepasst werden, um eine effektive und sichere Schmerztherapie zu gewährleisten.

4.2.2 Massage

Die Notwendigkeit, Evidenz für nicht-pharmakologische Schmerztherapie Maßnahmen in der intensivmedizinischen Versorgung aufzubauen, ist immer noch vorhanden. Für die Massage auf Intensivstationen liegen nun schon erste Studien vor.

Eine randomisiert-kontrollierte Pilotstudie befasste sich mit der Wirksamkeit der Handmassage bei Intensivpatient_innen nach einer Herzoperation und deren postoperativen Schmerzen (Boitor et al., 2015). Mittels qualitativem deskriptivem Design wurde die Akzeptanz der nicht-medikamentösen Maßnahme von Intensivpatient_innen bewertet, diese umfasste folgende Punkte:

- Ruhige Atmosphäre: Licht gedimmt, Vorhänge geschlossen, Alarme reduziert, Schild „Bitte nicht stören" platziert.
- Während der Erläuterung zur Massage wurde die rechte Hand für ca. fünf Sekunden gehalten und eine lavendelhaltige Handcreme aufgetragen.
- Die Massage wird für fünf Minuten in der Handfläche und auf dem Handrücken der rechten Hand durchgeführt. Das gleiche Vorgehen wurde dann an der linken Hand umgesetzt.

Mit der Auswertung von Beobachtungsnotizen und Videoaufnahmen zeigen sich folgende Ergebnisse: Während die Teilnehmer, die die Massage erhielten, diese als angemessen empfanden, schlug die Kontrollgruppe, die die gleichen Elemente nur ohne Massage erhielten, unterschiedliche Dosierungen der Behandlung und andere Körperbereiche vor. Die Ergebnisse deuten auch darauf hin, dass Hindernisse (wie Lärm und zahlreiche klinische Aktivitäten) überwunden werden müssen. Schlussfolgerungen: Eine Steigerung der Akzeptanz seitens des Personals, eine Verringerung der Ruhezeit, die Einbindung von Familienangehörigen und die Wiederholung der Behandlung sind zu berücksichtigende Ansätze.

Um den Effekt von Massagen auf akute Schmerzen bei kritisch und akut erkrankten Erwachsenen nach einer thorakalen Operation zu bewerten, wurde eine Metaanalyse mit insgesamt zwölf randomisiert kontrollierten Studien durchgeführt (Boitor et al., 2017). Dabei wurden die Massagen in Kombination mit der üblichen Schmerzbehandlung oder einer Scheinmassage bei Intensivpatient_innen verglichen. Die Massagen dauerten zwischen 15 und 30 Minuten und wurden meistens einmal täglich an unterschiedlichen Körperstellen (z.B. Hände, Rücken, Arme Beine, Kopf) durchgeführt. Die Autor_innen beschrieben, dass Massagen in Kombination mit medikamentöser Schmerzbehandlung die Intensität akuter Schmerzen nach einer Herzoperation reduzieren. Diese Erkenntnisse werden auch von weiteren Autor_innen bestätigt (Grafton-Clarke et al., 2019) und die Akzeptanz und Umsetzbarkeit der Massagetherapie für Angehörige und Pflegepersonal hervorgehoben (Martorella et al., 2014). Die Wirksamkeit von Massagen zur Schmerzkontrolle ist laut der Leitlinie der Intensivmedizin noch wenig untersucht, die Anwendung wird jedoch wegen der hohen Relevanz empfohlen (DGAI, 2021).

4.3 Schmerz- und Stressbewältigungsverfahren

4.3.1 Ablenkung

Ablenkung spielt eine bedeutende Rolle im Rahmen von Maßnahmen zur Schmerzbewältigung, da sie dazu dient, die Aufmerksamkeit der Patient_innen von ihrem Schmerz abzulenken. Die Wirksamkeit dieser Methode beruht auf der Lenkung der Aufmerksamkeit auf angenehme Stimuli, die das Schmerzempfinden positiv beeinflussen können. Es ist wichtig zu betonen, dass die Auswahl der geeigneten Ablenkungsmaßnahmen individuell unterschiedlich ist und daher im Dialog mit dem Patienten bzw. der Patientin sowie den Angehörigen festgelegt werden sollte (DNQP, 2020).

Zu den Möglichkeiten der Ablenkung gehören das Lesen von Büchern, das Vorlesen oder auch das Durchblättern aktueller Zeitungen, um die Gedanken auf andere Inhalte zu lenken. Die kreative Betätigung, beispielsweise das Malen von Mandalas, bietet eine weitere Möglichkeit der Ablenkung und wird als entspannende Tätigkeit verstanden.

Gespräche mit Angehörigen sind ebenfalls eine wichtige Form der Ablenkung. Die soziale Komponente und das Gemeinschaftsgefühl können damit gestärkt werden. Der Fernseher, Gesellschaftsspiele, Modellbau und Videospiele sind weitere Optionen, um die Gedanken von Schmerzen abzulenken. Nicht zuletzt ist die Wirkung von Musik (mit und ohne Kopfhörer) belegt und gut in der Versorgung von Patient_innen auf der Intensivstation anwendbar (Jeena et al., 2012).

4.3.2 Progressive Muskelentspannung nach Jacobson

Die Progressive Muskelentspannung nach Jacobson (PMR), auch bekannt als Tiefenmuskel-Entspannungstraining, ist eine wirksame Technik im Bereich der muskulären Entspannung (Bernatzky et al., 2007; Deutsche Schmerzgesellschaft e.V., 2018). Diese Methode, die unter die muskulären Techniken fällt, setzt an der Anspannung der Muskulatur an, die oft mit Stress, innerer Unruhe und Angst in Verbindung steht.

Das Grundprinzip der PMR besteht darin, dass auf eine kurzzeitige Anspannung der Muskulatur eine vertiefte Entspannung folgt. Dies geschieht durch die bewusste Anspannung und anschließende gezielte Entspannung einzelner Muskelpartien. Durch diesen Prozess wird der Parasympathikus aktiviert, was zu einer Senkung des Blutdrucks und der Herzfrequenz führt sowie zu einer allgemeinen Entspannung der Muskulatur beiträgt. Ein entspannter Körper wiederum beeinflusst positiv den mentalen Zustand und die Psyche.

Die Anwendung der PMR kann vielfältige positive Effekte haben, insbesondere bei Schmerzen, Unruhe, Angst und Schlafstörungen, wie von Gatterer (2009) beschrieben. Die Durchführung beginnt mit einer 5 bis 10 Sekunden dauernden Anspannung der Hände, gefolgt von einer 30 bis 50 Sekunden andauernden Entspannungsphase. Dieser Prozess wird schrittweise für verschiedene Regionen des Körpers wiederholt. Eine besondere Stärke dieser Therapie liegt darin, dass sie ohne großen Aufwand und Hilfsmittel durchgeführt werden kann und sich besonders für kooperative, wache und ansprechbare Patient_innen eignet.

Es ist wichtig zu betonen, dass die langfristige und regelmäßige Anwendung der PMR notwendig ist, um den gewünschten Effekt zu erzielen. Die Wiederholung dieser Technik über einen längeren Zeitraum kann dazu beitragen, Stress und muskuläre Spannungen effektiv zu reduzieren und somit das Wohlbefinden der Patient_innen nachhaltig zu verbessern (Gatterer, 2009).

4.3.3 Hypnose und Virtuelle Reality

Es gibt wachsendes Interesse und einige wenige Belege für den Einsatz von Virtual Reality (VR) in der Schmerztherapie, jedoch mit unterschiedlicher Wirksamkeit (Likar et al., 2009). Es ist wenig darüber bekannt, wie patient_innenbezogene und VR-bezogene Faktoren die Wirksamkeit von VR beeinflussen. Daher wurde eine systematische Übersichtsarbeit und Meta-Analyse durchgeführt, die 122 randomisierte kontrollierte Studien (9138 Patient_innen) einschloss und subjektiv berichtete Schmerzskalen verglich, wobei eine VR-Intervention mit einer Nicht-VR-Kontrollgruppe verglichen wurde. Untergruppenanalysen zeigten keine signifikanten Unterschiede zwischen den Schmerzarten, d.h. die Auswirkungen von VR waren ähnlich bei akuten, chronischen und prozeduralen Schmerzzuständen. VR wurde als effektiv bei der Schmerzreduktion festgestellt, insbesondere bei Patient_innen mit mäßigen bis starken Schmerzen und bei jüngeren Personen. Ferner zeigten die Art der Software und das Interaktionsniveau Zusammenhänge mit den Effekten von VR (Rousseaux et al., 2020).

Eine neue Technik namens Virtual Reality Hypnose (VRH), die eine Kombination beider Tools umfasst, wird teilweise angewendet, obwohl ihre Vorteile und zugrundeliegenden Mechanismen bisher noch recht unbekannt sind. In einem Studienprotokoll einer randomisiert-kontrollierten Studie wird angestrebt, das Verständnis der Kombinationseffekte von VRH und dessen potenziellen Nutzen besser zu verstehen. Bei 100 Patient_innen, die sich einer Herzoperation unterzogen, sollen zufällig einer von vier Bedingungen (Kontrolle, Hypnose, VR oder VRH) zugeordnet werden. Jede Patientin/jeder Patient wird zwei Sitzungen einer der Techniken erhalten: eine am Tag vor der Operation und eine am Tag danach. Physiologische Bewertungen werden auf dem Monitor vorgenommen und die Patient_innen werden Ebenen von Angst, Erschöpfung, Schmerz, Absorption und Dissoziation bewerten (Lier et al., 2023).

4.3.4 Aromapflege und komplementäre, naturheilkundliche Therapien

Naturheilkundliche Maßnahmen, denen auch die Aromapflege zuzuordnen ist, sollen keine Alternative zu schulmedizinischen, medikamentöse Maßnahmen darstellen, sondern komplementär, sprich ergänzend, gesehen werden (Deutsche Schmerzgesellschaft e.V., 2018; Likar et al., 2009; Zimmermann, 2018). Hierunter fallen neben schmerzlindernden Maßnahmen auch **naturheilkundliche Therapien**, die Nebenwirkungen lindern und das allgemeine Wohlbefinden verbessern und so den Schmerz senken können bzw. die Schmerztoleranz erhöhen. Bislang ist nicht erwiesen, ob diese Therapien für sich stehen können und einen nachweislichen Effekt haben, oder ob es die Zuwendung und Fürsorge ist, die hier wirksam ist (Paesler, 1998). Es gibt die unterschiedlichsten Anwendungsmöglichkeiten aus dem naturheilkundlichen Bereich. Es gibt kalte, warme, feuchte Wickel und Auflagen mit und ohne Zusatz von Substanzen für einzelne Körperregionen. Hier werden beispielhaft einige wenige Möglichkeiten aufgezeigt, die für den Intensivpatienten/die Intensivpatientin sinnvoll und durchführbar erscheinen (Bächle-Helde & Bühring, 2014; Paesler, 1998).

Leberwickel: Ein feuchtwarmer Leberwickel nach Kneipp ist ohne großen Aufwand durchzuführen. Es wird ein mit warmem Wasser angefeuchtetes zusammengerolltes Handtuch oder ein Waschlappen benötigt, der auf den Bereich der Leber für 30 Minuten aufgelegt wird. Zusätzlich werden die Patient_innen in ein großes Tuch fest eingewickelt. Den entspannenden wärmenden Effekt kann man zusätzlich mit einem Wärmeträger unterstützen. Diese Maßnahme wird für 30 Minuten durchgeführt und es folgt, wie bei allen naturheilkundlichen Maßnahmen, eine ebenso lange Nachruhzeit (Görz, 1984; Bachmann & Schleinkofer, 1992). Der Leberwickel regt die Funktion der Leber an, wirkt entschlackend, verdauungsanregend und entspannend. Der beste Zeitpunkt ist nach einer Mahlzeit. Die Maßnahme ist im interdisziplinären Team abzusprechen und sollte bei stabiler Kreislaufsituation durchgeführt werden (Görz, 1984; Bachmann & Schleinkofer, 1992).

Aromapflege bietet als nicht-medikamentöse Maßnahme zur Schmerztherapie für die Intensivpflege eine Vielzahl an Möglichkeiten (Deutsche Schmerzgesellschaft e.V., 2018; DNQP, 2020). Als komplementäre Pflegemethode ist die Aromapflege Bestandteil der Phytotherapie. Die ätherischen Öle, fetten Pflanzenöle und Ölauszüge können direkt Einfluss auf den Schmerz nehmen. Zudem können begleitende Symptome wie Angst, Unruhe, Schlafstörungen sowie Medikamentennebenwirkungen gelindert werden. Auch bei depressiven Verstimmungen kann die Aromapflege hilfreich sein (Zimmermann, 2018) und das Wohlbefinden steigern (Deutsche Schmerzgesellschaft e.V., 2018).

Ätherische Öle können in Form von Waschungen, über Einreibungen, Massagen und über Inhalationen in den Körper eingebracht werden (Zimmermann, 2018). Sie wirken auf das vegetative und zentrale Nervensystem und haben sowohl körperliche als auch psychische Wirkungen. Über das limbische System im Gehirn erfolgt eine Ausschüttung von Neurotransmittern (Wabner & Beier, 2012). Einige ätherische Öle haben spasmolytische Wirkungen. Sie wirken antiphlogistisch und antipyretisch. Hyperämisierend wirkende Öle wie z.B. Eukalyptus, Rosmarin und Thymian können insbesondere gegen rheumatische Beschwerden und Ischialgien eingesetzt werden. Pfefferminzöl stimuliert die Kälterezeptoren und wird in 10%iger Verdünnung gegen Kopfschmerzen angewandt. Lokalanästhesierende Wirkung wird u.a. der Zimtrinde, dem Pfefferminz und dem Thymian nachgesagt (Zimmermann, 2018). Es gilt einige Grundsätze in der Anwendung zu beachten. Grundsätzlich sollten ätherische Öle nur von entsprechend geschultem Personal eingesetzt werden. Bis auf wenige Ausnahmen werden ätherische Öle nicht pur angewandt. Sie wirken schon in geringer Dosierung bei einer Konzentration von 0,5 bis 2%. Da ätherische Öle nicht wasserlöslich sind, benötigen sie, um als Zusatz bei Waschungen eingesetzt zu werden, einen Emulgator. Hier eignet sich z.B. Kondensmilch, fette Pflanzenöle, Salz, Zucker, Honig (Zimmermann, 2018).

Gerüche können starke Emotionen auslösen. Es können z.B. Traumata und negative Erlebnisse ausgelöst werden. Deshalb sind eine gründliche Anamnese und Aufklärung erforderlich. Allergien und Unverträglichkeiten schließen eine Anwendung aus. Ebenso die Ablehnung von bestimmten Düften oder die Ablehnung der Pflegemaßnahme generell.

Bei Schwangeren und Kindern gibt es ebenfalls vieles zu beachten. Einige Öle können Wehen auslösen und Bronchospasmen bei kleineren Kindern. Pfefferminzöl sollte nicht bei Epilepsiepatient_innen angewandt werden und Rosmarinöl kann zu erhöhtem Blutdruck führen, um einige Nebenwirkungen zu nennen (Wabner & Beier, 2012; Zimmermann, 2018). Ätherische Öle können zur Raumbeduftung mit einem Diffuser zum Einsatz kommen. Die Duftöle können auch auf ein Tuch in Patient_innennähe geträufelt werden. Das Duftöltuch kann den Patient_innen z.B. auf die Brust gelegt werden. Einige Tropfen können auch auf ein Stück Watte o.Ä. gegeben und in einem verschließbaren Behälter dem Patienten/der Patientin zum Eigengebrauch zur Verfügung gestellt werden. Wichtig ist, dass der Patient/die Patientin die Beduftung jederzeit beenden kann.

- Lavendelöl kann als Raumbeduftung zur Entspannung beitragen und schlaffördernd wirken (Zimmermann, 2018).
- Mandarinenöl oder andere Zitrusöle können als Raumbeduftung zur Stimmungsaufhellung genutzt werden, zudem können Zitrusöle das Raumklima verbessern und gegen unangenehme Gerüche helfen (Zimmermann, 2018).
- Einige Tropfen Kümmelöl (10° auf 50 ml Sonnenblumenöl) können bei abdominellen Beschwerden wie Obstipation und Blähungen bei einer Bauchmassage eingesetzt werden (Zimmermann, 2018). Zuvor ist diese Maßnahme mit dem zuständigen Arzt/der zuständigen Ärztin abzuklären.
- Bei Johanniskrautöl handelt es sich um ein Mazerat, bei dem die Blüten und das Kraut in Olivenöl eingelegt werden. Das Öl wirkt hyperämisierend und analgetisch. Es kann gegen muskuläre Verspannungen und auch gegen Schmerzen im abdominellen Bereich eingesetzt werden. Auch gegen neuropathische Schmerzen kann das Öl, das eine allgemein entspannende Wirkung hat, und auch hautpflegend ist, eingesetzt werden. Oral eingenommen kann Johanniskraut zu Wechselwirkungen mit Medikamenten, insbes. Psychopharmaka führen (Likar et al., 2009; Wabner & Beier, 2012; Zimmermann, 2018).

4.4 Fazit

Die nicht-medikamentöse Schmerztherapie bei Intensivpatient_innen ist ein essenzieller Bestandteil der Intensivversorgung. Die Schmerzbehandlung auf Intensivstationen erfordert ein ganzheitliches Verständnis des biopsychosozialen Modells und neben der medikamentösen Schmerztherapie auch die Integration nichtmedikamentöser Ansätze. In diesem Zusammenhang ist die Einbindung von Angehörigen im Schmerzmanagement wertvoll, da sie nicht nur anamnestische Informationen liefern, sondern auch das Wohlbefinden der Patient_innen durch ihr aktive Beteiligung steigern.

Es gibt verschiedene Maßnahmen, die bei allen Intensivpatient_innen angewendet werden können. Dazu gehören Wahrnehmungsförderung durch Maßnahmen aus dem Bereich der basalen Stimulation, Schlafförderung, und gezielte Positionierung, um die Körperwahrnehmung zu verbessern. Speziell für wache und ansprechbare Patient_innen stehen physikalische Maßnahmen wie Kälte, Wärme und TENS zur Verfügung, um Schmerzen zu lindern. Massagen haben sich als wirksam erwiesen, und die Ablenkung und progressive Muskelentspannung sind effektive Methoden zur Schmerzbewältigung.

Aromapflege und komplementäre, naturheilkundliche Therapien wie ätherische Öle und Wickel können Schmerzen lindern und das Wohlbefinden steigern. Sie können eine sinnvolle Ergänzung zur medikamentösen Schmerztherapie in der Versorgung von Intensivpatient_innen sein. Für die Umsetzung erfordert es geschultes Personal und eine sorgfältige Anamnese.

Virtual Reality (VR) zeigt vielversprechende Ergebnisse in der Schmerztherapie, insbesondere bei jüngeren Patient_innen und solchen mit mäßigen bis starken Schmerzen. Die Kombination von VR und Hypnose (VRH) wird erforscht, um die Wirksamkeit weiter zu optimieren.

Insgesamt zeigt sich, dass nicht-medikamentöse Schmerztherapieansätze auf Intensivstationen eine vielversprechende Möglichkeit bieten, das Schmerzerleben der Patient_innen zu reduzieren und das Wohlbefinden zu steigern. Weitere Forschung und evidenzbasierte Praktiken in diesem Bereich sind dringend notwendig, um die Akzeptanz zur Anwendung der Maßnahmen auf Intensivstationen zu steigern und damit eine bestmögliche Versorgung von Intensivpatient_innen mit Schmerzen sicherzustellen.

Literatur

Deutsche Gesellschaft für Palliativmedizin. (2020). *Analgesie, Sedierung und Delirmanagement in der Intensivmedizin (DAS-Leitlinie 2020) (Reg. 001-012).* https://register.awmf.org/assets/guidelines/001-012l_S3_Analgesie-Sedierung-Delirmanagement-in-der-Intensivmedizin-DAS_2021-08.pdf

Deutsche Gesellschaft für Anästhesiologie und Intensivmedizin (DGAI). (2021). *Behandlung akuter perioperativer und posttraumatischer Schmerzen. S3-Leitlinie (Reg. 001-025).* https://register.awmf.org/assets/guidelines/001-025l_S3_Behandlung-akuter-perioperativer-posttraumatischer-Schmerzen_2022-03.pdf

Bächle-Helde, B. & Bühring, U. (2014). *Heilsame Wickel und Auflagen.* Ulmer Verlag.

Bachmann, R. & Schleinkofer, G.M. (1992). *Die Kneipp-Wassertherapie.* Thieme Verlag.

Batchelor, T.J.P., Rasburn, N.J., Abdelnour-Berchtold, E., Brunelli, A., Cerfolio, R.J., Gonzalez, M., Ljungqvist, O., Petersen, R.H., Popescu, W.M., Slinger, P.E. & Naidu, B. (2019). Guidelines for enhanced recovery after lung surgery: recommendations of the Enhanced Recovery After Surgery (ERAS®) Society and the European Society of Thoracic Surgeons (ESTS). *European Journal of Cardio-Thoracic Surgery, 55*(1), 91–115.

Bernatzky, G., Likar, R., Wendtner, F., Wenzel, G., Aussenwinkler, M. & Sittl, R. (2007). *Nichtmedikamentöse Schmerzbehandlung. Komplementäre Methoden in der Praxis.* Springer Verlag.

Boitor, M., Gélinas, C., Richard-Lalonde, M. & Thombs, B.D. (2017). The Effect of Massage on Acute Postoperative Pain in Critically and Acutely Ill Adults Post-thoracic Surgery: Systematic Review and Meta-analysis of Randomized Controlled Trials. *Heart & Lung, 46*, 339–346. https://doi.org/10.1016/j.hrtlng.2017.05.005

Boitor, M., Martorella, G., Arbour, C., Michaud, C. & Boitor, M. (2015). Evaluation of the preliminary effectiveness of hand massage therapy on postoperative pain of adults in the intensive care unit after cardiac surgery: a pilot randomized controlled trial. *Pain Management Nursing: Official Journal of the American Society of Pain Management Nurses, 16*(3), 354–366. https://doi.org/10.1016/j.pmn.2014.08 014

Deutsche Schmerzgesellschaft e.V. (2018). *Booklet – Nicht-medikamentöse Therapieverfahren im Schmerzmanagement.* Deutsche Schmerzgesellschaft e.V.

Deutsches Netzwerk für Qualitätsentwicklung in der Pflege (DNQP). (2020). *Expertenstandard Schmerzmanagement in der Pflege.* DNQP.

Gatterer, G. (2009). Progressive Muskelentspannung nach Jacobson. In R. Likar, G. Bernatzky, D. Märkert & W. Ilias (Hrsg.), *Schmerztherapie in der Pflege. Schulmedizinische und komplementäre Methoden* (S. 249–257). Springer Verlag. https://doi.org/10.1007/978-3-211-72328-9_23

Grafton-Clarke, C., Grace, L., Roberts, N. & Harky, A. (2019). Can postoperative massage therapy reduce pain and anxiety in cardiac surgery patients? *Interactive Cardiovascular and Thoracic Surgery, 28*(5), 716–721. https://doi.org/10.1093/icvts/ivy310

Görz, H. (1984). *Das Kneipp Buch, Die klassische Wasser-Heilmethode und ihre moderne Anwendung.* Wilhelm Heyne Verlag.

Herzog, S. & Mattelé, S. (2016). *Pain Nurse basis* (unveröffentlichter Fernlehrberief). Cekib.

International Association for the Study of Pain (IASP). (2021). *IASP Interprofessional Pain Curriculum Outline – International Association for the Study of Pain (IASP).* https://www.iasp-pain.org/education/curricula/iasp-interprofessional-pain-curriculum-outline/

Jeena, J., Madhavi, V. & Smriti, A. (2012). An Experimental Study to assess the Eff ectiveness of Music Therapy on the Post Operative Pain Perception of Patients Following Cardiac Surgery in a Selected Hospital of New Delhi. *International Journal of Nursing Education, 4*(2), 198–201.

Lier, E. J., Vries, M. de, Steggink, E. M., Broek, R. P. G. ten & van Goor, H. (2023). Effect modifiers of virtual reality in pain management: a systematic review and meta-regression analysis. *PAIN, 164*(8), 1658–1665. https://doi.org/10.1097/j.pain.0000000000002883

Likar, R. (2021). *Schmerztherapie. Wissenschaftliche Informationen* (17. Aufl.). Facultas.

Likar, R., Bernatzky, G., Märkert, D. & Ilias, W. (Hrsg.). (2009). *Schmerztherapie in der Pflege. Schulmedizinische und komplementäre Methoden.* Springer Verlag. https://doi.org/10.1007/978-3-211-72328-9

Martorella, G., Boitor, M., Michaud, C. & Gélinas, C. (2014). Feasibility and acceptability of hand massage therapy for pain management of postoperative cardiac surgery patients in the intensive care unit. *Heart & Lung, 43*(5), 437–444. https://doi.org/10.1016/j.hrtlng.2014.06.047

Nydahl, P. & Bartoszek, G. (2020). *Basale Stimulation. Neue Wege in der Pflege Schwerstkranker* (7. Aufl.). Urban & Fischer.

Paesler, U. (1998). *Pflege zum Einwickeln. Rezepte und Anleitungen für Wickel und Auflagen* (2. Aufl.). G. Fischer Verlag.

Raja, S. N., Carr, D. B., Cohen, M., Finnerup, N. B., Flor, H., Gibson, S., Keefe, F. J., Mogil, J. S., Ringkamp, M., Sluka, K. A., Song, X. J., Stevens, B., Sullivan, M. D., Tutelman, P. R., Ushida, T. & Vader, K. (2020). The revised International Association for the Study of Pain definition of pain: concepts, challenges, and compromises. *PAIN, 161*(9), 1976–1982.

Rousseaux, F., Faymonville, M. E., Nyssen, A. S., Dardenne, N., Ledoux, D., Massion, P. B. & Vanhaudenhuyse, A. (2020). Can hypnosis and virtual reality reduce anxiety, pain and fatigue among patients who undergo cardiac surgery: a randomised controlled trial. *Trials, 21*(1), 330. https://doi.org/10.1186/s13063-020-4222-6

Wabner, D. & Beier, C. (2012). *Aromatherapie. Grundlagen, Prinzipien, Praxis.* Elsevier, Urban & Fischer Verlag.

Zimmermann, E. (2018). *Aromatherapie für Pflege- und Heilberufe* (6. Aufl.). Haug Verlag. https://doi.org/10.1055/b-004-129580

5 Nicht-medikamentöse Maßnahmen gegen Schmerzen bei Menschen mit kognitiven Veränderungen und Demenz

Marc Brandstätter

Das Schmerzmanagement bei Menschen mit kognitiven Veränderungen und Demenz stellt einen besonderen Anspruch an multiprofessionelle Behandlungsteams. Dies ergibt sich einerseits durch die erschwerte Schmerzeinschätzung (z.B. aufgrund einer veränderten Sprachfähigkeit bei Menschen mit kognitiven Veränderungen, (Sirsch, 2020) und andererseits durch Herausforderungen im gezielten Einsatz von Analgetika (Benedetti et al., 2006). Dadurch werden Schmerzen bei Menschen mit kognitiven Veränderungen oder Demenz häufig nicht erkannt oder verkannt sowie unzureichend behandelt. In wissenschaftlichen Untersuchungen wurde belegt, dass Personen mit einer demenziellen Erkrankung in Krankenhäusern und Langzeitpflegeeinrichtungen weniger Analgetika und diese in geringerer Dosierung als nicht-demenziell erkrankte Personen bekommen (Schuler, 2019). Zudem liegen Untersuchungsergebnisse vor, die beschreiben, dass Patientinnen und Patienten im Akutkrankenhaus ohne demenzielle Erkrankung signifikant mehr Schmerzmittel erhalten als Menschen mit Demenz, obwohl gleiche bzw. vergleichbare Diagnosen vorhanden waren und/oder Eingriffe durchgeführt wurden (Candidate et al., 2017). Schmerz stellt auch für Menschen mit kognitiven Veränderungen ein negatives Symptom mit einer Einschränkung der Lebensqualität dar (Cipher & Clifford, 2004) und kann sich negativ auf den Status der Demenz auswirken. So können Schmerzen bei Menschen mit Demenz die kognitive Leistungsfähigkeit zusätzlich verschlechtern (Moriarty et al., 2011) und herausfordernde Verhaltensweisen wie beispielsweise Agitiertheit, Apathie und Angst begünstigen (Husebo et al., 2011). Die genannten Faktoren wirken sich auf das gesamte Schmerzmanagement bei kognitiv veränderten Menschen erschwerend aus. Ebenso ist zu bedenken, dass überwiegend ältere Menschen an einer Demenz leiden und daher in dieser Population die Wahrscheinlichkeit für Schmerzen erhöht ist. Insbesondere bei älteren Menschen liegen häufig schmerzhafte Veränderungen am Bewegungsapparat (meist bedingt durch Arthrosen), Stürze, Dekubiti, Infektionen sowie Multi- und Komorbiditäten vor. Daher ist für eine erfolgreiche Behandlung von Schmerzen bei Menschen mit Demenz auch ein multimodaler Therapieansatz erforderlich (Arnold et al., 2009), der neben der klassischen analgetischen Therapie auch nicht-medikamentöse Maßnahmen einschließt. Umso länger Schmerz besteht und umso intensiver dieser wahrgenommen wird, desto bedeutender wird die Integration nicht-medikamentöser Maßnahmen in den Behandlungsplan. Nicht-medikamentöse Maßnahmen berücksichtigen psychologische, soziale und körperliche Faktoren, die der Entstehung von chronischen Schmerzen entgegenwirken und zur Förderung von Wohlbefinden beitragen können. Allerdings liegt bisher keine ausreichende Evidence zur Effektivität nicht-medikamentöser Maßnahmen bei Menschen mit Demenz vor

(Schuler, 2019). Grundsätzlich kann jedoch festgehalten werden, dass nicht-medikamentöse Therapien sich ebenso an der zugrundeliegenden Erkrankung und nach den Gewohnheiten und Vorlieben der betroffenen Person sowie der Umsetzbarkeit und individuellen Wirksamkeit der Anwendung zu orientieren haben (Lukas et al., 2013). Aufgrund dieser Besonderheiten nehmen Pflegepersonen eine Schlüsselrolle bei der Anwendung nicht-medikamentöser Maßnahmen gegen Schmerzen bei Menschen mit kognitiven Veränderungen und Demenz ein. Dies ergibt sich aus dem Unterstützungsbedarf, den Menschen mit Demenz für die Anwendung der entsprechenden Maßnahmen benötigen. Pflegende tragen auch in diesem Bereich ein hohes Maß an Verantwortung und benötigen Fachkenntnisse sowie Empathie. Wenn Pflegepersonen hier ihre Verantwortung wahrnehmen, können sie wesentlich dazu beitragen, Schmerzen von Menschen mit Demenz zu lindern und deren Wohlbefinden zu steigern.

5.1 Anwendungshinweise

Demenz ist eine chronisch fortschreitende Erkrankung des Gehirns, bei der über den Krankheitsverlauf höhere kortikale Funktionen (Gedächtnis, Denken, Orientierung, Auffassung, Rechnen, Sprache, Lernfähigkeit, Urteilsvermögen) beeinträchtig werden. Die Diagnose Demenz wird in unterschiedliche Schweregrade (1. Leichtes Stadium: unabhängiges Leben noch möglich, 2. Mittleres Stadium: unabhängiges Leben nicht mehr möglich, 3. Schweres Stadium: vollkommene Pflegeabhängigkeit) eingeteilt (Oedekoven & Dodel, 2019). Abhängig vom Schweregrad der Erkrankung variieren auch die Symptome. So kann beispielsweise im Erkrankungsverlauf die Fähigkeit Schmerz verbal gezielt zu äußern verloren gehen und anstatt dessen ein herausforderndes Verhalten wie motorische Agitation auftreten. Ebenso können Menschen mit Demenz und kognitiven Beeinträchtigungen ein verändertes Realitätsurteil und Wahrnehmungsstörungen aufweisen. Schwerwiegende Symptome dieser Art müssen natürlich auch bei der Anwendung nicht-medikamentöser Maßnahmen gegen Schmerzen berücksichtigt werden. Neben diesen Besonderheiten sind auch noch andere physiologische Veränderungen (Kim et al., 2018), die allgemein Menschen im höheren Lebensalter betreffen, zu bedenken:

- Verringerte Belastbarkeit von Herz und Kreislauf
- Reduzierte Muskelmasse und Muskelkraft
- Nachlassende Elastizität von Haut, Binde- und Stützgewebe sowie des Gefäßsystems
- Geringere Sensibilität der Haut.

Die spezielle Situation des Alterns und der kognitiven Veränderung erhöhen den Anspruch an eine zielführende Anwendung von nicht-medikamentösen Maßnahmen gegen Schmerzen. Werden die physiologischen Veränderungen im Alter nicht berücksichtigt, können beispielsweise Blutungen (bei Akupunktur), Überreizungen (bei Aromaanwendungen), Verbrennungen (bei Wärmeanwendungen) oder Erfrierungen (bei Kryotherapie) entstehen. Alle Therapieformen müssen daher trotz kognitiver Veränderungen mit der betroffenen Person und ggf. den Angehörigen angemessen besprochen und erklärt werden. Obwohl nicht-medikamentöse Maßnahmen nur selten unerwünschte Wirkungen mit sich bringen, ist trotzdem bei Menschen mit Demenz ein besonderes Augenmerk darauf zu legen, da die Wahrnehmung und Ausdrucksfähigkeit der erkrankten Person häufig eingeschränkt bzw. verändert sind. Daher sind Herzfrequenz und Blutdruck neben der Vigilanz und dem subjektiven Empfinden der betroffenen Person beim überwiegenden Teil der nicht-medikamentösen Anwendungen zu überwachen (Schuler, 2019). Dies trifft auf Menschen mit kognitiven Veränderungen speziell zu. Bei der Therapieauswahl sind die individuelle Situation der zu behandelnden Person sowie insbesondere der Schweregrad der kognitiven Veränderung mit der dazugehörigen Symptomatik zu berücksichtigen. Gewisse Maßnahmen können in einem fortgeschrittenen Stadium der Demenz aus Sicherheitsgründen ggf. gar nicht mehr oder nur noch unter permanenter Aufsicht angewendet werden. Diese Tatsache darf jedoch nicht dazu führen, dass Menschen mit kognitiven Veränderungen und Demenz per se von der Behandlung mit nicht-medikamentösen Maßnahmen ausgeschlossen werden. Nutzen und Risiko sind diesbezüglich genau abzuwiegen. Folgende nicht-medikamentöse Maßnahmen werden genannt:

Aktive körperliche Übungen: Gezielte Bewegungsübungen wirken sich positiv auf die funktionalen Fähigkeiten sowie auf die Schmerzsituation aus. Ist die Integration in Gruppenaktivitäten nicht möglich, sind Einzeltherapieeinheiten anzudenken. Die Durchführbarkeit von Trainingsprogrammen ist bis in das mittelschwere Stadium der Demenz belegt (Zieschang et al., 2017).

Kälteanwendung: Kälte kann einen schmerzlindernden Effekt bringen. Dies trifft speziell bei akuten Schmerzen zu. Der Kältereiz, der allerdings nur sehr kurz (wenige Sekunden) erfolgen soll, bewirkt eine Verengung der Gefäße im schmerzhaften Gebiet. Die Anwendung kann und soll im Intervall von mehreren Minuten wiederholend erfolgen (Park & Hughes, 2012). Menschen mit Demenz bedürfen bei einer Kältetherapie einer ständigen Aufsicht (Deutsche Schmerzgesellschaft e.V., 2023). Trotz sachgerechter Anwendung kann fallweise auftreten, dass die betroffene Person den Kältereiz nicht akzeptiert und die Maßnahme ablehnt (Schuler, 2019).

Wärmeanwendungen: Die Anwendung von Wärme beeinflusst Organfunktionen, die Durchblutung und den Stoffwechsel und eignet sich besonders in der Behandlung chronischer Schmerzen. Abhängig von der Dauer, der Großflächigkeit der Anwendung und der Wärmeintensität können Belastungen für das Herz-Kreislaufsystem entstehen, Ödeme begünstigt werden oder sogar zu Verbrennungen führen (Park & Hughes, 2012). Speziell bei Menschen mit Demenz und kognitiven Veränderungen ist auf Überdosierungen (z.B. aufgrund der veränderten Wahrnehmung) zu achten. Auf jeden Fall ist die Dosierung den physiologischen Veränderungen im Alter anzupassen und Komorbiditäten sind zu berücksichtigen (Schuler, 2019). Auch hier gilt, dass die Anwendung nur unter Aufsicht erfolgen kann (Deutsche Schmerzgesellschaft e.V., 2023). Starke Hitzereize werden von Menschen mit kognitiven Veränderungen fallweise schlecht akzeptiert (Schuler, 2019).

Aromapflege: In der modernen Pflegepraxis sind unterschiedlichste Möglichkeiten vorhanden, mit ätherischen Ölen einen positiven und präventiven Einfluss auf Schmerzempfindungen zu nehmen (Deutsches Netzwerk für Qualitätsentwicklung in der Pflege (DNQP), 2020). Ätherische Öle weisen intensive und charakteristische Duftnoten auf. Hier ist bei den unterschiedlichen Anwendungen darauf zu achten, ob das ausgewählte Produkt auch den Vorlieben der erkrankten Person entspricht (Zimmermann, 2018). Biografiearbeit kann für die adäquate Produktauswahl ein unterstützendes Element darstellen (Riedl, 2006). Beispielsweise kann ein zu blumiger Duft für einen Mann der als Holzarbeiter im Wald tätig war nicht passen, aber dafür ein Öl mit holziger Duftnote oder dem Duft nach Nadelbäumen besonders gut angenommen werden.

Soziale und psychologische Interventionen: Spannungen im sozialen Umfeld können eine Schmerztherapie unmöglich machen. Ein stabiles soziales Umfeld und im Umgang mit Demenz geschulte (pflegende) Angehörige können sich auf die Schmerzsituation positiv auswirken (Schuler, 2019). Psychologische Therapien sind von den kognitiven Fähigkeiten der betroffenen Person abhängig und individuell anzupassen. Additiv und alternativ sind vermehrt die Angehörigen zu schulen und zu beraten.

Die beschriebenen Anwendungshinweise stellen lediglich einen Auszug aus den häufigsten verwendeten nicht-medikamentösen Maßnahmen gegen Schmerzen dar. Die Aufstellung ist keinesfalls schließend zu verstehen, sondern sollte einige praktische Anwendungshinweise vermitteln.

5.2 Grundsätze

Demenzerkrankungen sowie die dazugehörige Symptomatik präsentieren sich sehr unterschiedlich, dementsprechend individualisiert sind Behandlungs- sowie Betreuungsansätze umzusetzen (Oedekoven & Dodel, 2019). Demenzielle Erkrankungen beziehen sich aber nicht nur auf das Gehirn einer Person, sondern auf den gesamten Menschen sowie auf dessen Umfeld. In diesem Sinn müssen die zeitgemäßen Versorgungsansätze für Menschen mit kognitiven Veränderungen ihre Anwendung finden (Kitwood, 2019). Aus diesem Grund können die allgemeinen Empfehlungen für nicht-medikamentöse Maßnahmen bei Schmerzen für Menschen mit kognitiven Veränderungen nicht Eins-zu-eins übernommen werden, haben aber trotzdem generell ihre Gültigkeit (Schuler, 2019). Ebenso ist zu bedenken, dass Faktoren wie Langeweile und Einsamkeit sich bei Menschen mit Demenz schmerzverstärkend auswirken können. Hier sind insbesondere Pflegende gefordert, adäquate Interventionen zu planen und anzuwenden (DNQP, 2018; Deutsche Schmerzgesellschaft e.V., 2023). An den nachfolgend formulierten Grundsätzen können sich Pflegende in einem ersten Schritt bei der Planung und Anwendung von nicht-medikamentösen Maßnahmen orientieren:

Individualisierung: Jeder Mensch ist einzigartig und hat unterschiedliche Bedürfnisse und Vorlieben. Dies trifft auch auf Menschen mit kognitiven Veränderungen zu. Interventionen sind daher an die individuellen Gegebenheiten und Fähigkeiten der betroffenen Person anzupassen. Besonders zu berücksichtigen sind die kognitive Leistungsfähigkeit, die psychische Situation, die körperliche Konstitution und die Kommunikationsfähigkeit, um gezielte Maßnahmen entwickeln zu können (Yamaguchi et al., 2017). Die Individualisierung basiert auf dem holistischen Ansatz.

Personenzentrierung: Im Allgemeinen versteht man unter einer Personenzentrierung eine Denk- und Handlungsart, bei der Menschen im Gesundheits- und Sozialsystem als gleichberechtigte Partnerinnen und Partner in der Behandlung und Betreuung in den Mittelpunkt der Entscheidung gestellt werden. Einer der zentralsten Standpunkte in der personenzentrierten Pflege ist, dass Dienstleistungen entsprechend dem Individuum geplant werden und nicht, dass das Individuum an die Dienstleistung angepasst wird (Grossmann et al., 2018). Bei der nicht-medikamentösen Therapie hat der Fokus auf der Person mit Demenz bzw. mit der kognitiven Veränderung zu liegen. Therapieziele müssen gemeinsam mit der betroffenen Person sowie ggf. deren Angehörigen besprochen und geplant werden, um ein bestmögliches Ergebnis zu erzielen. Gewohnheiten und Vorlieben der betroffenen Person sind zwingend zu berücksichtigen.

Evidenzbasierung: Trotz fehlender Evidenz zum Thema sollte versucht werden Ansätze auszuwählen, die auf wissenschaftlichen Erkenntnissen und Empfehlungen von Fachgesellschaften, wie z.B. vom DNQP (2020), basieren. Mit einer Orientierung an der verfügbaren Evidenz kann auch eine nachhaltige Praxisentwicklung in der Pflege in Gang gesetzt werden (Frei et al., 2012). Dadurch wird die Entwicklung fundierter sowie effektiver Therapieansätze und innovativer Versorgungskonzepte möglich.

Kommunikation und Beobachtung: Menschen mit kognitiven Veränderungen haben fallweise Schwierigkeiten Schmerz verbal auszudrücken. Daher ist sorgfältig auf nonverbale Schmerzzeichen und auf Verhaltensänderungen zu achten (Sirsch, 2020). Individuelle Kommunikationsmuster (z. B. Dialektausdrücke) sind zu berücksichtigen und ggf. auch alternative Kommunikationsmethoden (z. B. Piktogramme) anzuwenden. Insbesondere ist auf die Akzeptanz und Wirksamkeit der gesetzten Maßnahme zu achten.

Pflegeprozess: Die Maßnahmen sind im Rahmen des Pflegeprozesses (1. Informationssammlung, 2. Erkennen von Problemen und Ressourcen, 3. Festlegen der Pflegeziele, 4. Planung der Pflege, 5. Durchführung der geplanten Maßnahmen, 6. Evaluation) zu planen, anzuwenden und regelmäßig auf ihre Wirksamkeit zu überprüfen und ggf. anzupassen (Rappold & Aistleithner, 2017).

Nicht-medikamentöse Maßnahmen können unter Berücksichtigung der formulierten Grundsätze eine bedeutende Rolle in der Schmerzbehandlung von Menschen mit kognitiven Veränderungen einnehmen. Neben der Berücksichtigung individueller Bedürfnisse und einer Steigerung der Lebensqualität stellen nicht-medikamentöse Interventionen einen sicheren und effektiven Ansatz neben der konventionellen Therapie mit Analgetika dar. Im Sinne der multimodalen Schmerztherapie sind die zu treffenden Maßnahmen im multiprofessionellen Behandlungsteam laufend abzustimmen (Arnold et al., 2009).

5.2.1 Person-Zentrierung

Die Basis für eine individualisierte Behandlung und Pflege bildet ein personenzentrierter Ansatz, bei dem klar die Verpflichtung eingegangen wird, sich von einer funktionalen Versorgung zu distanzieren und die betroffene Person und dessen soziales Umfeld in den Mittelpunkt zu stellen (McCormack et al., 2021). Für die Umsetzung einer Personenzentrierung sind eine Reihe hochwertiger qualitativer Interaktionen (verbal sowie nonverbal) erforderlich. Alleine durch diesen Anspruch wird klar, dass eine Personenzentrierung mehr bedeutet als eine allgemeine Orientierung an den zu behandelnden Personen und wodurch wahrscheinlich eine der aktuellen Diskussionen in gegenwärtigen Gesundheitssystemen ausgelöst wurde. Insbesondere in der Pflege werden die Begriffe „personenzentrierte Pflege" bzw. „person-zentrierte Pflege" synonym zu den dahinterstehenden Konzepten verwendet (DNQP, 2018). Dies begründet sich vermutlich zu einem Teil durch den in Englisch sinngleich verwendeten Begriff „person centred care", der in der Übersetzung konzeptionelle Unterschiede nicht differenziert.

Basierend auf dem Pflegeprozess wurden die vier Anforderungen an eine *personenzentrierte Pflege* von McCormack und McCane (2006) definiert: 1. Die Kompetenzen der Pflegenden und deren Verantwortungsbereiche, 2. Das Umfeld, in dem die Pflege erbracht wird, 3. Auf den Pflegebedürftigen zugeschnittene Pflegeaktivitäten und 4. Zu erwartende pflegerelevante Ergebnisse. Dadurch wird die Idee verfolgt, die Pflege aus der Perspektive der zu pflegenden Person zu sehen. Damit korrespondieren die Ziele einer personenzentrierten Pflege mit der Verbesserung der Servicequalität, ein auf die Bedürfnisse und Bedarfe ausgerichtetes Leistungsangebot sowie die Unterstützung des Selbstmanagements der Patientinnen und Patienten (Grossmann et al., 2018).

Die *person-zentrierte Pflege* (Kitwood, 2019) für Menschen mit Demenz grenzt sich hier durch die zentrale Bedeutung, die auf die Beziehungsgestaltung gelegt wird, ab. Seit den 1980er Jahren finden die Ideen zur Person-Zentrierung in der Pflegepraxis weite Verbreitung. Obwohl die kritische Frage berechtigt scheint, inwieweit person-zentrierte Pflege als einheitliches Konzept verstanden wird. Mittlerweile findet diese Theorie in der Pflegewissenschaft und Pflegepraxis breite Anwendung. Die Besonderheit in diesem Ansatz ist, dass Menschen mit Demenz nicht nur Defizite und Symptome haben, sondern auch Bedürfnisse und Ressourcen wie jeder andere Mensch ohne eine kognitive Veränderung auch. Spätestens mit dieser Überlegung wird klar, dass der Mensch und die Beziehung in das Zentrum des professionellen Handelns gestellt werden.

Der Ansatz der Personenzentrierung spielt insgesamt in der Betreuung von Menschen mit kognitiven Veränderungen und Demenz eine besondere Rolle. Der krankheitsbezogene Blick auf eine „Person-mit DEMENZ" muss sich zu einer Haltung ändern, die von Verständnis, Respekt sowie Vertrauen geprägt ist, und eine „PERSON-mit Demenz" wahrnimmt (Kitwood, 2019). Dieser Grundsatz spielt auch eine wesentliche Rolle bei der Anwendung nicht-medikamentöser Maßnahmen gegen Schmerzen bei Menschen mit Demenz. Mit dem Fokus auf die individuellen Bedürfnisse, Vorlieben, Vorstellungen und Wünsche der betroffenen Person wird eine gezielte und ganzheitliche Versorgung möglich. Dadurch weisen die zu versorgenden Personen ein erhöhtes Wohlbefinden sowie bessere funktionale Outcomes auf (Hui En Tay et al., 2018). Ein Beispiel hierzu aus der Pflegepraxis: Ältere und hochbetagte Menschen sind fallweise, in ihnen unbekannten Situationen, ablehnend oder zumindest zurückhaltend. Dieses Phänomen kann bei Menschen mit kognitiven Veränderungen oder Demenz verstärkt auftreten. Um die Akzeptanz für Pflegeinterventionen zu erhöhen, ist darauf zu achten, dass die Ausgestaltung der Maßnahmen von der betroffenen Person nachvollzogen werden kann und diese auch so weit als möglich ihre Vorstellungen dazu miteinbringen kann. Menschen mit kognitiven Veränderungen oder Demenz können beispielsweise bei nachfolgenden Aspekten mitgestalten: Wann im Tagesverlauf findet die nicht-medikamentöse Anwendung statt? Welche Duftnote wird bei Aromaanwendungen verwendet? Welche vergleichbare Alternative kann bei einer abgelehnten nicht-medikamentösen Anwendung angeboten werden? Welche ätherischen Öle können zur Auswahl gestellt werden? In welcher Intensität und Dauer findet eine nicht-medikamentöse Anwendung statt? Fallweise werden Menschen mit kognitiven Veränderungen oder Demenz jedoch trotzdem mit Maßnahmen konfrontiert oder werden dazu überredet, ohne dass Vorlieben und Gewohnheiten dahingehend abgeklärt wurden. Neben dem ethischen Dilemma und den herausfordernden Verhaltensweisen, die entstehen können, wird die betroffene Person notwendige nicht-medikamentöse Maßnahmen verweigern oder von den Pflegenden, aufgrund der ablehnenden Haltung, gar nicht mehr angeboten bekommen. Pflegemaßnahmen haben im Sinne der betroffenen Person durchgeführt zu werden. Hierfür ist häufig Wissen aus deren Vergangenheit erforderlich.

5.2.2 Biografiearbeit und Normalität

In Summe bietet Biografiearbeit die wertvolle Möglichkeit Menschen verstehen zu lernen. Biografiearbeit bezieht sich auf die Auseinandersetzung mit der Lebensgeschichte einer Person und nutzt diese als Grundlage für pflegerische und therapeutische Interventionen sowie die Gestaltung der Umgebung und des Alltags. Das Wissen über lebensgeschichtliche Ereignisse von Menschen mit kognitiven Veränderungen bzw. Demenz bildet die Basis zur Personenzentrierung und in weiterer Folge die Grundlage für individualisierte Maßnahmen. Biografie gestützte Interventionen fördern den Beziehungsaufbau und können vertrauensbildend wirken. Dies ist aber nur möglich, wenn sich das Behandlungsteam auf den Erfahrungsschatz der betroffenen Person einlässt und diesen auch wertschätzt. Die Normalität eines Menschen baut auf den Gewohnheiten im Langzeitgedächtnis auf. Umso mehr das Kurzzeitgedächtnis nachlässt, desto mehr treten Inhalte aus dem Langzeitgedächtnis in den Vordergrund (Riedl, 2006). Das Normalitätsprinzip besagt, dass Menschen mit Beeinträchtigungen (körperlich, kognitiv oder psychisch) ein Leben führen können, dass dem, nicht beeinträchtigter Personen entspricht. Wenn sich also die kognitiv veränderte Person nicht mehr an die aktuellen Gegebenheiten anpassen kann, ist das Normalitätsprinzip von den Pflegenden in allen Lebensaktivitäten zu überdenken und ggf. anzuwenden (Moik, 2020). Das bedeutet für die Person mit der kognitiven Veränderung oder Demenz sich an früheren Gewohnheiten orientieren zu dürfen und das Leben dementsprechend ausrichten zu können. Für die Auswahl adäquater nicht-medikamentöser Maßnahmen gegen Schmerzen, die einer Biografie basierten Normalität entsprechen, können nachfolgende Fragen in der Praxis hilfreich sein:

- Was hat die betroffene Person früher bei Schmerzen und/oder Krankheit gemacht?
- Welche Hausmittel oder Mittel aus der Naturheilkunde wurden angewendet?
- Wie wurde in der Familie mit Schmerz umgegangen?
- War die Kindheit/Jugend bereits von Schmerz und/oder Krankheit gezeichnet?
- Welche Prägungsphänomene weist die Person auf (Schicht, Kultur, Generation)?
- Was hat früher Trost gespendet?
- Ist körperliche Leistungsfähigkeit ein Identitätsschwerpunkt der Person?
- Wie wurde der Schmerz früher ausgedrückt/artikuliert und behandelt?

Die formulierten Fragestellungen sind nicht starr abzufragen, sondern im Rahmen mehrerer hochwertiger Interaktionen abzuklären und dialogisch zu erfahren. Das bedeutet die kommunikative Begegnung (verbal sowie nonverbal) mit der erkrankten Person hat mit Achtsamkeit zu erfolgen und ist nicht von oberflächlichen Floskeln geprägt, die nicht ehrlich gemeint sind. Das Gesprächsklima ist maßgeblich dafür verantwortlich, ob und wie viel Biografie der betroffene Mensch mit seinem Umfeld teilt. Durch Biografie und Normalität werden Menschen mit kognitiven Veränderungen ebenso in ihrer Anpassung unterstützt (Riedl, 2006).

5.2.3 Anpassungshilfen

Menschen mit Demenz und kognitiven Veränderungen benötigen Unterstützung bei der Anpassung an ihre Umgebung. Neben der Personenzentrierung und Biografiearbeit wirken sich eine gezielte Raum- und Umgebungsgestaltung positiv auf das Verhalten und Wohlbefinden der betroffenen Person aus. Neben den kollektiv gesetzten Maßnahmen zur Unterstützung der Anpassungsfähigkeit sind bei Menschen mit Demenz und kognitiven Veränderungen auch individuelle Maßnahmen zu planen, die insbesondere die Orientierung und das Gedächtnis unterstützen. Orientierungs- und Gedächtnisangebote sind Biografie basiert zu entwickeln und auch pflegediagnostisch zu erfassen (Riedl, 2006). Die Ausgestaltung der Umgebung hat auch Einfluss auf die funktionalen Fähigkeiten von Menschen mit kognitiven Veränderungen und stellt daher unmittelbar einen gesundheitsfördernden Aspekt dar (Parke et al., 2017). Finden sich Menschen mit Demenz und kognitiven Veränderungen in der Umgebung, in der sie sich befinden zurecht und wohl wirkt sich dies nicht nur positiv auf herausfordernde Verhaltensweisen (Bartholomeycik et al., 2013) aus, sondern lindert auch andere krankheitsbedingte Symptome wie beispielsweise Schmerzen.

5.3 Ethischer Exkurs: Herausforderndes Verhalten

Häufig ist die Umsetzung einer person-zentrierten und auf der Biografie basierten Pflege, die der Normalität der kognitiv veränderten Person entspricht, in Gesundheits- und Pflegeeinrichtungen, aber insbesondere in Akutkrankenhäusern erschwert. Warum ist dem so? Dies erklärt sich durch ein gewisses Spannungsfeld zwischen der Systemlogik von Gesundheitseinrichtungen und der Lebensweltlogik der kognitiv veränderten oder demenziell erkrankten Person. Daher erfordert die Pflege von Menschen mit kognitiven Veränderungen ein laufendendes reflexives Handeln, welches zwischen den Anforderungen der Systemlogik des Betreuungs- und Behandlungsteams und der Lebenswelt des Menschen mit Demenz abzuwägen hat (Quack, 2015). Aus diesem Grund werden Entscheidungsfindungsprozesse für Behandlungsstrategien von Menschen mit Demenz bzw. mit kognitiven Veränderungen als hochkomplex beschrieben (Pecanac et al., 2018). Genau aus diesem Grund darf der Faktor kognitive Veränderung oder Demenz in keiner Form der Behandlung außer Acht gelassen werden. Wird Personen mit kognitiven Veränderungen oder demenziellen Erkrankungen ihre Lebensweltlogik abgesprochen, können vermehrt herausfordernde Verhaltensweisen auftreten (Riedel & Linde, 2016). Wirken zudem noch akute oder chronische Schmerzen auf die betroffene Person ein, erhöht sich die Wahrscheinlichkeit weiter, dass herausfordernde Verhaltensweisen auftreten (Bartholomeyczik et al., 2013). Herausfordernde Verhaltensweisen können wiederum weitere Gesundheitsprobleme (z. B. Stürze, Verletzungen, Infektionen) auslösen, die auch zu einer erhöhten Mortalität führen können (Bucher et al., 2016). Daher ist nach Möglichkeit die Ursache des herausfordernden Verhaltens durch verstehende Diagnostik zu identifizieren und kausal zu behandeln (Halek & Bartholomeyczik, 2011). Folglich ist in Betracht zu ziehen, dass herausfordernde Verhaltensweisen ein Anlassgrund zur ethischen Reflexion in Pflege- und Behandlungsteams darstellen (Riedel & Linde, 2016).

5.4 Fazit

Bei Menschen mit kognitiven Veränderungen liegt in Bezug auf nicht-medikamentöse Maßnahmen gegen Schmerzen keine ausreichende Evidence vor. Die allgemeinen Empfehlungen zu nicht-medikamentösen Maßnahmen gegen Schmerzen können auf Menschen mit Demenz und kognitiven Veränderung in adaptierter Form übertragen werden. Hierbei gilt es den besonderen Umstand, den demenzielle Erkrankungen mit sich bringen, über die gesamte Behandlung und Betreuung, laufend zu berücksichtigen. In diesem Kapitel wurden Anwendungstipps zu nicht-medikamentösen Maßnahmen und die Grundsätze einer adäquaten Versorgung von Menschen mit Demenz vereinfacht beschrieben. Personenzentrierung, Biografiearbeit, Normalitätsprinzip, Anpassungshilfen und die Reflexion herausfordernder Verhaltensweisen sind als Eckpfeiler zu verstehen, die in der Schmerzbehandlung von Menschen mit Demenz in das Behandlungskonzept miteinzubeziehen sind. Werden diese Aspekte berücksichtig, erhöht sich auch die Akzeptanz der anzuwenden Maßnahmen bei der kognitiv veränderten Person. Die aktuellen Versorgungsansätze von Menschen mit Demenz und kognitiven Veränderungen lassen sich im Kontext nicht-medikamentöser Maßnahmen gegen Schmerzen gut integrieren, da diese Interventionen häufig mit Ruhe, Bewegung, Entspannung, Aktivität, Vertrauen, Berührung, Interaktion und letztlich Zuwendung zu tun haben. Erst wenn die Symptome der Demenz stabilisiert sind, wird eine gezielte Anwendung von nicht-medikamentösen Maßnahmen und somit eine erfolgreiche Schmerzbehandlung möglich.

Literatur

Arnold, B., Brinkschmidt, T., Casser, H-R., Gralow, I., Irnich, D., Klimczyk, K., Müller, G., Nagel, B., Pfinsten, M., Schiltenwolf, M., Sittl, R. & Söllner, W. (2009). Mulitmodal pain therapy: principles and indications. *Der Schmerz, 23*(2), 112–120. https://doi.org/10.1007/s00482-008-0741-x

Bartholomeyczik, S., Holle, D. & Halek, M. (2013). *Herausforderndes Verhalten bei Menschen mit Demenz verstehen. Die Verbesserung der Versorgung Demenzkranker durch Qualitätsinstrumente.* Beltz Juventa.

Benedetti, F., Arduino, C., Costa, S., Vighetti, S., Tarenzi, L., Rainero, I. & Asteggiano, G. (2006). Loss of expectation-related mechanisms in Alzheimer's disease makes analgesic therapies less effective. *Pain, 221*(1–2), 133–144. https://doi.org/10.1016/j.pain.2005.12.016

Bucher, C.O., Dubuc, N., von Gunten, A. & Morin, D. (2016). Measuring change in clinical profiles between hospital admission and discharge and predicting living arrangements at discharge for aged patients presenting behaviorale and psychological symptoms of dementia. *Archives of Gerontology and Geriatrics, 65,* 161–167. https://doi.org/10.1016/j.archger.2016.03.018

Candidate, I-P.T., Yuen-Sim Jeong, S. & Hunter, S. (2017). Pain Assessment and Management for Older Patients with Dementia in Hospitals: An Integrative Literature Review. *Pain Management Nursing, 19*(1), 54–71.

Cipher, D.J. & Clifford, R.A. (2004). Dementia, pain, depression, behavioral disturbances, and ADLs: toward a comprehensive conceptualization of quality of life in long-term care. *International Journal of Geriatric Psychiatry, 19*, 741–748. https://doi.org/10.1002/gps.1155

Deutsches Netzwerk für Qualitätsentwicklung in der Pflege (DNQP). (2018). *Expertenstandard Beziehungsgestaltung in der Pflege von Menschen mit Demenz.* DNQP.

Deutsches Netzwerk für Qualitätsentwicklung in der Pflege (DNQP). (2020). *Expertenstandard Schmerzmanagement in der Pflege.* DNQP.

Deutsche Schmerzgesellschaft e.V. (2023). *Schmerz und Demenz.* https://www.schmerzgesellschaft.de/patienteninformationen/besonderheiten-bei-schmerz/schmerz-und-demenz

Frei, I.A., Massarotto, P., Helberg, D. & Barandun Schäfer, U. (2012). Praxisentwicklung im Trend der Zeit. Pflegeexpertinnen als Praxisentwickler: Ein Beispiel aus dem Universitätsspital Basel. *PADUA, 7*(3), 110–115. https://doi.org/10.1024/1861-6186/a000056

Grossmann, F.F., Barandun Schäfer, U., van Lieshout, F. & Fei, I.A. (2018). Personenzentriert pflegen am Universitätsspital Basel. Eine Annäherung an das Person-Centered Practice Modell. *PADUA, 13*(1), 7–12. https://doi.org/10.1024/1861-6186/a000409

Halek, M. & Bartholomeyczik, S. (2011). *Verstehen und Handeln. Forschungsergebnisse zur Pflege von Menschen mit Demenz und herausforderndem Verhalten.* Schlütersche Verlagsgesellschaft.

Hui En Tay, F., Thompson, C.L., Ming Nich, C., Nich, C.C., Koh, H.M., Tan, J.C. & Kiat Yap, P.L. (2018). Person-centered care for older people with dementia in the acute hospital. *Alzheimer's and Dementia: Translation Research & Clinical Interventions, 4*, 19–27.

Husebo, B.S, Ballard, C. & Sandvik, R. (2011). Efficacy of treating pain to reduce behavioural distrubances in residents of nursing homes with dementia: cluster randomized clinical trial. *British Medical Journal, 343,* 1–10. https://doi.org/10.1136/bmj.d4065

Kim, S., Park, J. & Won, C.W. (2018). Combined effect of four major geriatric syndromes on adverse outcomes based on Korean National Health Insurance claims data. *Geriatrics & Gerontology International, 18*, 1463–1468. https://doi.org/10.1111/ggi.13513

Kitwood, T. (2019). *Demenz. Der person-zentrierte Ansatz im Umgang mit verwirrten Menschen* (8. Aufl.). Hogrefe Verlag. https://doi.org/10.1024/86004-000

Lukas, A., Mayer, B., Fialová, D., Topinkova, E., Gindin, J., Onder, G., Bernabei, R., Nikolaus, T. & Denkinger, D. (2013). Pain characteristics and pain control in European nursing homes: cross-sectional and longitudianl results from Services and Health for Elderly in Long TERm care (SHELTER) study. *Journal of the American Medical Directors Association, 14*(6), 421–428. https://doi.org/10.1016/j.jamda.2012.12.010

McCormack, B. & McCane, T. (2006). Development of a framework for person-centred nursing. *Leading Global Nursing Research, 56*(5), 472–479. https://doi.org/10.1111/j.1365-2648.2006.04042.x

McCormack, B., McCane, T. & Dewing, J. (2021). The person in person-centred practice. In B. McCormack, T. McCane, D. Brown, A. McMillan & S. Martin (Eds.), *Person-Centred Healthcare Practice* (pp. 4–11). Wiley Blackwell.

Moik, C. (2020). *Nichtmedikamentöse Therapie von herausfordernden Verhalten bei Demenz.* Springer Verlag.

Moriarty, O.M, Mc Guire, B.E & Finn, D.P. (2011). The effect of pain on cognitive function: A review of clinical and preclinical research. *Progress in Neurobiology, 93*, 385–404. https://doi.org/10.1016/j.pneurobio.2011.01.002

Oedekoven, C. & Dodel, R. (2019). Neurodegenerative Erkrankungen. Diagnostische Kriterien und Diagnose der Demenz. *Neurologie up2date, 2*(1), 91–105.

Park, J. & Hughes, A.K. (2012). Nonpharmaceutical Approaches to the Management of Chronic Pain in Community-Dwelling Older Adults: A Review of Empirical Evidence. *Journal of the American*

Geriatric Society, 60, 555–568. https://doi.org/10.1111/j.1532-5415.2011.03846.x

Parke, B., Boltz, M., Hunter, K.F., Chambers, T., Wolf-Ostermann, K., Adi, N.A., Feldman, F. & Gloria, G. (2017). A Scoping Literature Review of Dementia Friendly Hospital Design. *The Gerontologist, 57*(4), 62–74.

Pecanac, K.E., Wyman, M., Kind, A.J.H. & Voils, C.I. (2018). Treatment decision making involving patients with dementia in acute care: A scoping review. *Patient Education and Counseling, 101*, 1884–1891. https://doi.org/10.1016/j.pec.2018.06.017

Quack, E. (2015). Menschen mit Demenz im Krankenhaus: Im Spannungsfeld zwischen Systemlogik und Lebenswelt. *Internationale Zeitschrift für Philosophie und Psychosomatik, 2*, 1–12.

Rappold, E. & Aistleithner, R. (2017). *Arbeitshilfe Pflegedokumentation 2017* (3. Aufl.). Gesundheit Österreich GmbH/Geschäftsbereich ÖBIG.

Riedel, A. & Linde, A.C. (2016). Herausforderndes Verhalten bei Menschen mit Demenz als wiederkehrender Anlass ethischer Reflexion im Krankenhaus. *Internationale Zeitschrift für Philosophie und Psychosomatik, 1*, 1–19.

Riedl, M. (2006). *Integratives Pflegekonzept (Band 1): Grundlagen.* Nalda.

Schuler, M. (2019). Gefangen im Schmerz. In M. Horneber, R. Püllen & J. Hübner (Hrsg.), *Das demenzsensible Krankenhaus. Grundlagen und Praxis einer patientenorientierten Betreuung und Versorgung* (S. 241–255). Kohlhammer Verlag.

Sirsch, E. (2020). *Entscheidungsfindung zum Schmerzassessment bei Menschen mit Demenz im Krankenhaus. Vom Problem zum Konzept See Pain.* Beltz Juventa.

Yamaguchi, Y., Greiner, C., Ryuno, H. & Fukuda, A. (2017). Dementia nursing competency in acute care settings: A concept analysis. *International Journal of Nursing Practice, 25*(3), Article 12732.

Zieschang, T., Schwenk, M., Becker, C., Uhlmann, L., Oster, P. & Hauer, K. (2017). Falls and Physical Activity in Persons With Mild to Moderate Dementia Participating in an Intensive Motor Training. *Alzheimer Disease & Associated Disorders, 31*(4), 307–314. https://doi.org/10.1097/WAD.0000000000000201

Zimmermann, E. (2018). *Aromatherapie für Pflege- und Heilberufe. Kursbuch für Ausbildung und Praxis* (7. Aufl.). Thieme Verlag. https://doi.org/10.1055/b-004-129580

Weiterführende Literatur

Büter, K., Motzek, B., Dietz, B., Hofrichter, L., Junge, M., Kopf, D., von Lützau-Hohlbein, H., Traxler, S., Zieschang, T. & Marquadt, G. (2017). Demenzsensible Krankenhausstationen. Expertenempfehlungen zu Planung und Gestaltung. *Zeitschrift für Gerontologie und Geriatrie, 50*(1), 67–72. https://doi.org/10.1007/s00391-016-1079-0

Motzek, T., Junge, M. & Marquardt, G. (2016). Einfluss der Demenz auf Verweildauer und Erlöse im Akutkrankenhaus. *Zeitschrift für Gerontologie und Geriatrie, 50*, 59–66.

Motzek, T., Büter, K., Mächler, K., Junge, M. & Marquadt, G. (2017). Orientierungsschwierigkeiten, behaviorale und psychiatrische Symptome bei Patienten mit kognitiven Einschränkungen im Krankenhaus. *Heilberufe Science, 8*(2), 46–51. https://doi.org/10.1007/s16024-017-0297-8

Wojciechowski, E. & Rosen, L. (2018). Case Review: Journey for Developing a Patient-Centered Education Model. *The Internet Journal of Advanced Nursing Practice, 17*(1), 1–10.

6 Nicht-medikamentöse Maßnahmen bei Menschen in palliativen Versorgungssituationen

Katharina Lex

Aus Studien mit Patient_innen mit Morbus Parkinson oder mit atypischen Parkinsonerkrankungen, die erhebliche Schmerzen hatten, geht hervor, dass Schmerzen ein wichtiger Grund sein können, dass diese Patient_innen um einen assistierten Suizid bitten (Nübling et al., 2021). Oft ist es am Lebensende nicht möglich, alle Schmerzen „weg zu therapieren", aber eine erhebliche Reduktion ist in nahezu allen Fällen möglich. Die wissenschaftliche Literatur gibt eine durchschnittliche Reduktion des Schmerzes von 30 % an und betont, dass auch eine geringe Reduktion zu einer höheren Lebensqualität führen kann (Tauben & Stacey, 2023). Manchmal ist es durch eine Kombination pharmakologischer und nicht-pharmakologischer Maßnahmen möglich, dass sich die Dosierung einschlägiger Schmerzmedikamente reduzieren lässt, was positive Auswirkungen auf die verbleibende Lebensqualität haben kann (American Cancer Society, 2019). Essenziell ist eine enge Abstimmung im therapeutischen Team.

Die hier beschriebenen Maßnahmen sind so ausgewählt, dass „Pflegende" mit einem Bachelorabschluss, bzw. nach einer dreijährigen fachschulischen Ausbildung ohne spezifische Fort- bzw. Weiterbildungen in der Lage sind, diese Maßnahmen „mit einem vertretbaren Aufwand" umzusetzen. Wissenschaftlich ist nachgewiesen, dass nicht-pharmakologische Maßnahmen ein wichtiges Element der Schmerztherapie sind und auch bevor mit der Pharmakotherapie gestartet wird, anzuwenden sind (Tauben & Stacey, 2023). Eine eindeutige Definition für „nicht-pharmakologische-Interventionen" fehlt bislang. Konsens besteht aber, dass es sich bei all diesen Interventionen um Maßnahmen handelt, bei denen keine Medikation involviert ist (Pu et al., 2018). Einigkeit besteht darin, dass Pflegende nach wie vor die zentrale Instanz sind, um der „Unterbehandlung" von Schmerzen bei Menschen mit stark lebensbegrenzenden Erkrankungen entgegenzuwirken (Paice et al., 2018). Paice und Kolleg_innen (2018) verweisen auf einen positiven „Nebeneffekt" nicht-pharmakologischer Maßnahmen: Patient_innen übernehmen bei allen diesen Maßnahmen in der Regel eine aktivere Rolle als bei der Verabreichung einer Schmerzmedikation.

Ein weiterer Hinweis: Eine „gute" Schmerztherapie erhöht nicht nur die Lebensqualität direkt betroffener Patient_innen, sondern kann auch dazu führen, dass die Trauer der dann Hinterbliebenen etwas leichter wird (Sun et al., 2015; Hackett et al., 2016). Starke Schmerzen am Lebensende verhindern, dass Patient_innen noch das tun können, was ihnen wirklich wichtig ist: beispielsweise rechtliche Dinge (Testament, Bevollmächtigung, Patientenverfügung etc.) zu regeln, oder das bevorstehende Lebensende zu betrauern oder sich von wichtigen Personen zu verabschieden (Jackson & Leitner, 2023). Ein Vorschlag, um die Qualität der Schmerzversorgung in der palliativen Phase zu überprüfen, ist die Frage, ob die/der Patient_in mehr Zeit in dem Setting in dem sie/er sein will (beispielsweise im eigenen zuhause oder im Hospiz) verbringen kann und parallel weniger Zeit im Krankenhaus aufgrund von Schmerzen oder damit in Verbindung stehenden Symptomen (Paice et al., 2018). Interessant ist der Hinweis darauf, dass „alternative" Maßnahmen der Schmerztherapie einerseits in der Bevölkerung sehr beliebt sind, andererseits die Herangehensweise durch tendenziell mühsame Techniken (etwa das Erlernen von Entspannungstechniken oder das Vorbereiten von Wickeln und Auflagen) der klassischen westlichen Behandlungslogik nicht entsprechen, das Einnehmen eines Medikaments und die dann in der Folge in der Regel rasch einsetzende Wirkung auf Schmerzen hingegen sehr (Bushnell et al., 2021).

Wichtig zu wissen: ein großer Teil der in diesem Kapitel verwendeten Studien bezieht sich auf die Schmerztherapie onkologischer Patient_innen, weil Schmerzen (und wirksame Maßnahmen der nicht-pharmakologischen Schmerztherapie) bei onkologisch erkrankten Menschen deutlich besser und häufiger untersucht worden sind als bei nicht-onkologischen Patient_innen in palliativen Situationen (Coelho et al., 2017). In diesem Abschnitt soll auf die folgenden Maßnahmen näher eingegangen werden:

- Psychologische und psychotherapeutische Maßnahmen bzw. Ablenkung (Deutsches Netzwerk für Qualitätsentwicklung in der Pflege (DNQP), 2020; American Cancer Society, 2019)
- Patient_innenedukation (DNQP, 2020).
- Kälte- und Wärmeanwendungen (DNQP, 2020)
- Körperliche Aktivität bzw. Physiotherapie (DNQP, 2020; Tauben & Stacey, 2023)
- Basale Stimulation (Tacke et al., 2021)
- Positionierungen (Tacke et al., 2021)
- Äußere Anwendungen bzw. Aromapflege (DNQP, 2020)
- Anwendung von Massagen, auch Reflexmassage (DNQP, 2020)
- Transkutane elektrische Nervenstimulation (TENS) (DNQP, 2020; Tauben & Stacey, 2023).

6.1 Psychologische und psychotherapeutische Maßnahmen

Ablenkung bedeutet, seine Aufmerksamkeit etwas anderem als dem Schmerz zuzuwenden. Menschen wenden diese Methode häufig an, ohne dass es ihnen bewusst ist, etwa indem sie fern schauen oder Musik hören, um sich vom Schmerz abzulenken (American Cancer Society, 2019). Diese Ansätze können sowohl die Schmerzwahrnehmung als auch das Schmerzerleben positiv beeinflussen (Deutsche Krebshilfe, 2021). Ablenkung kann dabei helfen, die Zeitspanne zu überbrücken, bis pharmakologische Schmerzmittel zu wirken beginnen (American Cancer Society, 2019). Ablenkung und Entspannung können dazu führen, dass der (weiterbestehende Schmerz) weniger stark wahrgenommen wird (Strohal & Haller, 2021).

Prinzipiell lassen sich zwei unterschiedliche Ablenkungsformen unterscheiden: die innere Ablenkung und die Ablenkung durch äußere Aktivitäten bzw. Reize (American Cancer Society, 2019). Alle Themen, auf die sich der/die Patient_in fokussieren kann, eignen sich für die Ablenkung. Beispiele für „innere" Ablenkung sind (American Cancer Society, 2019):

- Zählen
- Laut (für sich selbst) zu singen, also singen „ohne Zuhörer_innen"
- Beten
- Positive Affirmationen (wie beim Autogenem Training), also beispielsweise „Ich kann das Schaffen".

Zu den „äußeren Ablenkungen" gehören (American Cancer Society, 2019):

- Handarbeiten
- Modellbau
- Malen oder Zeichnen
- Lesen
- TV schauen
- Musik hören
- Besuch von Freund_innen oder der Familie.

Strohal und Haller (2021) betonen, wie wichtig für die Wirksamkeit der gerade genannten Maßnahmen ein ruhiges Umfeld, die regelmäßige Evaluation der angebotenen Maßnahme und eine sichere Umgebung sind. Wenn Patient_innen traurig sind oder sich deprimiert fühlen, kann das das Schmerzerleben weiter verstärken. Deshalb ist es sinnvoll und kann hilfreich sein, der/dem Patient_in entsprechende Gespräche („aktives Zuhören") anzubieten, um damit für Ablenkung zu sorgen (American Cancer Society, 2019).

Die einfachste und preiswerteste Methode, um sich bei starken Schmerzen auf etwas anderes zu fokussieren (sich quasi aus dem eigenen Schmerz weg zu denken) ist die psychotherapeutische Methode des eigenen, sicheren Ortes. Allerdings muss man diese Methode etwas trainieren (so wie fast alle anderen „Ablenkungsmethoden") bevor man sie bei starken Schmerzen gut anwenden kann. Man nimmt eine bequeme Sitz- oder Liegeposition ein. Hilfreich ist es, wenn man ungestört ist, also nicht viele Menschen oder Geräusche in Hörweite sind. Man schließt die Augen und stellt sich einen Ort vor, an dem man sehr gerne wäre (egal ob es ein realer Ort ist oder ein Fantasieort). Idealerweise vergegenwärtigt man sich möglichst viele Details, also wenn der sichere Ort beispielsweise an einem Strand ist, stellt man sich die Sonnenstrahlen, die auf einen scheinen und den feinen Sand, auf dem man liegt, so genau wie möglich vor (inklusive Möwenschreien und dem Meeresrauschen). Etwa zehn Minuten lang bleibt man an seinem inneren sicheren Ort. Danach zählt man langsam von zehn rückwärts und macht dann bei null die Augen wieder auf und ist dann wieder in der Gegenwart. Je öfter man den inneren Ort übt, desto leichter und schneller gelingt es, bei Schmerzen (oder Stress) wieder an seinen Ort zurückzukommen.

Eine andere, leicht anzuwendende, niederschwellige Methode der psychologischen Schmerzreduktion ist der Körperscan, eine Achtsamkeitsübung, deren Ursprünge in buddhistischen Traditionen liegen. Üblicherweise wird der Körperscan im Liegen durchgeführt. Gestartet wird mit geschlossenen Augen damit, sich auf die Umgebung zu konzentrieren. Dann wandert man mit seiner Aufmerksamkeit, beginnend mit den Zehen, nach und nach über den gesamten Körper, erst auf der einen Körperseite, dann auf der anderen. Achtsamkeitspraktiken können dadurch schmerzlindernd wirken, dass die Gelassenheit zunimmt, was entspannend und somit schmerzlindernd wirkt (Ritter, 2016).

Eine weitere, gut durchführbare und leicht zu erlernende Methode ist die Progressive Muskelentspannung (PM) nach Jacobson (Ritter, 2016). 1929 entdeckte der amerikanische Physiologe Edmund Jacobsen, dass die Muskelspannung bei Angst oder Unruhe deutlich steigt und dass sich Gefühle über die Muskelspannung steuern lassen. Bei der Progressiven Muskelentspannung nutzt man den Effekt, dass sich Muskelgruppen entspannen können, wen man sie vorher willentlich anspannt. Idealerweise führt man die PM im Liegen durch, aber sie ist auch in einer bequemen Sitzhaltung möglich. Man beginnt bei der Stirn und spannt diese für etwa 20 Sekunden maximal an, anschließend entspannt man diese Muskelgruppe und macht sich die Differenz zwischen Anspannung und Entspannung bewusst. Nach und nach wandert man so (über Kiefer, Arme und Hände, Gesäß und Beine) durch seinen Körper hindurch. Die Wirksamkeit der PM ist für chronische Spannungskopfschmerzen wissenschaftlich belegt.

6.2 Patient_innenedukation

Idealerweise führt eine entsprechende Beratung dazu, dass Patient_innen weniger Schmerzen bzw. andere häufig damit zusammenhängende Symptome, beispielsweise Angst, erleben (Paice et al., 2018). Paice und Kolleg_innen (2018) betonen, dass Pflegende im Rahmen ihrer Beratungen zu Schmerzen in palliativen Phasen sowohl pharmakologische als auch nicht-pharmakologische und integrative Therapien miteinander integrieren sollten. Wichtig und hilfreich kann eine gute (pflegerische) Beratung bezüglich Schmerzen und der Anwendung schmerzlindernder Mittel auch dahingehend sein, das Wissen dabei helfen kann, sich selbst wieder selbstwirksam zu erleben, also die Kontrolle über das eigene Leben, zumindest für einen Teilaspekt, wieder zurückzuerlangen (Strohal & Haller, 2021). Es kann ein enormer Gewinn an Lebensqualität sein, wenn das Schmerzerleben sich beispielsweise um zwei Punkte auf der Visuellen Analog Skala (VAS) reduzieren lässt (Tauben & Stacey, 2023).

6.3 Kälte- und Wärmeanwendungen

Dass Wärme- und Kälteanwendungen seit Jahrhunderten zum bewährten Repertoire Pflegender gehören und schon sehr lange entsprechend eingesetzt werden, betont der aktuelle Expertenstandard *Schmerzmanagement in der Pflege* des Deutschen Netzwerks für Qualitätsentwicklung in der Pflege (DNQP, 2020). Wärme führt zur muskulären Entspannung und kann beruhigend wirken, außerdem regt Wärme die Durchblutung der betroffenen Region an (Strohal & Haller, 2021). Kälte wirkt dadurch schmerzlindernd, dass die schmerzende Stelle durch die Kälte betäubt wird. Manchmal kann es auch sinnvoll sein, zwischen Wärme- und Kälteanwendungen zu wechseln (American Cancer Society, 2019). Sowohl trockene Wärme, etwa in Form von Wärmeflaschen oder Kirschkernsäckchen, als auch feuchte Wärme als Wickel, Kompressen, Packungen, Umschläge oder Ölbäder haben sich bei der Schmerzbehandlung palliativer Patient_innen bewährt. Die Wirkung erfolgt über Vasodilation, Resorption von Hämatomen, Krampflösung und Entspannung der Muskulatur. Bei Hautirritationen und bei bereits bestrahlter Haut sollte die anwendende Person besonders vorsichtig sein. Kontraindikationen sind außerdem Blutungen, Schwellungen und malignes Geschehen an der Hautoberfläche (Tiroler Hospiz Gemeinschaft, 2011). Darüber hinaus sollte Wärme nie bei akuten Entzündungen angewendet werden (Strohal & Haller, 2021). Interessanterweise findet sich, trotz der weitverbreiteten allgemeinen Anwendung von Wärme durch Pflegende nur „sehr begrenzt" evidenzbasiertes Wissen bezüglich pflegerischer Anwendung von Wärme (DNQP, 2020, S. 135).

Kälte lässt sich in Form von Cool-Packs, Quarkwickeln oder „selbst konstruierten Anwendungen" (gefrorene Erbsen, kalte Päckchen etc.) bei akuten Schmerzen, Kopfschmerzen, Juckreiz, Herpesläsionen oder vor Punktionen gut anwenden. Sobald die/der Patient_in zu zittern beginnt, sollte die Kälteanwendung sofort unterbrochen werden. Eisanwendungen sollten nicht länger als fünf bis zehn Minuten pro Anwendung, Kälteanwendungen maximal 30 Minuten pro Anwendung dauern (American Cancer Society, 2019). Sehr vorsichtig sollte man sein, wenn Patient_innen unter peripheren vaskulären Erkrankungen, Gefühlsstörungen oder Hautirritationen leiden. Kontraindiziert ist die Anwendung von Kälte bei Koliken, Kälteallergie, Magengeschwüren und bei Körperstellen, die bestrahlt werden oder in den letzten sechs Monaten wurden (Tiroler Hospiz Gemeinschaft, 2011; American Cancer Society, 2019).

Weder Kälte- noch Wärmeapplikation sollte länger als 30 Minuten pro Anwendung dauern (American Cancer Society, 2019). Kälte- bzw. Wärmeanwendung der Haut sollte nie direkt auf der Haut erfolgen, es sollte immer ein Bezug oder ein Handtuch zwischen Haut und Anwendung sein (Strohal & Haller, 2021). Kälte- und Wärmeanwendungen haben weiterhin den Vorteil, dass sie durch die aktive Einbindung der Patient_innen zu einer verbesserten Selbstwirksamkeit führen können (DNQP, 2020). Selbstwirksamkeit ist die Überzeugung, Herausforderungen aufgrund eigener Kompetenzen bewältigen zu können (Jerusalem & Schwarzer, 1999). Positive Selbstwirksamkeitserwartungen (also das überzeugt sein der Patient_innen, dass der erlebte Schmerz durch einen selbst handhabbar ist) sind ein wichtiger, schmerzreduzierender Faktor (Schönbach et al., 2023). Deshalb ist das Erlernen von positiven Selbstwirksamkeitserwartung ein wesentlicher Teil der interdisziplinären, multimodalen Schmerztherapie (IMST) (Schönbach et al., 2023).

6.4 Körperliche Aktivität bzw. Physiotherapie

Die Literaturübersicht zum Thema betont, wie sinnvoll und notwendig es ist, Physiotherapie bzw. körperliche Aktivität sehr personalisiert anzuwenden, also genau zu schauen, was die betroffene Person in diesem Moment an (passiver oder aktiver) Bewegungstherapie erträgt, dies gilt insbesondere für Patient_innen in palliativen Situationen (Tauben & Stacey, 2023). Auch körperliche Aktivitäten „etwas für sich selbst tun zu können" können dazu führen, wieder (mehr) Selbstwirksamkeit zu erlangen, was sich positiv auf das Allgemeinbefinden auswirken kann. Welchen Anteil Pflegende im Bereich Bewegungsübungen bzw. körperliche Aktivierung übernehmen sollen, bleibt unklar (DNQP, 2020).

6.5 Basale Stimulation

Das Konzept der Basalen Stimulation stammt ursprünglich aus der Pädagogik und bietet Angebote der Wahrnehmungsförderung, die letztendlich dazu führen, dass sich Patient_innen entspannen können (Tacke et al., 2021). Schmerzreduktion durch Elemente der Basalen Stimulation kann über Ausstreichungen, Waschungen, verschiedene Massagen oder die Atemstimulierende Einreibung (Bienstein & Fröhlich, 2021) erreicht werden (Tacke et al., 2021).

6.6 Positionierungen

Auch spezielle Lagerungen (etwa die Nestlagerung) können über Entspannung zur Reduktion und/oder Prävention von schmerzhaften Zuständen führen (Tacke et al., 2021). Insbesondere bei Menschen, denen es kaum möglich ist, ihre Position selbstständig zu verändern, ist ein „so oft wie möglich im Tagesverlauf" erfolgter Positionswechsel wichtig, um Schmerzen zu reduzieren bzw. ganz zu vermeiden. Auch die korrekte Nutzung und Überprüfung von Hilfsmitteln (beispielsweise Orthesen und Rollstühle) und deren sorgfältige Anpassung an die Nutzenden, sind wichtige Faktoren, um Schmerzen bei schwer kranken Menschen zu reduzieren (Tacke et al., 2021).

6.7 Äußere Anwendungen bzw. Aromapflege

Wickel, Auflagen, Einreibungen und Waschungen werden unter dem Begriff „äußere Anwendungen" subsummiert (Strohal & Haller, 2021). Alle äußeren Anwendungen wirken dadurch schmerzlindernd, dass sie, ganz allgemein, das Wohlbefinden der Betroffenen fördern, und so, also eher indirekt, zu einer Schmerzreduktion führen können. Wickel und Auflagen wirken nicht nur durch die ätherischen Wirkstoffe, sondern auch durch die anwendenden Personen. Zeit, Nähe und Zuwendung spielen beim Anwenden von Wickeln und Auflagen eine entscheidende Rolle. Substanzen, um therapeutische Waschungen durchzuführen, sind beispielsweise Zitrone (aktivierend), Lavendel (beruhigend) und Rosmarin (kräftigend) (Strohal & Haller, 2021) (siehe auch Kapitel 4.3.4). Auch Kompressen (mit entsprechenden Substanzen) lassen sich mit einem vertretbaren pflegerischen Aufwand anwenden. Da die Anwendungszeit eine Ruhezeit sein sollte, ist für eine angenehme Atmosphäre zu sorgen so sollte vor der äußeren Anwendung ein Toilettengang erfolgen (Strohal & Haller, 2021). Die/der Patient_in sollte während der Anwendung eine bequeme Haltung einnehmen, darüber hinaus ist für eine entsprechende Nachtruhe zu sorgen (Strohal & Haller, 2021). Das Deutsche Netzwerk für Qualitätsentwicklung in der Pflege

(DNQP, 2020) betont, dass die wissenschaftlichen Erkenntnisse begrenzt sind, und derzeit keine Evidenz besteht, dass Aromapflege Schmerzen reduzieren kann.

6.8 Anwendung von Massagen und Reflexmassagen

Therapeutische Massage bedeutet „die Anwendung von Körperkraft auf Muskeln, Sehnen und Bindegewebe, um die Entspannung zu fördern, Spannungen abzubauen, Schmerzen zu lindern und die Durchblutung zu verbessern. Die „schwedische Massage“ ist die in der onkologischen Pflege am häufigsten angewandte Technik. Sie verwendet fünf Arten von Streichungen (Gleiten, Kneten, Klopfen, Reibung und Vibration)“ (Deng, 2019). Weitere gängige Techniken, die aber nur der Vollständigkeit halber erwähnt werden, sind Myofascial Release, Craniosakral-Technik, ayurvedische Massage, Tuina, Shiatsu, Reflexzonenmassage und Tiefengewebsmassage (Deng, 2019). Für alle diese Techniken benötigt man spezifische Fort- bzw. Weiterbildungen.

Eine systematische, qualitätsgesicherte Literaturanalyse und -übersicht (Systematic Review) hat gezeigt, dass Massagen bei erwachsenen Menschen mit onkologischen Erkrankungen in palliativen Phasen, Schmerzen reduzieren können (Lopes-Júnior et al., 2020). Diese Aussage ist so vorsichtig formuliert, da die Studien, auf denen die zitierte Literaturanalyse fußt, eine schlechte methodische Qualität haben, bzw. die Stichproben zu gering sind, um verlässliche Aussagen zu treffen (Lopes-Júnior et al., 2020). Ein anderes Systematic Review hat festgestellt, dass es keine, zumindest kurzfristigen Effekte von Massagen auf das Schmerzerleben von Patient_innen in palliativen Situationen gibt, auch nicht auf die Faktoren „Lebensqualität“ oder „Angst“. Dafür, dass Reflexzonenmassage in palliativen Situationen schmerzlindernd wirken könnte, gibt es zumindest Anzeichen, aber auch das kann aufgrund der schlechten Qualität der Studien, nicht mit Sicherheit festgestellt werden (Candy et al., 2020).

Deng (2019) betont, dass es insbesondere bei onkologischen Patient_innen einige Sicherheitsmaßnahmen bei der Anwendung von Massagen eingehalten werden sollten. Starker Druck sollte bei Gewebe vermieden werden, das direkt über Tumoren oder Knochenmetastasen liegt. Auch Patient_innen mit einer Thrombozytopenie oder die mit Antikoagulantien behandelt werden, sollten besser nicht massiert werden.

6.9 Transkutane elektrische Nervenstimulation (TENS)

TENS ist eine Reizstromtherapie (Strohal & Haller, 2021). Das Wirkverfahren von TENS ist das gleiche, wie bei der Akupunktur: Schmerzen sollen mit einem Gegenreiz (dem elektrischen Stimulus) unterdrückt werden (Deutsche Krebshilfe, 2021). Auf die schmerzende Stelle klebt man Elektroden, die einen schmerzlindernden Gegenreiz ausüben. Besonders wirksam ist das TENS-Verfahren bei neuropathischen Schmerzen und nach Amputationen als ergänzende schmerzreduzierende Maßnahme. Kontraindiziert ist die Anwendung bei Menschen mit Herzschrittmachern oder elektrischen Implantaten. Bei schwangeren Frauen oder bei Menschen mit Rhythmusstörungen sollte die Ärztin/der Arzt über eine Anwendung entscheiden (Deutsche Krebshilfe, 2021). TENS-Geräte lassen sich durch Patient_innen selbst steuern, was sich möglicherweise auf die Selbstwirksamkeit der Patient_innen auswirkt (MacMillan Cancer Support, 2022).

Generell weisen alle wissenschaftlichen Arbeiten darauf hin, dass für die Anwendung nicht-medikamentöser Maßnahmen in palliativen Situationen „gute“ Studien fehlen, es also einen erheblichen Forschungsbedarf gibt, um zuverlässig sagen zu können, wie sicher und welche Art nicht-pharmakologischer Maßnahmen der Schmerzbekämpfung wirklich wirksam sind (Candy et al., 2020). Andererseits sind sich die Expert_innen auch darin einig, dass nicht-pharmakologische Maßnahmen leicht anzuwenden, preiswert und in der Regel kaum mit ernsthaften Nebenwirkungen verbunden sind, zudem sind „alternative Maßnahmen" in der Bevölkerung sehr beliebt (Candy et al., 2020; Paice et al., 2018). Deng (2019) verweist darauf, dass alternative Maßnahmen häufig privat zu bezahlen sind. Dies kann dazu führen, dass die ohnehin schon häufig bestehenden finanziellen Herausforderungen sich weiter verstärken. Deng betont außerdem, wie essenziell es ist, die Präferenzen, Glaubenssysteme und kulturellen Prägungen der/des jeweiligen Patient_in ernst zu nehmen und bei der Wahl der passenden Schmerztherapie zu berücksichtigen. Aus Sicht Pflegender gibt es einige Voraussetzungen, um nicht-pharmakologische Schmerzmaßnahmen personenzentriert und fokussiert auf die/den Patient_in anzuwenden (Munkombwe et al., 2020):

- Aufbau guter, vertrauensvoller therapeutischer Beziehungen.
- Um diese nicht-pharmakologische Maßnahmen personenzentriert und für die/den jeweilige/n Patient_in passend anwenden zu können, ist es ferner wichtig, die Diversität von Patient_innenwünschen anzuerkennen.
- Pflegende nutzen die sozialen Beziehungen ihrer Patient_innen, wichtige Dritte werden als Teil des Schmerzmanagements einbezogen: Wenn Patient_innen zu Freund_innen oder Familienmitgliedern gute soziale Beziehungen haben und von ihnen besucht werden, entspannen sie sich, was schmerzlindern wirkt.
- Identifikation vulnerabler Patient_innengruppen (etwa Patient_innen mit reduzierten finanziellen Ressourcen), um auch für diese Personengruppen passende Schmerztherapien anbieten zu können.

Zusammenfassend sollten die verfügbaren nicht-pharmakologischen Maßnahmen weiter angewendet werden, da das Risiko ernsthafter Nebenwirkungen sehr gering ist (Bushnell et al., 2021; Candy et al., 2020; Paice et al., 2018).

Literatur

American Cancer Society. (2019). *Non-medical Treatments of Pain.* https://www.cancer.org/cancer/managing-cancer/side-effects/pain/non-medical-treatments-for-cancer-pain.html

Bienstein, C. & Fröhlich, A. (2021). *Basale Stimulation in der Pflege.* Hogrefe. https://doi.org/10.1024/86043-000

Bushnell, M.C., Frangos, E. & Madian, N. (2021). Non-pharmacological Treatment of Pain: Grand Challenge and Future Opportunities. *Frontiers in Pain Research, 2,* Article 696783. https://doi.org/10.3389/fpain.2021.696783

Coelho, A. Parola, V., Cardoso, D., Bravo, M.E. & Apostolo, J. (2017). Use of non-pharmacological interventions for comforting patients in palliative care: a scoping review. *JBI Database of Systematic Reviews and Implementation Reports, 15*(7), 1867–1904.

Candy, B., Armstrong, M., Flemming, K., Kupeli, N., Stone, P., Vickerstaff, V. & Wilkinson, S. (2020). The effectiveness of aromatherapy, massage and reflexology in people with palliative care needs: A systematic review. *Palliative Medicine, 34*(2), 179–194. https://doi.org/10.1177/0269216319884198

Deng, G. (2019). Integrative Medicine Therapies for Pain Management in Cancer Patients. *Cancer Journal, 25*(5), 343–348. https://doi.org/10.1097/PPO.0000000000000399

Deutsche Krebshilfe. (2021). *Krebsschmerzen.* https://www.krebshilfe.de/informieren/ueber-krebs/krebsschmerzen#c22298%202021

Deutsches Netzwerk zur Qualitätsentwicklung in der Pflege (DNQP). (2020). *Expertenstandard Schmerzmanagement in der Pflege.* DNQP.

Hackett, J., Godfrey, M. & Bennett, M.I. (2016). Patient and caregiver perspectives on managing pain in advanced cancer: a qualitative longitudinal study. *Palliative Medicine, 30*(8), 711–719. https://doi.org/10.1177/0269216316628407

Jackson, V.A. & Leitner, R.E. (2023). Ethical considerations in effective pain management at the end of life. *Up to date.* https://medilib.ir/uptodate/show/2201

Jerusalem, M. & Schwarzer, R. (1999). *Skalen zur Erfassung von Lehrer und Schülermerkmalen in Dokumentation der psychometrischen Verfahren im Rahmen der Wissenschaftlichen Begleitung des*

Modellversuchs selbstwirksame Schulen. Freie Universität Berlin. https://www.psyc.de/skalendoku.pdf

Lopes-Júnior, L.C., Rosa, G.S., Pessanha, R.M., Schuab, S.I.P.C., Nunes, K.Z. & Amorim, M.H.C. (2020). Efficacy of the complementary therapies in the management of cancer pain in palliative care: A systematic review. *Revisto Latino-Amricano Enfermagem, 30*(28), e3377.

Macmillan Cancer Support. (2022). *Cancer pain management without drugs*. https://www.macmillan.org.uk/cancer-information-and-support/impacts-of-cancer/pain/pain-management-without-drugs https://doi.org/10.1590/1518-8345.4213.3377

Munkombwe, W.M., Petersson, K. & Elgan, C. (2020). Nurses` experiences of providing non-pharmacological pain management in palliative care: A qualitative study. *Journal of Clinical Nursing, 29*(9–10), 1643–1652. https://doi.org/10.1111/jocn.15232

Nübling, G.S., Butzhammer, E. & Lorenzl, S. (2021). Assisted Suicide in Parkinsonian Disease. *Frontiers in Neurology, 15*(12), Article 656599. https://doi.org/10.3389/fneur.2021.656599

Paice, J.A., Battista, V., Drick, C.A. & Schreiner, E. (2018). Palliative Nursing Summit: Nurses Leading Change and Transforming Primary Palliative Care: Nursing's Role in Providing Pain and Symptom Management. *Journal of hospice and palliative nursing: JHPN: the official journal of the Hospice and Palliative Nurses Association, 20*(1), 30–35. https://doi.org/10.1097/NJH.0000000000000405

Pu, L., Moyle, W., Jones, C. & Todorovic, M. (2019). Psychosocial interventions for pain management in older adults with dementia: A systematic review of randomized controlled trials. *Journal of Advanced Nursing, 75*(8), 1608–1620. https://doi.org/10.1111/jan.13929

Ritter, S. (2016). *Entspannungsmethoden. Anästhesisten im Netz*. https://www.anaesthesisten-im-netz.de/schmerzmedizin/entspannungsmethoden/

Schönbach, B., Weniger, L. & Sabatowski, R. (2023). Selbstwirksamkeitserwartung als zentrales Konzept in der interdisziplinären multimodalen Schmerztherapie. Begriffshorizont, Umsetzung, Erfassung und Grenzen. *Der Schmerz*. Springer Verlag. https://doi.org/10.1007/s00482-023-00728-3

Sun, V., Grant, M., Koczywas, M., Freeman, B., Zachariah, F., Fujinami, R., Del Ferraro, C., Uman, G. & Ferrell, B. (2015). Effectiveness of an interdisciplinary palliative care intervention for family caregivers in lung cancer. *Cancer, 121*(20), 3737–3745.2. https://doi.org/10.1002/cncr.29567

Strohal, B. & Haller, S. (2021). *Schmerzarbeit. Palliative Care Tipps für alle*. Elisabeth-Kübler-Ross-Akademie. https://elisabeth-kuebler-ross-akademie.de/veroeffentlichungen

Tacke, D., Schlichting, H. & Nüßlein, F. (2021). *Nicht-medikamentöse Maßnahmen der Schmerztherapie. Möglichkeiten für den Alltag*. Stiftung Leben pur. https://www.stiftung-leben-pur.de/fileadmin/Webdata/Uploads/Exp.AK-Schmerzen/baustein-nicht-medikamentoese-schmerztherapie.pdf

Tauben, D. & Stacey, B.R. (2023). *Approach to the management of chronic non-cancer pain in adults. Up toDate*. Wolters Kluwer.

Tiroler Hospiz Gemeinschaft (Hrsg.). (2011). *Palliative Care. Empfehlungen für die Betreuung schwerkranker Menschen am Lebensende in Tirol*. https://www.hospiz-tirol.at/wp-content/uploads/2011/12/Palliativ_Care_1_0-1.pdf

Weiterführende Literatur

Bridget, C., Armstrong, M., Flemmimg, K., Kupeli, N., Stone, P., Vickerstaff, V. & Wilkinson, S. (2020). The effectiveness of aromatherapy, massage and reflexology in people with palliative care needs: A systematic review. *Palliative Medicine 34*(2), 179–194.

Greco, M.T., Roberto, A., Corli, O., Deandrea, S., Bandieri, E., Cavuto, S. & Apolone, G. (2014). Quality of cancer pain management: an update of a systematic review of undertreatment of patients with cancer. *Journal of Clinical Oncology, 32*(36), 4149–4154. https://doi.org/10.1200/JCO.2014.56.0383

Liampas, A., Rekatsina, M., Vadalouca, A., Paladina, A., Varassi, G. & Zis, P. (2020). Non-Pharmacological Management of Painful Peripheral Neuropathies: A Systematic Review. *Advances in therapy, 37*, 4096–4106. https://doi.org/10.1007/s12325-020-01462-3

Teil 2: Spezielle nicht-medikamentöse Maßnahmen

Neben den eher klassischen nicht-medikamentösen Maßnahmen wie der Kälte- oder Wärmeanwendung wenden Pflegende immer häufiger auch speziellere Verfahren wie die Transkutane Elektrische Nervenstimulation oder Musik als Ablenkungsstrategie an. Diese Verfahren gelten allerdings immer noch als aufwändiger bzw. besteht teilweise Unwissenheit zu den Möglichkeiten.

Wie bei anderen Maßnahmen auch, sind für diese Maßnahmen das entsprechende Wissen und die notwendigen Handlungskompetenzen bedeutsam, um eine sichere und für die Patient_innen effektive Anwendung gewährleisten zu können.

Leider werden immer noch therapeutische Anwendungen wie z. B. die Aromatherapie und Möglichkeiten der Aromapflege nicht ausreichend differenziert, so dass die tatsächlichen Möglichkeiten der Umsetzung in der Pflege nicht oder zumindest nicht ausreichend gesehen werden.

Daher sollen die hier dargestellten Kapitel einen Einblick in diese spezielleren Maßnahmen geben, ihre Anwendungsmöglichkeiten beschreiben, aber auch die strukturellen Voraussetzungen und Bedingungen darstellen, um eine möglichst barrierefreie Umsetzung zu gewährleisten.

7 Klinische Anwendung der Transkutanen Elektrischen Nervenstimulation (TENS)

Antje Göttermann

Die transkutane elektrische Nervenstimulation (TENS) findet im klinischen Alltag seit Jahrzehnten breite Anwendung bei Patient_innen mit akuten und chronischen schmerzhaften Beschwerden, unter anderem beschrieben von Pothmann et al. (2010). Die Wirkung wird durch Stromimpulse über Elektroden erzielt. Die Platzierung der Elektroden erfolgt auf der intakten Haut im Versorgungsgebiet der schmerzenden Areale, diese geben kurze elektrische Impulse in hoch- und niederfrequenter Spannung auf das Areal ab. So können Nerven und Muskeln stimuliert werden, die Schmerzweiterleitung und -wahrnehmung wird unterbrochen. Ebenso kann eine niederfrequente Anwendung eine lokale Erhöhung des kutanen Blutflusses bewirken, dies untersuchte eine Forschungsgruppe für Rehabilitationswissenschaften in klinischen Versuchen (Krampf, 2000, 2002). Die Elektroden werden in verschiedenen Größen angeboten und je nach Indikation ausgewählt. Die Handhabung der TENS-Therapie ist einfach, kostengünstig und mit wenig Nebenwirkungen verbunden. Dennoch kann man bisher nicht von einer routinemäßigen Anwendung im klinischen Alltag ausgehen. Dieses Kapitel soll die Implementierung in einer klinischen Einrichtung erleichtern.

7.1 Evidenzlage

Die TENS-Therapie findet mehrfach Erwähnung in der S3 Leitlinie Behandlung akuter perioperativer und posttraumatischer Schmerzen (Deutsche Gesellschaft für Anästhesiologie und Intensivmedizin (DGAI), 2021) sowie im Expertenstandard *Schmerzmanagement in der Pflege* (Deutsches Netzwerk für Qualitätsentwicklung in der Pflege (DNQP), 2020). Laut eines Cochrane Reviews von Johnson et al. (2015) kann eine Reduzierung der Schmerzintensität auf die TENS-Anwendung zurückgeführt werden. Es wurden 19 randomisiert kontrollierte Studien (RCTs) mit insgesamt 1346 Patient_innen in das Review eingeschlossen. Eine generierte quantitative Metaanalysezeigt zeigt, dass TENS als eigenständige Behandlung für akute Schmerzen bei Erwachsenen eine Linderung der Schmerzintensität gegenüber der Placebo Anwendung erreichen kann, mit dem Ergebnis, das die NNTB (Number needed to treat for an additional beneficial outcome) 2,5 betrug. Diese Zahl sagt aus, dass die TENS-Anwendung mit einer hohen Prävalenz zum gewünschten Therapieziel führt. Eine Reihe von Studien belegen die Wirksamkeit im Kontext postoperativer Anwendung. Die Wirkung der TENS auf die Qualität der Genesung (QoR) und Schmerzen nach abdominaler Hysterektomie untersuchten Karaman et al. (2021). 52 Patientinnen wurden in die Kontrollgruppe (Schein-TENS-Behandlung) und TENS (TENS-Behandlung) randomisiert. Der QoR-Wert war in der TENS-Gruppe signifikant höher als in der Kontrollgruppe ($p = 0{,}029$). Die Schmerzwerte wurden während des Hustens zu mehreren festgelegten Zeiten gemessen und waren in der TENS-Gruppe signifikant geringer als in der Kontrollgruppe (p <0,001). Das heißt in der postoperativen Phase kann eine TENS-Anwendung zur Linderung von Schmerzen beim Husten führen. Mit dem Ziel durch TENS einen Einfluss auf die postoperative Schmerzlinderung nach arthroskopischer Rotatorenmanschettenrekonstruktion (ARCR) zu erreichen, führten Mahure et al. (2017) eine prospektive doppelblind randomisierte Studie durch. Die Ergebnisse zeigen, dass aktives TENS im Vergleich zu Placebo TENS in der unmittelbaren postoperativen Phase nach ARCR zu signifikant weniger Schmerzen und reduziertem Opioidkonsum führte. Die Hypothese, dass TENS ein pathologisches Netzgefühl eine Woche nach offener Leistenbruchoperation reduziert, konnte in einer randomisiert, doppelblinden und placebokontrollierten Studie von Parseliunas et al. (2022) nicht belegt werden. Jedoch gab es einen Hinweis in den Ergebnissen der TENS-Gruppe auf tendenziell geringere postoperative Schmerzen, weniger Bewegungseinschränkungen und eine bessere hernienspezifische Lebensqualität. Ziel einer Studie von Luchesa und Lopes (2022) war die Bewertung der Wirkung von TENS auf die Schmerz- und Lungenfunktion von Patient_innen mit offener bariatrischer Chirurgie in der postoperativen Phase. Die Ergebnisse zeigen, dass in der TENS-Kontrollgruppe eine Schmerzlinderung und die Aufrechterhaltung der Atemmuskelkraft in der postoperativen Phase der offenen bariatrischen Chirurgie erreicht werden, jedoch nicht zur Verbesserung der spirometrischen Daten beitragen konnte. Somit zeigt die Studienlage, dass in vielen chirurgischen Fachgebieten durch die Anwendung von TENS in der frühen postoperativen Phase eine Schmerzlinderung erreicht werden kann.

Ein großer Vorteil dieses Verfahrens ist die Stärkung der Selbstkompetenz der Patient_innen den Heilungsprozess aktiv zu unterstützen (DNQP, 2020). Daten aus dem QUIPS-Projekt, in dem Patient_innen in der frühen postoperativen Phase befragt werden (Qualitätssicherung in der postoperativen Schmerztherapie; www.quips-projekt.de) zeigen einen hohen Stellenwert der Einbeziehung der Patient_innen in die Schmerztherapie. Neben der Schmerzintensität und Beeinträchtigungen aufgrund der Schmerzen werden Fragen zur Zufriedenheit mit der Schmerztherapie erhoben. In einer Untersuchung dieser Outcome Daten wurden die Antworten von 79996 Patient_innen analysiert (Komann et al., 2021). Die größte Verringerung des Risikos, die Schmerztherapie als nicht ausreichend zu erleben, wurde beobachtet, wenn Patient_innen an Schmerzbehandlungsentscheidungen teilnehmen durften und sie ausreichende Behandlungsinformationen erhalten hatten.

Die Anwendung von TENS geht mit einer präoperativen Patienteneinwilligung und Einweisung in die Handhabung des Gerätes einher. So können sich Patient_innen bereits vor der Anwendung mit dem Verfahren vertraut machen. Das ist ein wichtiger Punkt, denn um gute Behandlungserfolge zu erreichen, sollten Patient_innen frühzeitig über das Verfahren informiert und angeleitet werden.

7.2 Implementierung einer TENS-Anwendung

7.2.1 Materialien

Neben der klassischen Anwendung der TENS-Therapie über Klebeelektroden, werden weitere Produkte angeboten, die für Patient_innen individuell sinnvoll sind, jedoch im klinischen Alltag wenig Einsatz finden. Das sind zum Beispiel TENS EMS Elektroden-Socke, Elektroden Handschuh oder Gürtel. Diese Produkte sind nach Patient_innengebrauch in einer klinischen Einrichtung nicht nach hygienischen Standards zu reinigen und wiederzuverwenden und können den Patient_innen nur für die außerklinische Anwendung, in der Regel zum Selbstkostenpreis, empfohlen werden.

7.2.2 Checkliste zur Implementierung in einer klinischen Einrichtung

Anschaffung

- Identische Geräte eines Herstellers erwerben
- Ersatzbeschaffung der Verbrauchsmaterialien (Elektroden in verschiedenen Größen, Batterien, Kabel)
- Materialversorgung der Einrichtung integrieren

Gerätesicherheit beachten

- Geräteeinweisung nach Medizinproduktgesetz durchführen lassen
- Abteilungsübergreifende Einweisung der Mitarbeiter_innen sicherstellen
- TÜV-Überprüfung beachten
- Funktionalität überprüfen, auf äußerliche Beschädigungen achten
- Desinfektion

Anwendung

- Information und das Wissen dieser Therapieoption in der Einrichtung verbreiten
- Erreichbarkeit der Mitarbeiter_innen, die Einweisung und Anwendung durchführen
- Dokumentation und Qualitätssicherung der Therapie
- Überblick der Ein- und Ausgabe der Geräte an Patient_innen (**Abbildung 7-1**)

7.2.3 TENS am Universitätsklinikum Jena (UKJ)

Die Anwendung der TENS-Therapie am UKJ ist seit vielen Jahren in die Routine übergegangen. Das Verfahren wird neben medikamentösen Interventionen auch in der Qualitätssicherung abgebildet (**Abbildung 7-2**). 270 Patient_innen mit akuten und chronischen Schmerzen wurden während ihres Krankenhausaufenthaltes im Jahr 2022 in ein TENS-Gerät eingewiesen. Deutlich häufiger kommt dieses Verfahren in den chirurgischen Abteilungen zum Einsatz, mit Indikationsstellungen zur Linderung lagerungsbedingter sowie operationsbedingter Beschwerden oder bei bestehenden chronischen Schmerzen. Die durchschnittliche Behandlungsdauer liegt im konservativen Fachbereich bei 9 Tagen und im chirurgischen Fachbereich bei 6,9 Tagen.

Implementierung: Das Vorhalten der TENS-Geräte obliegt der Sektion Schmerztherapie, zusätzlich für den Einsatz in der postoperativen

Patientenbarcode

Einweisung in die TENS-Therapie ist am ___.___.___ durch ____________________ erfolgt.

Seriennummer ____________________

Zusätzlich wurden Sie informiert, dass das TENS-Gerät (Heil- und Hilfsmitte.) Eigentum der Klinik für Anästhesiologie und Intensivmedizin/Sektion Schmerztherapie ist und bei Nichtbenutzung oder am Tag der Entlassung abzugeben ist.

Datum ___.___.___ Unterschrift des Patienten: ____________________

Rücknahme ___.___.___ durch: ____________________

Abbildung 7-1: Quittierung der Geräteausgabe und Einweisung

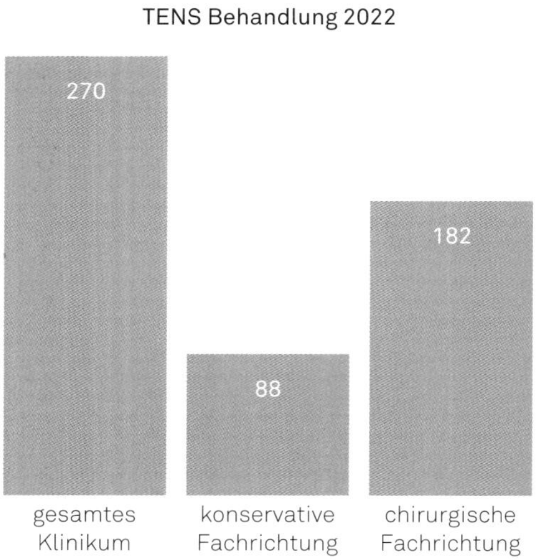

Abbildung 7-2: TENS-Anwendung 2022

Betreuung sind Geräte zentral in den Aufwachräumen hinterlegt. Die Anschaffung der Geräte erfolgte über einen Leihvertrag mit einer Firma, die auch verantwortlich für die Wartung ist. Die Ausgabe an Patient_innen erfolgt auf verschiedenen Wegen.

Prämedikation: Zugrunde liegt eine Verfahrensanweisung (VA) bei mittelgroßen chirurgischen Eingriffen, sodass Anästhesist_innen bereits im Prämedikationsgespräch den Patient_innen das Verfahren erläutern und für die Anwendung sensibilisieren können. In der VA werden die Vorteile der Behandlung, Kontraindikationen, Einweisung in das TENS- Gerät erläutert und die Dokumentation ist festgelegt. Es erfolgt ein Vermerk, im Anschluss an die Operation ein TENS bereits im Aufwachraum anzulegen. Die Anlage findet durch die Pflegenden im Aufwachraum statt und die Weiterbetreuung mit einer täglichen Visite erfolgt durch schmerztherapeutisch spezialisierte Pflegende des Schmerzdienstes. Weiterhin werden den Patient_innen Flyer mit Informationen zur Behandlung postoperativer Schmerzen nach Operationen ausgehändigt. Hier findet die TENS Therapie Erwähnung, insbesondere mit dem Hinweis, im Klinikalltag gute Erfahrungen gemacht zu haben.

Konsilanforderung: Alle Fachrichtungen haben die Möglichkeit für die Optimierung der Schmerztherapie der Patient_innen ein Konsil an die Sektion Schmerztherapie der Klinik für Anästhesiologie und Intensivmedizin zu stellen (**Abbildung 7-3**) und können zwischen Ärztin/Arzt (Visite Arzt) und Pflegeperson (Visite Pain Nurse) entscheiden. So wird häufig die Indikation zu nicht-medikamentösen Verfahren, unter anderem die TENS-Anwendung, durch ein ärztliches Konsil unserer Einrichtung als Therapieempfehlung gestellt. Die Anforderungen nicht-medikamentöser Verfahren erfolgen auch durch Ärztinnen/Ärzte sowie Pflegende unterschiedlicher Fachrichtungen direkt an die schmerztherapeutisch spezialisierten Pflegenden (Visite Pain Nurse).

Visite der Patient_innen: Nach Erhalt der Information einer indizierten TENS-Therapie werden die Patient_innen durch die schmerztherapeutisch spezialisierten Pflegepersonen aufgesucht. Anamnestisch wird die Lokalisation der Schmerzen, deren Intensität und Beeinträchtigungen der Funktionalität und der Alltagsaktivitäten aufgrund der Schmerzen erhoben. Kontraindikationen werden geprüft (siehe Information vom Hersteller) und Patient_innen in das Verfahren eingewiesen mit dem Ziel, Sicherheit im Umgang für eine selbstständige Anwendung während des stationären Aufenthaltes zu geben. Ein besonders wichtiger Bestandteil der pflegerischen Visite ist die Förderung der Selbstkompetenz der Patient_innen (DNQP, 2020). Eine Wirkung, ähnlich einer intravenösen patientenkontrollierten Analgesie, kann durch das selbstständige Anwenden vermutet werden, da die TENS-Patient_innen sich selbst stimulieren und damit auf das Schmerzerleben Einfluss nehmen können (Pothmann et al., 2010). Die Platzierung der TENS-Elektroden und die Programmauswahl richtet sich nach dem Beschwerdebild. Zu verschiedenen Schmerz- Indikationen beschreiben Pothmann et al. (2010) die Anwendung spezifischer Programme mit dem Frequenzbereich, der Lokalisation der Elektroden, Behandlungsdauer sowie der Stimulationsinten-

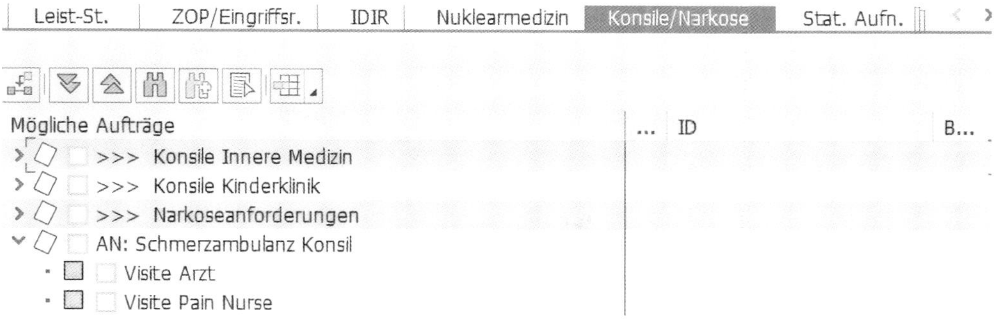

Abbildung 7-3: Konsilanforderung am Universitätsklinikum Jena

sität. Als Standard wird am UKJ ein Programm mit nieder- und hochfrequenten Wechsel angelegt, Frequenz in Hz 100/2 bei einer Impulsbreite in µs 150/200 für 30 Minuten mindesten 3x täglich. Gut geschulte Patient_innen können die Lokalisation der Elektroden verändern und weitere Programme anwenden. Schwierig gestaltet sich allerdings die TENS-Therapie bei kognitiv eingeschränkten Patient_innen. Solange die verbale Kommunikation nicht beeinträchtigt ist, können andere Personen in die Einweisung integriert werden, z. B. Pflegende der Station oder auch Angehörige der Patient_innen.

Die Dokumentation der stattgefundenen Visiten erfolgt digital (**Abbildung 7-4**). Im blauen Feld unter dem Button B werden die Namen der Indikationsstellung, Gerätenummer, Lokalisation und das Programm hinterlegt. Um die Betreuung der Patient_innen auf den Bettenstationen zu gewährlisten und eine Stärkung der Pflegenden hinsichtlich der TENS-Anwendung zu erreichen, werden Geräteeinweisungen direkt auf den Stationen angeboten und in Fortbildungen durch schmerztherapeutisch Pflegende ein Fokus auf die TENS-Therapie gelegt. Dabei ist neben der Vorstellung der Evidenzlage ein praktischer Teil zur Anwendung integriert.

7.3 Fazit

Es müssen Strukturen in der klinischen Einrichtung geschaffen sein, in welchem Bereich die Verantwortung der TENS-Therapie liegt. Dies können beispielsweise Pflegende der Station, Physiotherapeut_innen oder die Pflegenden der Schmerztherapie, bzw., Mitarbeiter_innen des Schmerzdienstes sein. Ein routinemäßiger Einsatz funktioniert, wenn die Abläufe allen Mitarbeiter_innen bekannt und die Verantwortung für die Geräte und die Therapie definiert sind.

Literatur

Deutsche Gesellschaft für Anästhesiologie und Intensivmedizin (DGAI). (2021). *Behandlung akuter perioperativer und posttraumatischer Schmerzen. S3-Leitlinie (Reg. 001-025)*. https://register.awmf.org/assets/guidelines/001-025l_S3_Behandlung-akuter-perioperativer-posttraumatischer-Schmerzen_2022-03.pdf

Deutsches Netzwerk für Qualitätsentwicklung in der Pflege (DNQP). (2020). *Expertenstandard Schmerzmanagement in der Pflege*. DNQP.

Johnson, M. I., Paley, C. A., Howe, T. E. & Sluka, K. A. (2015). Transcutaneous electrical nerve stimulation for acute pain. *Cochrane Database Systematic Review, 15*(6), CD006142.

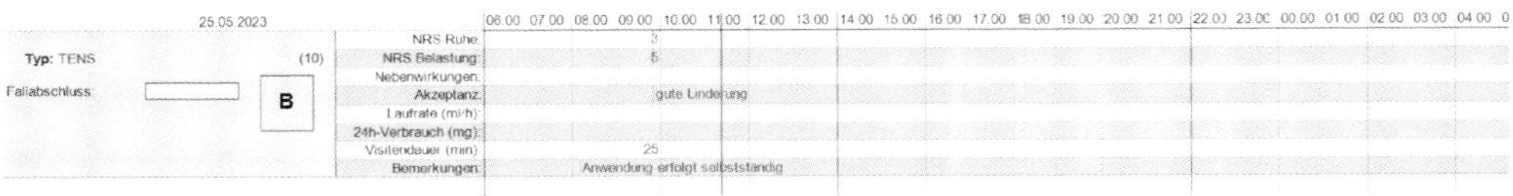

Abbildung 7-4: Dokumentation der TENS-Visite

Karaman, S., Karaman, T., Deveci, H., Ozsoy, A.Z. & Delibas, I.B. (2021). Wirkung der transkutanen elektrischen Nervenstimulation auf die Erholungsqualität und Schmerzen nach abdominaler Hysterektomie. *Journal of Anaesthesioly Clinical Pharmacology, 37*(1), 85–89. https://doi.org/10.4103/joacp.JOACP_207_19

Komann, M., Baumbach, P., Stamer, U.M., Weinmann, C., Arnold, C., Pogatzki-Zahn, E. & Meißner, W. (2021). *Das Journal des Schmerzes,* 730–738. https://doi.org/10.1016/j.jpain.2021.01.002

Krampf, F., Gilsenan, C., Lowe, A.S. & Walsh, D.M. (2000). Die Wirkung von hoch- und niederfrequenter transkutaner elektrischer Nervenstimulation auf die Hautdurchblutung und die Hauttemperatur bei gesunden Probanden. *Clinical Physiology, 20*(2), 150–157.

Krampf, F.L., McCullough, G.R., Lowe, A.S. & Walsh, D.M. (2002). Transkutane elektrische Nervenstimulation: die Wirkung der Intensität auf die lokale und distale Hautdurchblutung und die Hauttemperatur bei gesunden Probanden. *Archives of Physical Medicine and Rehabilitation, 83*(1), 5–9.

Luchesa, C.A. & Lopes, A.J., (2022). Role of Transcutaneous Electric Nerve Stimulation in Pain and Pulmonary Function in Patients after Bariatric Surgery. *Rehabilitation Research and Practice,* 9138602 https://doi.org/10.1155/2022/9138602

Mahure, S.A., Rokito, A.S. & Known, Y.W. (2017). Transkutane elektrische Nervenstimulation zur postoperativen Schmerzlinderung nach arthroskopischer Rotatorenmanschettenrekonstruktion: eine prospektive doppelblinde randomisierte Studie. *Zeitschrift für Schulter und Ellenbogenchirurgie, 9,* 1508–1513.

Parseliunas, A., Paskauskas, S., Simatoniene, V., Kubiliute, E., Dainius, E., Subocius, A., Venclauskas, L. & Venskutonis, D. (2022). Transcutaneous Electric Nerve Stimulation Reduces Pathological Sensation of Mesh One Week after Open Inguinal Hernia Surgery: Follow-Up Results from a Randomized, Double Blind and Placebo-Controlled Trial. *Medicina (Kaunas), 28, 58*(6), 725.

Pothmann, R., Bachmann, L., Gessler, M., Goepel, R., Irnich, D., Pöntinen, P.J., Schara, J. & Weise, H.J. (2010). *TENS Transkutane elektrische Nervenstimulation in der Schmerztherapie* (4. Aufl.). Karl F. Haug Verlag.

8 Aromapflege als spezielles Verfahren der Schmerztherapie

Eveline Löseke

Schmerzen können im Rahmen sehr unterschiedlicher Erkrankungen auftreten. Sie beeinflussen Körper und Seele und können Betroffene in Ihrer Lebensqualität einschränken. Ziel von komplementären naturheilkundlichen Verfahren im klassischen Sinne ist die Nutzung körpereigene Ressourcen und Heilkräfte in Prävention, Therapie und Rehabilitation. Als komplementäre bzw. alternative naturheilkundliche Pflegemethoden bezeichnet man, die Methoden, die ergänzend oder als zusätzliches zweites Verfahren zu bisher eingesetzten Maßnahmen zum Einsatz kommen. Ausgehend von einen ganzheitlichen Menschenbild kommen in Pflege und Therapie vorwiegend natürliche Mittel zur Anwendung. Sie fördern die Mitarbeit der Patientinnen und Patienten in ihrer Lebensgestaltung und sollen selbstverantwortliches Gesundheitsbewusstsein fördern. In den letzten Jahren ist in der deutschen Gesellschaft zunehmend ein Trend zu komplementären und alternativen naturheilkundlichen Pflege und -behandlungsmethoden zu beobachten. Auch Gesundheits- und Krankenpflegekräfte zeigen zunehmend Interesse an dieser Art von Pflege in ihren Arbeitsalltag zu etablieren. Speziell im Bereich Palliativ- und chronischen Schmerztherapie wird damit besonders geworben. Aber auch in der Akutschmerztherapie gibt es mittlerweile gute Einsatzmöglichkeiten der oben genannten Pflegemethoden.

Klassische Naturheilverfahren (NHV) stehen im Kontext zur Schulmedizin, der man nachsagt, dass Krankheit oft als ein möglichst rasch zu reparierender Defekt betrachtet wird. Eine Therapie, die dieser Sichtweise folgt, wirkt im Rahmen akuter Erkrankungen in der Regel sehr gut (z. B. akute Appendizitis – Appendektomie). Bei chronischen Erkrankungen jedoch kann mit schulmedizinischen Maßnahmen die Symptomatik oftmals nicht beseitigt werden. Sie kann lediglich gedämpft werden oder es kommt zu einer vorübergehenden Remission mit Wiederkehr der Symptomatik nach einem freien Intervall. Im Bereich der ganzheitlichen Medizin, die den Menschen nicht nur in seiner Organfunktion wahrnimmt, sondern mit all seinem körperlichen, geistigen und seelischen Befinden im Zusammenspiel mit der psychosozialen Umwelt betrachtet. Die NHV sind seit langer Zeit fester Bestandteil im ärztlichen Studium und in der pflegerischen Ausbildung. Zu diesen klassischen NHV gehören u. a. Phytotherapie, Atemtherapie, Hydro- und Thermotherapien sowie Entspannungsverfahren. Teilbereiche dieser klassischen komplementären NHV lassen sich auch problemlos in der Schmerztherapie einsetzten wie z. B. die Aromapflege. Diese NHV verfügen über lange und gut dokumentierte Erfahrungen, einige sind auch mit wissenschaftlichen Studien (Göbel, 2006; Molsberger et al., 2002) heutzutage belegt und verlangen von Pflegekräften gewissenhaftes Arbeiten, bezugnehmend auf diesen wissenschaftlichen Erkenntnissen und Erfahrungen.

8.1 Überblick zur Aromapflege

Die Aromatherapie/-pflege gehört medizinisch und juristisch gesehen zum Bereich der Phytotherapie. Die Phytotherapie oder auch Pflanzenheilkunde ist die Lehre der Verwendung von Heilpflanzen als Arzneimittel (Steflitsch et al., 2021). Als Aromapflege bezeichnet man die Unterstützung bzw. Begleitung bekannter Pflegemaßnahmen unter Einsatz ätherischer Öle (Duftstoffe). Durch die Wirkung ätherischer Öle sprechen wir in der Aromapflege Psyche und Physis gleichermaßen an. Sie steigert das allgemeine Wohlbefinden und fördert die Beziehungsarbeit zwischen Patient/ Patientin und Pflegekraft. Ätherische Öle nehmen durch das Einatmen Einfluss auf die psychische Verfassung, auf die Stimmung, das Wohlbefinden, Entspannung, Lebensfreude und Ruhe. Ätherische Öle bewirken u.a. eine Reduktion von Stress und somit eine Stärkung des Immunsystems (Löseke, 2017). Die Vermischung der Begrifflichkeiten Aromatherapie/Aromapflege geschieht im täglichen Sprachgebrauch sehr häufig. Therapien (Heilbehandlung) sind in Deutschland Ärztinnen und Ärzten sowie Heilpraktikerinnen und Heilpraktikern vorbehalten, mit der Ausnahme von Hebammen für den Bereich der Geburtshilfe.

Das heißt, Pflegefachkräfte dürfen keine Anwendung mit ätherischen Ölen in Form von oraler oder rektaler Verabreichung durchführen sowie in Konzentrationen, die dem Arzneimittelrecht unterliegen. Aromapflege ist dann unproblematisch, wenn der Betroffene in das Verfahren einwilligt, der Arbeitgeber das Produkt zur Verfügung stellt und eine entsprechende Dokumentation erfolgt ist. Rechtlich problematisch wird es, wenn ätherische Ölmischungen vom Pflegepersonal eigenständig hergestellt werden (Bundesamt für Verbraucherschutz und Lebensmittelsicherheit, 2021).

Wirkung der ätherischen Öle

Die ätherischen Öle können über verschiedene Wege in den Körper gelangen, um dort ihre therapeutische Wirkung zu entfalten (Steflitsch et al., 2021):

- **Nase**: Alles, was uns an Gerüchen in die Nase steigt, dringt ohne Umwege zum Zwischenhirn vor und wirkt dort unmittelbar auf das limbische System. Dies ist der älteste Teil unseres Gehirns, der eine wichtige Rolle beim Entstehen von Gefühlen spielt. Mit jedem Atemzug werden Millionen Riechzellen stimuliert, die über das Hirn und die Nervenbahnen Impulse an das Hormon- und Immunsystem weitergeben
- **Haut und Lymphsystem**: Ätherische Öle sind „fettliebend", das heißt sie sind in Fett löslich. Die Wirkstoffe der ätherischen Öle können leicht die Zellmembran durchdringen und gehen von dort ins Blutgefäßsystem über. Ätherische Öle werden bis auf wenige Ausnahmen nur verdünnt auf die Haut aufgetragen.

Zusammenhang (Psycho-)edukation und Aromapflege bei Schmerzen

Die Aromapflege gehört zu den nicht-medikamentösen Interventionen zur Schmerzlinderung und soll immer als ein ergänzendes und unterstützendes Angebot zur Schmerztherapie verstanden werden. Ätherische Öle können gerade bei akuten und chronischen Schmerzen sehr sanft und schonend eingesetzt werden. Dabei orientiert sich die Aromapflege an den individuellen Bedürfnissen des Menschen, wobei hier vor allem die Selbstheilungskräfte angeregt werden.

Schon im 18. Jahrhundert sah Pfarrer Kneipp die Wichtigkeit eines ganzheitlichen Gesundheitskonzepts. Dazu gehören auch u.a. die Pflanzenheilkunde und die Ordnungstherapie. Eine einheitliche Definition zur Ordnungstherapie gibt es nicht. Heute sehen wir die Wichtigkeit der Ordnungstherapie vor allem in Edukationsmaßnahmen gerade im Bereich Aromapflege in Bezug auf Schmerz aus pflegerischer Perspektive (Schmiedel, 2017).

So haben Betroffene die Möglichkeit, selbst etwas gegen ihre Schmerzen zu tun und sich aktiv am Heilungsprozess zu beteiligen. Der/die Betroffene gilt als Experte/Expert_in. Die Edukation im Kontext Aromapflege als ergänzendes Behandlungsverfahren dient der Stärkung der aktiven Krankheitsbewältigung durch Förderung des Verständnisses und der subjektiven Verarbeitung des Krankheitsgeschehens in Bezug auf den Schmerz:

- Unterstützung von Selbstverantwortung und Autonomie,
- Förderung des Gesundheitsverhaltens.

(Psycho-)edukation und Patient_inneninformation werden in vielen Leitlinien zur evidenzbasierten Behandlung somatischer und psychischer Erkrankungen ausdrücklich empfohlen (Arbeitsgemeinschaft der Wissenschaftlichen Medizinischen Fachgesellschaften (AWMF), 2017). (Psycho-)edukation wird dabei nicht als reine Wissensvermittlung definiert, sondern als systematische didaktisch-psychotherapeutische Intervention, die Patientinnen und Patienten sowie ihre Angehörigen über die jeweilige Erkrankung und die Therapiemöglichkeiten informiert und den selbstverantwortlichen Umgang mit der Krankheit fördert und sie bei der Krankheitsbewältigung unterstützt (Bäuml & Pitschel-Walz, 2008). Diesen Ansatz verfolgt auch die Aromapflege.

Um Betroffenen eine aktive und partnerschaftliche Entscheidungsfindung in der Therapiegestaltung zu ermöglichen und sie so zu Expert_innen ihrer Krankheit zu machen, setzt das von Seiten der durchführenden Pflegefachkraft eine Haltung voraus, die den/die Betroffenen als Kooperationspartner_innen wertschätzt und ihm/ihr die entscheidende Kompetenz zur Problemlösung zuweist. Es muss dabei respektvoll auf die subjektive Krankheitstheorie des Betroffenen eingegangen und diese dann schrittweise in Richtung eines biopsychosozialen Modells erweitert werden (Sirsch et al., 2021).

Verstehen Betroffene ihre Diagnose nicht, so erweist sie sich für die weitere Behandlung als weitgehend nutzlos (Doherty et al., 2013). Sie erkennen den Sinn der Therapie nicht und werden sich nicht adhärent verhalten, wenn sie nicht ihrer subjektiven Krankheitstheorie entspricht. Ziel der (Psycho-)edukation sowie den nicht-medikamentösen Interventionen z. B. Aromapflege ist hier, die Betroffenen in ihrer Rolle als Expert_innen anzusprechen und ihnen im Rahmen differenzierter Lerneinheiten aktuelle Forschungsergebnisse, Ursachen, mögliche psychophysiologische Zusammenhänge und Behandlungswege ihrer Erkrankung verständlich zu erläutern (Wachter, 2016). Entlastende Grundbotschaften in der (Psycho-)edukation in Bezug auf die Aromapflege sollen sein:

- Jeder Schmerz ist echt.
- Schmerzen können auch ohne Schädigungen sehr heftig sein.
- Informationen sind ein sehr wirksames Mittel gegen Schmerzen.
- Einflussnahme ist möglich.

8.1.1 Wirkungsweise ätherischer Öle bei Schmerzen

Ätherische Öle wirken körperlich und psychisch, wie nachfolgend dargestellt:

- **Körperlich:** antibakteriell, antiviral, antimykotisch, hautpflegend, hautreizend, zellregenerierend, krampflösend, schmerzlindernd, hustenreizlindernd, hustenlösend, verdauungsfördernd, durchblutungsfördernd, wärmend, kühlend.
- **Psychisch:** konzentrationsfördernd, entspannend, schlaffördernd, ausgleichend, angstlösend, stressreduzierend, öffnend, stärkend, euphorisierend, aphrodisierend.

Auch die **Ausschüttung von Neurotransmittern** (Botenstoffen) kann durch ätherische Öle angeregt werden. **Endorphine** (Glückshormone) werden in der Hypophyse gebildet. Sie können euphorisierend auf unsere Psyche und dadurch schmerzlindernd auf die Körperebene einwirken. Folgende Öle bewirken eine Endorphinausschüttung: Jasmin-Absolue, Muskatellersalbei, Ylang-Ylang, Patchouli.

Encephaline werden im Thalamus produziert. Sie fördern Lebensfreude sowie (Selbst-)Vertrauen und gleichen Stimmungsschwankungen aus. Hierzu genutzt werden können: Grapefruit, Muskatellersalbei, Rose, Rosengeranie.

Noradrenalin wird vom Locus caeruleus weitergeleitet, macht wach und aktiv, hilft gegen Antriebschwäche und stärkt ganz allgemein das Immunsystem. Hier können folgende Öle genutzt werden: Lemongrass, Rosmarin, Wacholderbeere, Ingwer, Kardamom.

Serotonin wird im Raphus nucleus gebildet. Es fördert Ruhe, Entspannung und Ausgeglichenheit, mindert Angst und Zorn sowie Reizbarkeit und wirkt sehr ausgleichend. Es werden nachfolgende Öle genutzt: Lavendel, Majoran, Neroli, Kamille, Vanille.

Dopamin wird im ZNS produziert, vermittelt positive Gefühle, gibt uns Antrieb, Motivation, stärkt unsere Aufmerksamkeit und Kreativität. Hier kommen folgende Öle zum Einsatz: Lemongrass, Litsea, Eukalyptus citr., Melisse.

Gamma-Aminobuttersäure binden sich an die GABA Rezeptoren in den Nervenzellen. Sie wirken beruhigend und fördern das Einschlafen. Es wird hier Jasmin genutzt.

Menthol und Pfefferminzöl blockieren den GABA Rezeptor. Sie machen deshalb wach und aktiv.

Acetylcholin steuert die Erregungsübertragung von Nervenimpulsen auf Muskelfasern, trägt zur Gedächtnisbildung bei – v.a. bei Alzheimer Demenz. Genutzt werden können Lavendelsalbei und Melisse (Steflitsch et al., 2021).

8.1.2 Umgang mit ätherischen Ölen

Ätherische Öle entfalten ihre Wirkung über den Geruchssinn und über Hautkontakte durch Einreibungen, Kompressen oder Bäder. Bei allen Anwendungen ist es wichtig, dass nur 100 % naturreine ätherische Öle zum Einsatz kommen (Steflitsch et al., 2021). „Naturidentische“ oder „synthetische“ Duftöle finden in der Aromapflege bzw. Aromatherapie keine Verwendung. Ein gutes ätherisches Öl kann man schon an den Angaben auf dem Etikett erkennen. Folgende wichtigen Angaben sollte man immer auf der Flasche und/oder in der Preisliste finden:

- „100 % reines ätherisches Öl“ nicht: „naturidentisch“ (= synthetisch!) oder „Parfümöl“
- Lateinische botanische Bezeichnung der Herkunftspflanze, um Verwechslungen mit anderen Arten zu vermeiden
- Ursprungsland (eindeutiger Staat), da die Öle je nach Herkunft variieren können
- Angabe des Pflanzenteils, aus dem das Öl gewonnen wurde, wenn Varianten möglich sind, da die Wirkung verschieden sein kann (z. B. Blätter, Rinde)
- Exakte Füllmenge in ml oder g
- Angaben über den Anbau aus kontrolliert-biologischem Anbau, aus Wildsammlung oder aus konventionellem Anbau (rückstandsgeprüft!)
- Gewinnungsverfahren: bei Extraktion sollte das Lösungsmittel genannt sein und ob das Öl rückstandskontrolliert ist
- Genaue Angabe des Zusatzes und des Mischungsverhältnisses in Prozent bei zähflüssigen Ölen (z. B. Benzoe Siam, Mimose oder Tonka), die oft mit Weingeist (Alkohol) oder Jojoba-Öl versetzt werden, um sie anwendungsfreundlicher zu machen
- Ggf. ein Trägeröl in Prozent, sehr teure Öle (z. B. Iris) werden auch verdünnt angeboten
- Chargennummer (Kontrollnummer), über die das Öl bei Beanstandungen identifizierbar ist

- Vermerk: „zur Wohnraumaromatisierung" oder „Für die Aromapflege".

In Deutschland darf keine Therapieform angegeben sein, sonst wäre es ein Arzneimittel (Steflitsch et al., 2021).

Haltbarkeit und Aufbewahrung der ätherischen Öle

Die Haltbarkeit der ätherischen Öle ist von verschiedenen Faktoren abhängig, z. B. Herstellung, Lagerung, Pflanzenart etc.:
- Zitrusöle: 1 Jahr
- Koniferenöle (z. B. Nadelöle): 1 Jahr
- Blütenöle (z. B. Lavendel, Rose): 3 Jahre (oder länger, je nach Öl)

Für die Aufbewahrung sind folgende Aspekte bedeutsam:
- Aufbewahrung in braunen, blauen oder violetten Glasbehältern
- Ätherische Öle in Glasflaschen aufbewahren, da sie Kunststoffe angreifen
- Ätherische Öle kühl, trocken und lichtgeschützt lagern (aber nicht im Kühlschrank)
- Geruchs- und/oder Konsistenzveränderungen sind Anzeichen, dass das ätherische Öl nicht mehr haltbar ist.

Anwendung und Dosierung ätherischer Öl

Ätherische Öle dürfen bis auf wenige Ausnahmen **nicht pur auf die Haut** aufgetragen werden. Da sie sich nicht mit Wasser verbinden, sondern fettlöslich sind, müssen sie mit einer Substanz, einem Emulgator, gemischt werden. Als Emulgatoren eignen sich Sahne, Milch, Honig, Salz, fette Öle (z. B. Mandelöl, Aprikosenkernöl, Johanniskrautöl, Jojoba-Öl), Alkohol.

Bei Waschungen wird zuerst das ätherische Öl beispielsweise in Milch verrührt und dann erst ins Waschwasser gegeben. Bei Einreibungen wird das ätherische Öl mit einem fetten Öl, z. B. Mandelöl, süß vermischt.

Merke

Kontakt mit den Augen und Schleimhäuten vermeiden!

Allgemeine Dosierungen:
- Duftlampe: maximal 10 Tropfen ätherisches Öl mit Wasser (abhängig von der Art des Öles und von der Raumgröße)
- Inhalation: 1 Tropfen ätherisches Öl in 1 Liter abgekochtes heißes Wasser
- Teilbäder (z. B. Fußbad): maximal 4 Tropfen ätherisches Öl in einem Emulgator (z. B. 1 Essl. Milch oder Sahne) vermischen, dann ins Wasser geben
- Vollbäder: maximal 10 Tropfen ätherisches Öl in einem Emulgator (z. B. 1/2 Becher Sahne) vermischen, dann ins Wasser geben
- Waschung: maximal 2–4 Tropfen ätherisches Öl in einem Emulgator (z. B. 1/2 Becher Sahne) vermischen, dann ins Wasser geben
- Gesichtsöl: 5–10 Tropfen ätherisches Öl in 100 ml Trägeröl, z. B. Aprikosenkernöl
- Massageöl: 10–25 Tropfen ätherisches Öl in 100 ml Trägeröl, z. B. Mandelöl süß

Verträglichkeits-Test

Jeder Mensch verträgt bestimmte Substanzen unterschiedlich. Dies gilt auch für ätherische Öle. Deshalb sollte man vorher einen kleinen Hauttest vornehmen, um evtl. Reizungen oder Irritationen zu vermeiden. Dazu nimmt man 2–3 Esslöffel eines fetten Basis-Öls, in das man 1 Tropfen ätherisches Öl mischt und davon etwas am Unterarm verreibt. Sofern Reaktionen auftreten, sollte man auf die Verwendung dieses Öles verzichten.

8.1.3 Warnhinweise und Kontraindikationen für ätherische Öle

Eine Überdosierung oder die falsche Anwendung ätherischer Öle kann folgende Auswirkungen haben (Steflitsch et al., 2021):
- Schädigend auf das Nervensystem (neurotoxisch)

- Schädigend auf die Leber (lebertoxisch)
- Fehlgeburt auslösend (abortiv)
- Hautirritationen (vor allem Zitrusöle in Verbindung mit warmem Wasser)
- Allergien durch Überdosierung ätherischer Öle und Verunreinigungen durch synthetische Stoffe
- Stimmritzenkrampf durch Pfefferminz-Öl bei Säuglingen und Kleinkindern
- Starkes Frieren durch Überdosierung von kutan (auf der Haut) angewendetem Pfefferminzöl

Einige ätherische Öle dürfen bei bestimmten Erkrankungen und in verschiedenen Lebensphasen **nicht angewendet** werden (**Tabelle 8-1**):

8.2 Ätherische Ölmischungen bei Schmerzen

Nachfolgend wird dargestellt, welche Öle für bestimmte Schmerzzustände eingesetzt werden können (u.a. Löseke, 2017).

- **„Alles tut weh“:** 50 ml Johanniskrautöl, 10 Tropfen Orange, 5 Tropfen Lavendel fein, 10 Tropfen Tonka, 5 Tropfen Zeder
- **Schmerzen/Verspannungen:** 50 ml Johanniskrautöl, 10 Tropfen Cajeput, 10 Tr. Win-

Tabelle 8-1: Kontraindikationen bei ätherischen Ölen

Kontraindikation	Öl	Erläuterung
Brustkrebs	Angelikawurzel, Fenchel süß, Muskatellersalbei, Vetivier, Anis, Kümmel, Salbei, Zypresse	Diese Öle haben eine hormonähnliche Wirkung und sollten bei Brustkrebs gemieden werden.
Epilepsie	Fenchel süß und bitter, Muskatnuss, Kampfer, Pfefferminze, Rosmarin, Salbei, Ysop	Diese Öle können die Bereitschaft, einen epileptischen Anfall zu erleiden bei empfindlichen Menschen erhöhen und dürfen auch in der Duftlampe nicht angewendet werden.
Homöopathische Behandlung	Eukalyptus, Kamille, Kampfer, Minze	Diese Öle können die Wirkung von homöopathischen Arzneimitteln beeinflussen.
Schwangerschaft	Anis, Basilikum, Cistrose, Dill, Eisenkraut, Kalmus, Kampfer, Koriander, Kümmel, Majoran, Muskatellersalbei, Muskatnuss, Myrrhe, Nelkenbaum, Oregano, Petersilie, Rosmarin, Salbei, Schafgarbe, Schopflavendel, Sellerie, Thymian thymol, Wacholder, Ysop, Zeder, Zypresse	Diese Öle sollten während der Schwangerschaft nicht innerlich eingenommen werden, außerdem nicht in Bädern und in höherer Konzentration in Körper- und Massageölen verwendet werden. Für Inhalationen sind sie ebenfalls nicht geeignet.
Säuglinge und Kleinkinder bis sechs Jahre	Basilikum CT. Kampfer, Kampfer, Katzenminze, Kreuzkümmel, Muskatnuss, Petersilie, Rosmarin Ct. cineol, Salbei, Schopflavendel, Zeder, Zimtrinde, Eukalyptus polypraktea Ct. cineol und alle stark mentholhaltigen ätherische Öle wie Pfefferminze, Eukalyptus polypraktea. Außerdem alle Öle der Auflistung „mit giftiger Wirkung.“	Bei Säuglingen unter sechs Monaten sollten grundsätzlich keine ätherischen Öle angewendet werden.

Tabelle 8-1: *Fortsetzung*

Kontraindikation	Öl	Erläuterung
Hautreizungen und Allergien auslösende ätherische Öle	Anis, Alant, Arnika, Basilikum, Bohnenkraut, Cassia, Eisenkraut, Fenchel, Kreuzkümmel, Lemongras, Muskatnuss, Nelke, Oregano, Pfefferminze, Rosmarin, Spearmint, Tea-Tree, Thymian Ct. thymol, Zimtrinde, alle Zitrusöle wie Zitrone, Bergamotte, Clementine	Diese Öle dürfen nur in sehr geringer Dosierung auf der Haut aufgetragen werden. Zitrusöle in Verbindung mit warmem Wasser sind hautreizend.
Die Lichtempfindlichkeit der Haut erhöhende ätherische Öle	Angelika, Eisenkraut, Fenchel süß und bitter, Karottensamen, Petersilie, Schafgarbe, alle Zitrusöle, besonders Bergamotte	Diese Öle erhöhen in Verbindung mit UV-Strahlen (Sonne und Solarium) die Lichtempfindlichkeit der Haut und es kann zu Verbrennungen mit Blasenbildung und Schwellung kommen. Nach Verwendung dieser Öle UV-Strahlen ca. 12 Stunden meiden.
Giftige ätherische Öle: (sind in der Regel nicht käuflich zu erwerben)	Beifuß, Bittermandel, Boldoblätter, Fenchel bitter, Indischer Kalmus, Poleiminze, Rainfarn, Sassafrass, Sadebaum, Thuja, Weinraute	Diese Öle können innerlich eingenommen, in Bädern und in höherer Konzentration in Körper- und Massageölen zu allgemeinen Vergiftungserscheinungen wie Übelkeit, Erbrechen oder Benommenheit führen. Des Weiteren bestehen generell Einschränkungen und Dosisanpassungen bei allen ätherischen Ölen für alte Menschen, Schwangere, Säuglinge und Kleinkinder oder für Menschen mit Organschäden (Leber, Niere).

tergrün, 3 Tropfen Lemongrass, 3 Tropfen Pfeffer schwarz, 3 Tropfen Lavendel fein, 3 Tropfen Thymian thymol, 3 Tropfen Rosmarin campher, 3 Tropfen Tonka.

- **Gelenkschmerzen**: 50 ml Johanniskrautöl, 10 Tropfen Cajeput, 5 Tropfen Mandarine rot, 5 Tropfen Wintergrün, 5 Tropfen Lavendel fein, 4 Tropfen Zimtrinde (wärmend) oder 4 Tropfen Pfefferminze (kühlend).
- **Zuckerpeeling** bei Polyneuropathie: 100 g Zucker, 50 ml Johanniskrautöl, 5 Tropfen Zitrone, 5 Tropfen Rosmarin cineol. Betroffene Bereiche vorsichtig einreiben und mit warmem Wasser abspülen; im Kühlschrank aufbewahren, da der kühlende Effekt die Wirkung verstärkt. Wenn Zucker zu grob ist, Salz oder Kaffeemehl verwenden.
- **Retterspitz Entspannungsöl** 100 % oder Entspannungsroller®, (Thymol, Zitronenöl, Bergamottöl, Orangenblütenöl, Arnikatinktur, Weinsäure, Citronensäure-Monohydrat, Alaun, Hühnerei denaturiert, gehärtet, keimfrei, medizinische Seife, Macrogolglycerolhydroxystearat, Ethanol). Indikationen: Muskel- und Nervenschmerzen, Katarrhe der oberen Luftwege, Magen-Darm-, Gallenbeschwerden.
- **Aconit Schmerzöl®** (blauer Eisenhut, Kampher, Lavendelöl). Indikationen: Muskelverspannungen, Gelenkschmerzen, Neuralgien.

Wirkung: wärmend, lindert Muskel- und Gelenkschmerzen, regt die periphere Durchblutung an, entspannt chronische Verspannungen.

Die Inhalte wurden von der Verfasserin nach bestem Wissen erstellt und geprüft. Sie bieten jedoch keinen Ersatz für eine kompetente medizinische Beratung. Die Anwendung der ätherischen Öle beruht ausschließlich auf eigener Verantwortung. Die Autorin haftet nicht für eventuell eintretende Schäden.

Literatur

Arbeitsgemeinschaft der Wissenschaftlichen Medizinischen Fachgesellschaften (AMWF). (2017). S-3 Leitlinie *Nationale Versorgungsleitlinie Nichtspezifischer Kreuzschmerz* (Reg. nvl-007). https://register.awmf.org/assets/guidelines/nvl-007l_S3_Kreuzschmerz_2017-03-abgelaufen.pdf

Bundesamt für Verbraucherschutz und Lebensmittelsicherheit. (2021). *Rechtliche Rahmenbedingungen für Kosmetika*. https://www.bvl.bund.de/DE/Arbeitsbereiche/03_Verbraucherprodukte/03_AntragstellerUnternehmen/08_Rechtsvorschriften/01_Kosmetik/bgs_kosmetik_gesetzliche_grundlagen_node.html

Bäuml, J. & Pitschel-Walz, G. (2008). *Psychoedukation bei Depressionen*. Urban & Fischer.

Doherty, S., Knott, J., Bennetts, S., Jazayeri, M. & Huckson, S. (2013). National project seeking to improve pain management in the emergency department setting: findings from the NHMRC-NICS National Pain Management Initiative. *Emergency Medicine Australasia, 25*(2), 120–126.

Göbel, H. (2006). Oleum menthae piperitae (Pfefferminzöl) in der Akuttherapie des Kopfschmerzes vom Spannungstyp. *Schmerz, 30*, 295–310.

Löseke, E. (2017). Der Einsatz von Aromen auf einer Intensivstation. *Pro Vita, 21*, 27–30.

Molsberger, A., Diener, H-C., Krämer, J., Michaelis, J., Schäfer, H. Trampisch, H.J., Victor, N. & Zenz, M. (2002). GERAC-Studien zur Akupunktur: Modellvorhaben zur Beurteilung der Wirksamkeit. *Deutsches Ärzteblatt, 99*(26), A-1819/B-1539/C-1435.

Schmiedel, V. (2017). *Leitfaden Naturheilkunde*. Urban & Fischer.

Sirsch, E., Fischer, T., Löseke, E., Nestler, N., Paul, P. & Wolff, B. (2021). *Curriculum zum pflegerischen Schmerzmanagement*. Deutsche Schmerzgesellschaft. https://www.schmerzgesellschaft.de/fileadmin/2021/pdf/DS_Currciulum_Schmerzmanagement_Pflege_20102021_Screen.pdf

Steflitsch, W., Wolz, D. & Buchbauer, G. (2021). *Aromatherapie in Wissenschaft und Praxis*. Stadelmann Verlag.

Wachter, M. (2016). *Psychoedukation bei chronischen Schmerzen*. Springer.

Weiterführende Literatur

Braune, G., Adler, St., Fritsche, T., Grünewald, D., Heymann, A., Hoffmann, Eva., Knipprath, U., Löseke, E., Stege, U. & Urnauer, H. (2013). *Schmerztherapie Ein Leitfaden für Pflegende in der Praxis und Weiterbildung*. Kohlhammer.

Paul-Ehrlich-Institut. (2021). *Gesetz über den Verkehr mit Arzneimitteln – AGM*. https://www.pei.de/SharedDocs/Downloads/EN/service-en/law/arzneimittelgesetz.pdf?__blob=publicationFile&v=2

Werner, M. & von Braunschweig, R. (2020). *Praxis Aromatherapie*. Haug.

Zimmermann, E (2022). *Aromatherapie für Pflege- und Heilberufe, Kursbuch zur Ausbildung und Praxis*. Haug.

9 Musik als Form der Ablenkung

Gudrun Loos

Musik gehört zu unserem Leben und begleitet uns im Alltag bei vielen Gelegenheiten. Jeder kennt Musik und wird von ihr unterschiedlich angesprochen. Musikhören ermöglicht, dass sich Millionen Nervenzellen neu verknüpfen, wodurch zum Beispiel Emotionen erlebt und Erinnerungen wachgerufen werden können. Die Gehirnforschung konnte bereits aufzeigen, wie veränderbar unser Gehirn bis ins hohe Alter ist und welchen Einfluss Musik in diesem Prozess hat. Musik, in Form von Musikhören, Musizieren, Singen oder Tanzen zeichnet sich durch ihr breites Wirkspektrum aus, worunter auch die Ablenkung zählt. Dieser Beitrag soll Musik besser ins Bewusstsein bringen und dazu ermuntern, sie öfter zur Ablenkung einzusetzen.

9.1 Ablenkung

Ablenkung und Aufmerksamkeit sind stark miteinander verwoben und bedingen sich gegenseitig. Zum einen kann Ablenkung den Schmerz reduzieren, jedoch verstärkt diese wiederum gezielte Aufmerksamkeit. Die Verminderung von Schmerzen erfolgt nur dann durch Ablenkung, wenn die gesamte Aufmerksamkeit auf andere Reize umgeleitet wird. Ablenkungen, die viele Sinne ansprechen, sind am effektivsten (Morof Lubkin, 2002). Methodisch gesehen gibt es viele Möglichkeiten, sich mit Musik abzulenken, egal ob sie passiv oder aktiv erfolgen. Dabei wird die Aufmerksamkeit auf die Musik gelenkt und folglich der Sinnesreiz Musik so verstärkt, dass es zur Ablenkung kommt. Hierbei wird die Konzentration auf etwas Angenehmes, die Musik gerichtet, wodurch der Schmerz nicht mehr im Mittelpunkt steht (Morof Lubkin, 2002). „Auf diese Weise wird der Schmerz als weniger intensiv, erträglicher und akzeptabler wahrgenommen“ (Morof Lubkin, 2002, S. 265). Somit reduziert die Ablenkung mit Musik die Schmerzintensität. Neben dem Zusammenhang zwischen Ablenkung und Aufmerksamkeit gibt es ebenfalls noch den Zusammenhang zwischen Ablenkung und Entspannung. Auch hier ist keine klare Trennung möglich, denn Musikhören oder die Anleitung zur aktiven Ausübung kann sowohl zur Ablenkung dienen als auch eine entspannungsfördernde Wirkung erzielen (Besendorfer, 2009). Wie zahlreiche andere Strategien auch, so ist das Ziel der Ablenkung durch Musik den Teufelskreis zwischen Schmerz und Angst zu durchdringen.

In einem Artikel von Valet et al. (2004) wird bildlich dargestellt, wie unser Gehirn auf Schmerz und Entspannung/Ablenkung reagiert. In MRT-Aufnahmen sind verschiedene aktive schmerzverarbeitende Areale zu erkennen, wenn der Schmerz bewusst wahrgenommen wird. Und es ist erkennbar, wie sich die cerebrale Aktivierung nach einer Entspannung/Ablenkung verhält. Es ist deutlich zu erkennen, dass bei Ablenkung, eventuell durch Musik, die Aktivität in diesen Arealen wirksam abnimmt. Damit ist ersichtlich, dass Ablenkung den Schmerz positiv beeinflussen kann.

9.2 Musik

Musik ist eine zentral wirkende, nicht-medikamentöse Anwendung und gehört zu den ältesten Heilmitteln in der Medizin. Bereits schon in den alten Hochkulturen, bei Naturvölkern „bis zur griechisch-römischen Antike ist der Gebrauch von Musik in der Heilkunde bezeugt.“ (Bernatzky & Kreutz, 2015, S. 18). Unter musikalischen Aktivitäten zählen neben dem Musikhören auch das Musizieren, Singen und Tanzen. Musik ist vielseitig, sie bewegt und bringt Menschen zusammen, ist ausdrucksstark und kann Empfindungen und Assoziationen hervorrufen. Musikalische Handlungen verändern den Kontext zum Denken, Fühlen und Handeln oder zu unserer Umwelt. Befindlichkeiten werden beeinflusst, das zeigt sich zum Beispiel darin, dass das Wohlbefinden gesteigert, die Schmerzintensität gemindert oder gesunde Anteile im Menschen gestärkt werden können (Bernatzky & Kreutz, 2015).

9.3 Musik und Medizin

In den letzten Jahren haben sich Musik und Medizin in einigen Gebieten durch Forschungsaktivitäten angenähert. Früher galt nur die Musiktherapie als einzige Verbindung. Heute kommt noch die Musikmedizin, Musik im Krankenhaus, die Musikermedizin und die Musikphysiologie hinzu. In der Musikmedizin wird die kürzer- und längerfristige Wirkung des Musizierens und Musikhörens untersucht (Bernatzky & Kreutz, 2015). Musikmedizin und Musiktherapie sind zwei Formen, welche für die Ablenkung ausschlaggebend sind. Im weiteren Verlauf wird primär auf die Musikmedizin eingegangen.

9.3.1 Musikmedizin

Musikmedizin setzt vorwiegend auf die Wirkung einzelner Musikstücke auf den Menschen. Dies hat nichts gemein mit der Musiktherapie, jedoch gibt es immer wieder Überschneidungen. Bei der Musikmedizin geht es allein um die Wirkung, die von der Musik selbst ausgeht, ohne eine notwendige therapeutische Beziehung. „Musikmedizin ist die Einbeziehung von Musik in die schulmedizinische Behandlungskonzeption“ (Decker-Voigt et al., 2020, S. 39). In der Musikmedizin gilt die Musik mit ihren Parametern Tempo, Rhythmus, Lautstärke, Harmonie, Melodieverlauf etc. als Non-Pharmakon (Bernatzky, 2013). Durch das Hören von Musik z.B. vor oder während medizinischer Eingriffe werden neben einer schmerzlindernden und angstreduzierenden Wirkung noch weitere Effekte erzielt (Thrane et al., 2019). Im medizinischen Kontext sind weitere ökonomische Effekte der verminderte Verbrauch von Medikamenten in der Prä- und Postmedikation mit Benzodiazepinen, Sedativa oder Analgetika (Thrane et al., 2019), die Verkürzung der „stationären Verweildauer nach Operationen oder die Steigerung der Effektivität und Produktivität im Mitarbeitereinsatz“ (Sprintge, 2015, S. 72). Musikmedizin wurde in den letzten Jahren im Bereich der Schmerzbehandlung weitreichend erforscht. Hierbei ergaben sich positive Wirkungen des therapeutischen Musikhörens bei Depressionen, Angst, medizinischen Eingriffen, diagnostischen Untersuchungen, Zahnbehandlungen und im Wartebereich von Patient_innen. Die Verwendung von medicofunktionaler (anxioalgolytischer) Musik (Sprintge, 1986) ist neben der Chirurgie und Anästhesie unter anderem auch in der Schmerzmedizin, Palliativmedizin oder Intensivmedizin anerkannt, um nur einige zu nennen (Sprintge, 2015).

9.3.2 Wirkungsweise von Musik

Die Wirkungsweise auf jede Person ist vielseitig. Das lässt sich dadurch erkennen, dass Musik verschiedene Regionen im Gehirn anregt. Zunächst wird die Hörrinde aktiviert, dazu kommen der Hippocampus und der präfrontale Cortex. Hirnregionen, die in Zusammenhang mit Belohnung und Emotionen stehen, werden stimuliert, dabei sind es nicht nur allein die positiven Emotionen. Sogar auf motorische Hirnstrukturen wirkt sich

Musik aus. Zuletzt vermag Musik über unseren Hypothalamus auf die hormonelle und autonome Steuerung einzuwirken (Swaab, 2017). Im Gehirn gibt es kein Areal, das nur für die Musik da ist. Egal, ob es der Rhythmus oder die Melodien sind, es wird ein weitverzweigtes Netzwerk angesprochen. Und ob wir eine bestimmte Art von Musik mögen, hängt von unseren musikalischen Erfahrungen ab. Vor allem die Zeit der Adoleszenz ist dafür prägend. Unser Gehirn fällt in Sekunden ein Urteil über die Musik, welche wir hören. Bei einem positiven Urteil werden chemische Botenstoffe ausgeschüttet, die uns ein angenehmes Gefühl vermitteln (Swaab, 2017). Im weiteren Verlauf senkt sich der Stresspegel und der Cortisolspiegel, aber nur wenn die Musik als angenehm empfunden wird. Beim gemeinsamen Singen mit anderen wird der Spiegel von ACTH gesenkt. Zum Beispiel konnte gezeigt werden, dass sich der Oxytocinspiegel bereits nach einer Gesangsstunde von dreißig Minuten erhöht. Musik hat auch Einfluss auf das Dopamin-Belohnungssystem (Swaab, 2017). Insgesamt kann Musik in einer entspannenden Atmosphäre oder beim Musizieren mit Anderen die Stimmung, Stress und Angst verbessern und sogar ins Belohnungssystem einwirken. Musik kann wiederum aber auch Stresshormone, Cortisol, ACTH und Noradrenalin ansteigen lassen. Der kleine Überblick in **Tabelle 9-1** lässt erkennen, in wie vielen Arealen Musik wirken kann und auch, dass es einen entscheidenden Unterschied gibt zwischen angenehmer und unangenehmer Musik.

Diese Beispiele zeigen, dass Musik physische Zustände wie Fußschmerzen oder postoperative Schmerzen und psychische Zustände wie Angst oder Wohlbefinden beeinflussen kann (Flecker, 2014).

9.3.3 Musik bei Schmerzen

Musik kommt als nicht-medikamentöse Schmerztherapie zur Unterstützung bei akutem und chronischem Schmerz zum Einsatz. Sie setzt vor allem an der Stressreaktion und der

Tabelle 9-1: Beispiele medizinischer durch Musik beeinflusste Variablen (adaptiert aus Flecker, 2014, S. 67).

Variable	Effektgröße	Variable	Effektgröße
Fußschmerzen	<3,28	Dauer der Entbindung	0,99
Atmung bei Kindern	3,15	Wahrgenommene Zufriedenheit	0,99
Puls bei Zahnpatienten	3,00	Mit Abreibung verbundener Schmerz	0,96
Gebrauch von Schmerzmitteln bei Zahnpatienten	2,49	Hilflosigkeit bei Zahnpatienten	0,94
EMG	2,38	Gehgeschwindigkeit bei Schlaganfallpatienten	0,94
Blutdruck bei Zahnpatienten	2,25	Blutdruck bei Operationen	0,82
Angst bei Herzpatienten	1,77	Schreie von Neugeborenen	0,71
Intensität von Kopfschmerzen	1,76	Gewichtzunahme bei Neugeborenen	0,71
Schmerzen bei Brandwunden	1,52	Befindlichkeit von Krebspatienten	0,67
Post-operativen Schmerzen	1,49	Physisches Wohlbefinden	0,51
Entspannung bei Entbindung	1,32	Schlaf bei Herzoperationen	0,42

Schmerzverarbeitung an. „Durch Musik werden neben der direkten Auflösung von Schmerz, Angst und Stress das Erleben und die Bewertung von Schmerzen im zentralen Nervensystem (ZNS) verändert“ (Decker-Voigt & Weymann, 2021, S. 549), insbesondere durch die Aktivierung des Belohnungssystems im Gehirn. Das Bewusstsein wird so sehr beschäftigt, dass andere Reize, wie der Schmerz, kaum oder nicht mehr wahrgenommen oder verarbeitet werden. Das Einspielen oder Hören von angenehmer oder unangenehmer Musik aktiviert das limbische System. Dieses System ist tatkräftig an der Schmerzwahrnehmung beteiligt, es bildet die gefühlsbetonten Bestandteile der Wahrnehmung von Reizen ab, die den Körper potenziell oder tatsächlich schädigen. Sogar die muskelentspannende Wirkung wird beeinflusst. Außerdem kann eine subjektive Einschätzung zum bestehenden Schmerz durch den Musikreiz verändert werden. So kann Musik dazu beitragen, dass Situationen als weniger schmerzhaft beurteilt oder wahrgenommen werden können (Decker-Voigt & Weymann, 2021). Musik stimuliert dopaminerge Systeme, wodurch endogene Opioide ausgeschüttet werden. „Diese beeinflussen absteigende Schmerzregulierungssysteme“ (Ernsten et al., 2019, S. 101), was dazu beitragen kann bereits im Rückenmark die nozizeptive Antwort zu hemmen. Hier wird sichtbar, dass Musik auf viele Arten einsetzbar ist und viele Regionen des Gehirns beeinflusst. Bei diagnostischen Untersuchungen oder operativen Eingriffen wird Musik dazu genutzt, eine beruhigende, stressabbauende, ablenkende, anxiolytische oder analgetische Wirkung zu erlangen; nachweisbar durch die Reaktionen des Körpers, indem sich Blutdruck, Puls, Atemfrequenz, Temperatur, Muskelspannung und der Cortisolspiegel verändern. Das Wirkungsprofil von Musik erstreckt sich jedoch noch weiter über Schlaf fördernd, anregend, kontemplativ, konzentrationsfördernd, Vigilanz steigernd und psychisch stimulierend, was jedoch nicht auf Vollständigkeit beruht (Thrane et al., 2019). Um zu zeigen, wie bei Stress positive Effekte erzielt werden können, wird hier kurz und mit einfachen Worten das Beispiel Musik zur Entspannung beschrieben: Zur Entspannung wird angenehme, ruhige Musik gewählt, dadurch verlangsamt sich der Herzschlag und der Blutdruck wird gesenkt, der Körper beruhigt sich und die Gedanken können sich auf die Musik konzentrieren. Durch diese Aufmerksamkeitsfokussierung kann es zur Dämpfung der Schmerzwahrnehmung kommen.

9.3.4 Ergebnisse aus der Forschung und Praxis

Forschung und Praxis belegen, dass Musik das Erleben und die Bewertung von Schmerz verändert (Salimpoor et al., 2009; Zatorre, 2013). Untersuchungen zeigten, dass Musikhören ein breites Spektrum an Effekten erzielen kann. So verbessert sich die Laune und der Körper schüttet schmerzlindernde Endorphine aus. Forscher_innen aus Schweden stellten fest, dass Personen, welche während oder direkt nach der Operation Musik hörten, weniger Schmerzmittel benötigen (Bernard, 2015). Auch Wissenschaftler_innen aus Taiwan kamen zu einem ähnlichen Ergebnis. Hier wurde 126 Krebspatient_innen, 30 Minuten lang, wahlweise buddhistische Hymnen oder Folksongs vorgespielt. Diese Personen stuften ihre Schmerzen schwächer ein als Patient_innen, denen keine Lieder vorgespielt wurden (Bernard, 2015). „Eine Studie konnte zeigen, dass eine präoperative Musikbegleittherapie, in Kombination mit Entspannungsverfahren, negative Effekte von Stress reduzieren konnte und im weiteren Verlauf auch postoperativ mit einer Schmerzlinderung einherging“ (Ernsten et al., 2019, S. 101). Eine randomisierte kontrollierte Studie zeigte, dass Musik, welche die Proband_innen selber auswählen konnten, eine beträchtliche schmerzreduzierende Wirkung hatte. Dagegen war die positive Wirkung nicht garantiert, wenn die Musik nicht selbst gewählt werden konnte (Swaab, 2017). Diese Beispiele aus der Forschung geben nur einen kleinen Einblick und möchten unterstreichen, dass Musik gut einsetzbar ist.

9.4 Praktische Anwendungsbeispiele

Allgemein ist zu beachten: Als Einsatz zur Entspannung und Ablenkung kann Musikhören positiven Einfluss auf den Schmerz nehmen. Vor der Durchführung sollten die Patient_innen über das Vorgehen informiert werden, um Vorbehalte und Ängste zu reduzieren. Außerdem ist es wichtig, eine realistische Erwartungshaltung zu erzeugen. Zur Entspannung sollte eine angenehme, ruhige Musik gewählt und die Umgebungsbedingungen reizarm und störungsfrei gestaltet werden. Die Aufmerksamkeit geht zum Musikhören, der Schmerz tritt in den Hintergrund und der Körper kann sich entspannen, der Herzschlag wird langsamer und der Blutdruck gesenkt. Als Kontraindikation kann eine negative Einstellung zur Musik oder bestimmter Musikstücke gewertet werden. Komplikationen ergeben sich gegebenenfalls bei einer fehlenden Entspannung durch die Musik. Die Wirkung der Musik wird positiv bestärkt, wenn der/die Betroffene seine/ihre Lieblingsmusik wählen kann (Ernsten et al., 2019).

Beispiele aus der Praxis

Den Betroffenen ihre Lieblingsmusik wählen lassen und am besten über Kopfhörer abspielen. Wenn nötig, die Musik schon vor dem eigentlichen Ereignis beginnen, wie z.B. bei einem Verbandswechsel, wenn Patient_innen schon sehr aufgeregt sind und erst am Ende die Musik beenden oder noch eine kurze Zeit ausklingen lassen.

Zur Ablenkung von Kleinkindern können Kinderlieder vorgespielt oder vorgesungen werden. Sind Kinder in dem Alter selbst mitzusingen, sollten sie dazu angehalten werden. Denn Ablenkung, welche viele Sinne anspricht, ist effektiver, somit legt sich die Aufmerksamkeit weg vom Schmerz und hin zu den Liedern.

Eine eigene Playlist zu erstellen und diese Lieder anzuhören kann schon beachtliche Auswirkungen haben. Bereits Musikhören mit selbstausgesuchten Liedern verbessert die Laune und schüttet Endorphine aus, wie oben beschrieben.

9.5 Fazit

Musik, ein kurzes Wort mit einer weitreichenden, großen Wirkung. Ein Instrument der nichtmedikamentösen Schmerztherapie, welches unbedingt zum Einsatz kommen sollte. Nicht nur, weil sie nachweislich angstlösend und schmerzlindernd ist, sondern auch Balsam für die Seele sein und die Gesundheit positiv beeinflussen kann. Musik fördert das seelische und körperliche Wohlbefinden und kann alle Menschen erreichen, egal ob jung oder alt. Musik hören ist für jeden zugänglich, preiswert, wenig zeitaufwändig und ohne medizinische Nebenwirkungen. Musik erhöht die Selbstwirksamkeit und vermittelt ein Gefühl, selbst zur Genesung beizutragen. Positive Effekte gibt es auch vor und nach Operationen, welche genutzt werden sollten. Musikmedizin oder Musiktherapie kann keine Schmerzmittel ersetzen, jedoch ist die Musik eine wertvolle Ressource, die dazu beitragen kann, den Schmerzmittelbedarf zu senken.

Literatur

Bernard, E. (2015). Melodien für Körper und Geist. Gehirn und Geist. *Das Magazin für Psychologie und Hirnforschung, 1*, 38–43.

Bernatzky, G. (2013). Das »Musikament«. *Arzt & Praxis, 994*, 112–114.

Bernatzky, G. & Kreutz, G. (2015). *Musik und Medizin. Chancen für Therapie, Prävention und Bildung.* Springer Verlag. https://doi.org/10.1007/978-3-7091-1599-2

Besendorfer, A. (2009). *Interdisziplinäres Schmerzmanagement. Praxisleitfaden zum Expertenstandard Schmerzmanagement in der Pflege.* Kohlhammer Verlag. https://doi.org/10.17433/978-3-17-026460-1

Decker-Voigt, H.-H. & Weymann, E. (Hrsg.). (2021). *Lexikon Musiktherapie* (2. Aufl.). Hogrefe Verlag. https://doi.org/10.1026/02836-000

Decker-Voigt, H.-H., Oberegelsbacher, D. & Timmermann, T. (2020). *Lehrbuch Musiktherapie* (2. Aufl.). Ernst Reinhardt Verlag. https://doi.org/10.36198/9783838552958

Ernsten, L., Hepp, P., Fehm, T. & Schaal, N.K. (2019). Perioperative musikinduzierte Analgesie. *Der Schmerz, 33*(2), 100–104. https://doi.org/10.1007/s00482-018-0338-y

Flecker, J. (2014). *Die Bedeutung von Musik für die Gestaltung von Markenpersönlichkeit*. Springer Gabler Verlag. https://doi.org/10.1007/978-3-658-06742-7

Morof Lubkin, I. (2002). *Chronisch Kranksein. Implikationen und Interventionen für Pflege- und Gesundheitsberufe.* Hans Huber Verlag.

Salimpoor, V.N., Benovoy, M., Longo, G., Cooperstock, J.R. & Zatorre, R.J. (2009). The rewarding aspects of music listening are related to degree of emotional arousal. *PloS One, 4*(10), e7487. https://doi.org/10.1371/journal.pone.0007487

Spintge, R. (1986). Psychophysiologische Operations-Fitness mit und ohne anxiolytischer Musik. In R. Spintge & R. Droh (Hrsg.), *Musik in der Medizin/Music in Medicine* (S. 145–156). Springer Verlag.

Spintge, R. (2015). Musikmedizinische Interventionen in der klinischen Medizin bei Schmerz, Angst und Stress. In G. Bernatzky & G. Kreutz (Hrsg.), *Musik und Medizin* (S. 71–83). Springer Verlag.

Swaab, D. (2017). *Unser kreatives Hirn. Wie wir Leben, Lernen und Arbeiten.* Droemer Verlag.

Thrane, S.E., Hsieh, K., Donahue, P., Tan, A., Exline, M.C. & Balas, M.C. (2019). Could complementary health approaches improve the symptom experiences and outcomes of critically ill adults? A systematic review of randomized controlled trials. *Complementary Therapies in Medicine, 47*, 102166. https://doi.org/10.1016/j.ctim.2019.07.025

Valet, M., Sprenger, T., Boecker, H., Willoch, F., Rummeny, E., Conrad, B., Erhard, P. & Tölle, T.R. (2004). Distraction modulates connectivity of the cingulo-frontal cortex and the midbrain during pain-an fMRI analysis. *Pain, 109,* 399–408. https://doi.org/10.1016/j.pain.2004.02.033

Zatorre, R.J. (2013). Predispositions and plasticity in music and speech learning: neural correlates and implications. *Science, 342*(6158), 585–589.

Weiterführende Literatur

Anbalagan, S., Velasquez, J.H., Staufert Gutierrez, D., Devagiri, S., Nieto, D. & Ankola, P. (2023). Music for pain relief of minor procedures in term neonates. *Paediatric Research*. Advance online publication. https://doi.org/10.1038/s41390-023-02746-4

Atak, M. & Özyazıcıoğlu, N. (2021). The Effect of Different Audio Distraction Methods on Children's Postoperative Pain and Anxiety. *Journal of PeriAnesthesia Nursing, 36*(1), 75–80. https://doi.org/10.1016/j.jopan.2020.06.028

Hesse, H.P. & Bernatzky, G. (2009). Musik in der Pflege. In R. Likar, G. Bernatzky, D. Märkert & W. Ilias (Hrsg.), *Schmerztherapie in der Pflege. Schulmedizinische und komplementäre Methoden* (S. 373–385). Springer Verlag. https://doi.org/10.1007/978-3-211-72328-9_36

Hole, J., Hirsch, M., Ball, E. & Meads, C. (2015). Music as an aid for postoperative recovery in adults: a systematic review and meta-analysis. *The Lancet, 389*(10004), 1659–1671. https://doi.org/10.1016/S0140-6736(15)60169-6

Müller, T. (2021). Musik lindert Schmerzen bei Verbandswechsel. *Die Schmerzmedizin, 37*, 7. https://doi.org/10.1007/s00940-021-3042-4

Schneider, M.A. (2018). The Effect of Listening to Music on Postoperative Pain in Adult Orthopedic Patients. *Journal of Holistic Nursing, 36*(1), 23–32. https://doi.org/10.1177/0898010116677383

Teil 3: Nicht-medikamentöse Maßnahmen im interprofessionellen Team

In den vorherigen Buchabschnitten wurden die unterschiedlichen nicht-medikamentösen Maßnahmen dargestellt, wie sie für unterschiedliche Gruppen von Menschen mit Schmerzen angewendet werden können. Darüber hinaus wurden Möglichkeiten speziellerer Verfahren im Kontext der pflegerischen Versorgung dargestellt.

In diesem Buchabschnitt werden nun Maßnahmen sowie deren Kontexte aus anderen Berufsgruppen präsentiert, mit denen die Pflege in den unterschiedlichen Versorgungssettings eng zusammenarbeitet oder zumindest das Wissen für den anderen Versorgungsbereich hilfreich für den eigenen Kontext ist.

Sowohl mit der Physiotherapie als auch der Ergotherapie arbeiten Pflegende in der Regel eng zusammen. Dies gilt natürlich insbesondere für den Klinikbereich, aber auch in der stationären und ambulanten Langzeitpflege erfolgt eine Zusammenarbeit, so dass es wichtig ist, mögliche Maßnahmen aus der Physio- und/oder Ergotherapie zu kennen. Auch kann das Wissen um diese Maßnahmen ggf. genutzt werden, um für das interprofessionelle Schmerzmanagement entsprechende Vorschläge zur Umsetzung ebensolcher Maßnahmen der Physio- und/oder Ergotherapie anzuregen.

In Abgrenzung zu den bereits im vorherigen Buchteil beschriebenen Möglichkeiten der Musikanwendung aus pflegerischer Perspektive, wird in diesem Buchabschnitt die Musiktherapie als Interventionsmöglichkeit präsentiert, so dass Pflegende auch über ihre Möglichkeiten hinaus einen Einblick in die Chancen der Musikanwendung aus therapeutischer Perspektive erhalten können.

10 Physiotherapeutische Bewegungsförderung bei chronischen Schmerzen

Andrea Kurz, Axel Schäfer

In Europa leiden etwa 19 % der Bevölkerung unter chronischen Schmerzen, verbunden mit Einschränkungen in der sozialen und beruflichen Lebensqualität (Breivik et al., 2006). Muskuloskelettale Schmerzen, wie zum Beispiel Kreuz- oder Nackenschmerzen, verursachen weltweit die meisten Lebensjahre mit Beeinträchtigung („Years lived with disability", YLDs) und insbesondere in Europa eine hohe Krankheitslast mit steigender Tendenz (Sebbag et al., 2019). Die Prävalenz von muskuloskelettalen Schmerzen bei Personen in Europa, die älter als 50 Jahre sind, liegt bei 35,7 % (Cimas et al., 2018). In Deutschland sind etwa 26,9 % der Bevölkerung von chronischen nichttumorbedingten Schmerzen betroffen (Häuser et al., 2015) und die mittlere Prävalenz von chronischen Rückenschmerzen bspw. beträgt 15,5 % (von der Lippe et al., 2021). Muskuloskelettale chronische Schmerzen sind demnach ein verbreitetes Problem, das häufig auch physiotherapeutisch versorgt wird. Rückenschmerz ist dabei mit etwa 30 % die häufigste Diagnose bei verordneter Physiotherapie in Deutschland (Waltersbacher, 2019).

Physiotherapie ist definiert als eine komplexe Intervention zur Wiederherstellung und Erhaltung bestmöglicher funktioneller Bewegungsfähigkeit über die gesamte Lebensspanne (World Confederation of Physical Therapy (WCPT), 2019). Bewegung wird dabei als zentraler Bestandteil gesunden Lebens erachtet, der durch verschiedene Ursachen, wie z.B. chronische Schmerzerkrankungen, beeinträchtigt sein kann. Nach Untersuchung von Bewegungsbarrieren werden in der Physiotherapie gemeinsame Ziele mit den Betroffenen vereinbart, um Bewegung, Aktivität und Teilhabe wieder herzustellen.

In diesem Kapitel werden Möglichkeiten der physiotherapeutischen Versorgung von Menschen mit chronischen muskuloskelettalen Schmerzen auf Grundlage der bestehenden Evidenz sowie auch die Bedeutung einer interdisziplinären Therapie dargestellt.

10.1 Möglichkeiten evidenzbasierter Physiotherapie

Die zentrale Aufgabe der Physiotherapie besteht darin, die Bewegungsfähigkeit von Menschen wiederherzustellen, sie zu erhalten oder zu verbessern, um Partizipation und Teilhabe zu gewährleisten (World Confederation of Physical Therapy (WCPT), 2019). Regelmäßige körperliche Aktivität wirkt sich wiederum positiv auf viele Gesundheitsprobleme aus. So unterstützt regelmäßige körperliche Aktivität die Prävention und Therapie chronischer Erkrankungen wie Stoffwechsel-, Tumor-, Herz-Kreislauf- und Muskel-Skelett-Erkrankungen (Fiuza-Luces et al., 2013; Garcia et al., 2023) oder auch psychischer Gesundheitsstörungen wie Depression, Angststörungen und Stress (Garcia et al., 2023; Pedersen & Saltin, 2015).

Auch für die Entwicklung chronischer muskuloskelettaler Schmerzen wird unter anderem ein vermindertes Ausmaß an körperlicher Aktivität als ein beitragender Faktor angenommen (Holth et al., 2008). Darüber hinaus gibt es robuste Hinweise darauf, dass Personen mit chronischen muskuloskelettalen Schmerzen durch regelmäßige körperliche Aktivität Schmerzen reduzieren sowie Bewegungsfunktionen und Lebensqualität verbessern können (Geneen et al., 2017; Leemans et al., 2022).

Körperliche Aktivität definiert die World Health Organization (WHO, 2018) als sämtliche durch Skelettmuskeln unter Energieverbrauch durchgeführte Bewegungen des Körpers. Dazu zählen freiwillig durchgeführte Bewegungen in der Freizeit oder geplante sportliche Aktivitäten ebenso wie notwendige Bewegungen der Lebensführung, bei der Arbeit oder im Haushalt. Die WHO (2020) hat Empfehlungen zu Art und Umfang körperlicher Aktivität erarbeitet. Als gesundheitsförderliche Aktivitäten werden demnach 150 bis 300 Minuten körperliche Aktivität pro Woche mit moderater Intensität oder 75 bis 150 Minuten mit hoher Intensität als gesundheitsförderliche Aktivitäten erachtet. Zudem werden Kräftigungsübungen großer Muskelgruppen an mindestens zwei Tagen empfohlen. Die zentrale Botschaft der WHO (2020, S. 67) lautet allerdings auch: „Doing some physical activity is better than doing none". Das heißt, dass jede kleine Steigerung der gewöhnlichen körperlichen Aktivität bereits einen gesundheitsförderlichen Effekt hat. Diese Aussage wird unterstützt durch eine aktuelle Kohortenstudie, die zeigt, dass gerade für inaktive Personen schon geringe Aktivitätssteigerungen signifikante Effekte auf Mortalität durch Herz-Kreislauf- und Krebserkrankungen haben (Garcia et al., 2023). Auch O'Connor et al. (2015) resümieren in einer Übersichtsarbeit, dass z.B. Walking im Umfang von 20 bis 40 Minuten zweimal pro Woche bei Personen mit chronischen muskuloskelettalen Schmerzen bereits ausreichen, um Schmerz und Funktionsfähigkeit positiv zu beeinflussen. Dieser Aspekt ist gerade bei Personen wichtig, die bisher eher inaktiv waren und bei geringer Selbstwirksamkeitserwartung angesichts zu hoher Anforderungen demotiviert werden könnten (Choi et al., 2017; Fuchs et al., 2017).

Regelmäßige körperliche Aktivität ist bei Erwachsenen in Deutschland nicht sehr weit verbreitet. Nur 26 % der Erwachsenen in Deutschland erfüllen beide Empfehlungen der WHO zur Ausdaueraktivität und Muskelkräftigung (Robert Koch-Institut, 2022). Mit zunehmendem Alter sinkt zudem die Dauer der Ausdaueraktivität (Richter et al., 2021). Bei Personen mit chronischen Schmerzen wird die Bereitschaft zu körperlicher Aktivität aufgrund von Schmerzen während oder nach den Aktivitäten oft zusätzlich reduziert (Jack et al., 2010; Kroll, 2015). Wenn Schmerz mit Bewegung assoziiert wird, kann Verunsicherung oder Angst entstehen, dass der Schmerz durch die Bewegung verstärkt oder Körpergewebe (erneut) geschädigt werden könnte (Leeuw et al., 2007). Chronische Schmerzen sind jedoch nicht ausreichend durch vermeintliche Schädigungen körperlicher Strukturen in der Vergangenheit erklärbar, so dass neben einer biomedizinischen Betrachtung auch psychologische und soziale Aspekte für Entstehung und Persistenz von Schmerzen berücksichtigt werden müssen (Raja et al., 2020; WHO, 2022). Zahlreiche Studien verdeutlichen in diesem Zusammenhang die Bedeutung von schmerzbezogenen Überzeugungen und Emotionen für die Wahrnehmung von Schmerz und schmerzbedingten Beeinträchtigungen (Hashmi et al., 2013; Martinez-Calderon et al., 2019). Zudem haben auch Erwartungen an die kurzfristigen und langfristigen Ergebnisse der Therapie einen Einfluss auf den tatsächlichen Therapieeffekt (Cormier et al., 2016). Wenn eine Person also bereits aus der bisherigen Erfahrung heraus Schmerz bei Aktivitäten erwartet oder Angst vor Bewegungen hat, ist die Wahrscheinlichkeit groß, dass die Aktivität als schmerzhaft wahrgenommen wird. Ebenso kann die (nicht realistische) Erwartung völliger Schmerzfreiheit durch Therapie den Therapieeffekt negativ beeinflussen. Diese Ausführungen verdeutlichen, dass bei der Förderung körperlicher Aktivität bei Personen, die unter chronischen Schmerzen leiden, multiple Faktoren berücksichtigt werden müssen, um erfolgreich Schmerz und Beeinträchtigung reduzieren zu können.

Die Förderung körperlicher Aktivität ist ein wichtiger und anspruchsvoller Baustein in der Therapie chronischer muskuloskelettaler Schmerzen (Eisele et al., 2020; Geneen et al., 2017; Kunstler et al., 2018; Leemans et al., 2022). In den folgenden Abschnitten werden zunächst verschiedene Assessments zur Erfassung der individuellen Ausgangslage der Betroffenen vorgestellt (eine ausführliche Darstellung des Prozesses der physiotherapeutischen Untersuchung in der Versorgung von Menschen mit (chronischen) Schmerzen findet sich bei Schäfer und Kurz (2023)). Darauf folgt die Beschreibung unterschiedlicher Strategien in der Physiotherapie zur Förderung körperlicher Aktivität bei Personen mit chronischen Schmerzen. **Abbildung 10-1** verdeutlicht den Prozess zur Förderung regelmäßiger körperlicher Aktivität bei Personen mit chronischen muskuloskelettalen Schmerzen.

10.2 Assessment – Exploration der individuellen Ausgangssituation

Für die Therapie chronischer muskuloskelettaler Schmerzen wird empfohlen, neben einem Screening nach Risikofaktoren, auch andere Aspekte des Schmerzgeschehens in der Anamnese auch mit Hilfe von standardisierten Instrumenten oder Assessments zu evaluieren. Dies betrifft z.B. die Erfassung des Ausmaßes körperlicher Aktivität im Alltag in Verbindung mit Schmerzwahrnehmung, um je nach Bewältigungsstrategie der Betroffenen Über- oder Unterforderung zu vermeiden (O'Sullivan et al., 2018). Die klinische Beurteilung zugrundeliegender neurophysiologischer Schmerzmechanismen ist Grundlage für eine mechanismenbasierte Therapiegestaltung und realistische Prognose (Kosek et al., 2021). Auch die Erfassung möglicher bewegungsbezogener Ängste der Betroffenen wird empfohlen, um sie in der Therapie adressieren und damit die Bereitschaft für körperliche Aktivität steigern zu können (O'Sullivan et al., 2018). Aus den Ergebnissen dieser Assessments können geeignete Maßnahmen für die Therapie abgeleitet werden.

10.2.1 Anamnese

In der Anamnese sollten Äußerungen der Betroffenen zu ernsthaften körperlichen Pathologien, wie z.B. Fraktur, Infektion oder Tumor (sog. Red Flags) (Boissonnault, 2015), aber auch zu psychologischen, sozialen und kognitiven Faktoren mit einem möglichen Beitrag zum Schmerzgeschehen (sog. Yellow Flags) erfasst werden (O'Sullivan et al., 2018). Zu den Yellow Flags zählen z.B. Angst oder Überforderung während der Aktivität, soziale Faktoren, wie Partnerschaft oder soziales Umfeld, und die Motivation zu Veränderungen einschließlich der Exploration damit verbundener subjektiver Barrieren und Förderfaktoren für regelmäßige körperliche Aktivität. Neben der Erfassung von Hinweisen im Rahmen der Anamnese können auch standardisierte Instrumente eingesetzt werden, mit denen Ausgangszustand und Verlauf der Beeinträchtigungen von den Betroffenen selbst berichtet werden (patient-reported outcome measures – PROMs).

10.2.2 Bewegungsbezogene Angst

Übersichtsarbeiten zeigen deutliche Zusammenhänge zwischen bewegungsbezogener Angst und Schmerzintensität bzw. schmerzbedingten Beeinträchtigungen (Luque-Suarez et al., 2019), weshalb dieser Aspekt in der Versorgung von Personen mit chronischen muskuloskelettalen Beschwerden berücksichtigt wer-

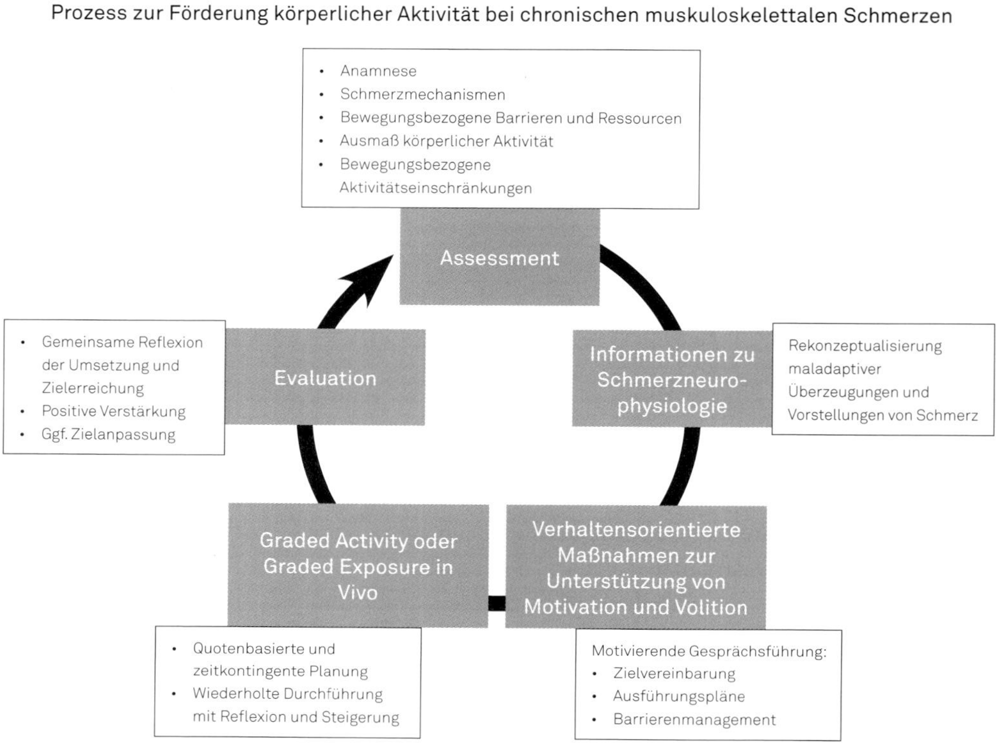

Abbildung 10-1: Prozess zur Förderung körperlicher Aktivität bei chronischen muskuloskelettalen Schmerzen (eigene Darstellung)

den sollte. Um bewegungsbezogene Angst beurteilen zu können, wurden unterschiedliche generische und krankheitsbildspezifische Fragebögen entwickelt, die zumeist auf dem Modell der Angstvermeidungs-Überzeugungen (Fear-avoidance and Beliefs, FAB) (Vlaeyen et al., 1995b) oder dem Avoidance-Endurance Modell (AEM) (Hasenbring et al., 2014) basieren.

Die Tampa Scale of Kinesiophobia (TSK) (Rusu et al., 2014; Vlaeyen et al., 1995a) oder der Fragebogen zu Angst-Vermeidung (Fear-Avoidance and Beliefs Questionnaire, FABQ) (Pfingsten, 2004) wurden ursprünglich für Personen mit Rückenschmerzen entwickelt, aber im Weiteren auch für andere muskuloskelettale Schmerzen validiert (Liu et al., 2021). Die Itemformulierungen der deutschen Version der TSK (Rusu et al., 2014) rekurrieren nicht spezifisch auf Rückenschmerzen, so dass sich dieser Fragebogen für viele Formen muskuloskelettaler Schmerzen als Screening anwenden lässt. Der verwendeten 11-Item-Version der TSK wird von Dupuis et al. (2023) eine gute Änderungssensitivität attestiert, allerdings eine geringe Reliabilität und Validität.

Bei Hinweisen auf bewegungsbezogene Angst kann diese durch Edukation zu schmerzneurophysiologischen Aspekten bei der Entstehung, Aufrechterhaltung und Möglichkeiten der Beeinflussung chronischer muskuloskelettaler Schmerzen adressiert werden (s. Kapitel 9.3.1: Information zur Neurophysiologie von Schmerz).

10.2.3 Körperliche Aktivität

Für die Erfassung des Ausmaßes körperlicher Aktivität kann z. B. der European Health Interview Survey – Physical Activity Questionnaire

(EHIS-PAQ) (Baumeister et al., 2016; Finger et al., 2015) verwendet werden. Über den EHIS-PAQ können im Gegensatz zu vergleichbaren Instrumenten alle von der WHO (2020) empfohlenen Domänen körperlicher Aktivität beurteilt werden, also der Umfang von Ausdaueraktivitäten und Kräftigung. Vom Ergebnis können erste Hinweise auf präferierte Aktivitäten und geeignete Umfänge für die Bewegungsberatung abgeleitet werden. Allerdings sollte bedacht werden, dass der von den Betroffenen anhand von Fragebögen subjektiv eingeschätzte Umfang körperlicher Aktivität oft objektiv gemessene Umfänge übersteigt (Skender et al., 2016).

10.2.4 Aktivitätseinschränkungen

Mit der Patientenspezifischen Funktionsskala (PSFS) können Beeinträchtigungen individuell bedeutsamer Bewegungsaktivitäten gemessen (Heldmann et al., 2015) und auch im Zeitverlauf beurteilt werden (Pathak et al., 2022). Der Vorteil der PSFS liegt darin, dass mit ihr keine durch ein Instrument vorgegebenen Aktivitäten beurteilt werden, sondern individuelle und für die Personen subjektiv relevante Aktivitäten (Jolles et al., 2005). Dadurch kann zum einen der Ausgangszustand der Personen eingeschätzt werden, zum anderen können so aber auch bedeutsame Aktivitäten aus Sicht der Betroffenen für eine partizipative Zielvereinbarung und Aktivitätsberatung in der Therapie identifiziert werden.

Die Erfassung des Ausgangszustands kann Grundlage einer individuellen und personenzentrierten Beratung zur Förderung regelmäßiger körperlicher Aktivität darstellen. Dadurch können Motivation und Volition (Willenskraft) bezüglich der Umsetzung eines gemeinsam erarbeiteten Aktivitätsplans unterstützt werden (Jordan et al., 2010). Im Folgenden wird auf den Prozess der personenzentrierten Bewegungsberatung näher eingegangen.

10.3 Motivation und Volition – Personenzentriertes Vorgehen

Neben den schon erwähnten Barrieren für regelmäßige körperliche Aktivität bei chronischen Schmerzen, wie z. B. Emotionen, Überzeugungen und dem Wissen der Betroffenen zur Neurophysiologie von Schmerz, haben Kroll (2015) und Jack et al. (2010) in Übersichtsarbeiten weitere Barrieren angeführt. Sie identifizierten umweltbezogene und versorgungsbezogene Barrieren (z. B. Wohnumfeld, Zugang zu Gesundheitspersonal, Zeitmangel, Fokus auf körperliche Ursachen, fehlende interdisziplinäre Zusammenarbeit, mangelnde Umsetzung evidenzbasierter Strategien) sowie auch folgende personenbezogene Barrieren:

- Schmerz zu Beginn oder während der Aktivität
- Angst-Vermeidung
- Überzeugung, dass Bewegung schädlich sein kann
- Dekonditionierung
- Geringes Wissen zur Neurophysiologie von Schmerz und Sensibilisierungsprozessen
- Depression und
- Geringe Selbstwirksamkeit (Kroll, 2015; Jack et al., 2010).

In der Behandlung von Personen mit chronischen Schmerzen sollten diese Barrieren daher berücksichtigt werden, um Motivation und Bereitschaft der Betroffenen zu körperlicher Aktivität sowie die volitionale Umsetzung körperlicher Aktivität im Alltag zu fördern (O'Sullivan et al., 2018). Im Folgenden werden hierfür verschiedene Strategien für die physiotherapeutische Intervention vorgestellt.

10.3.1 Information zur Neurophysiologie von Schmerz

Ziel von Ansätzen der Informationsvermittlung zum Schmerzgeschehen (engl. „Pain Neuroscience Education" – PNE) ist es, die verbreitete Vorstellung der Betroffenen von Schmerz als

Zeichen für eine Gewebeschädigung hin zu einem Bild eines empfindlich gewordenen nozizeptiven Systems zu verändern (Butler & Moseley, 2016; Louw et al., 2018). Mit PNE werden somit Vorstellungen und Ängste zur Entstehung von Schmerz adressiert und eine Rekonzeptualisierung von chronischem Schmerz unterstützt. Dabei wird verdeutlicht, dass die Entstehung einer Überempfindlichkeit (Sensibilisierung) im Zusammenhang mit chronischen Schmerzen ein physiologischer Prozess ist. PNE vermittelt dabei den Zusammenhang zwischen neurophysiologischen Veränderungen, Schmerzwahrnehmung sowie ihrer Beeinflussung durch Aufmerksamkeit, Angst, Stress, Schlafqualität, körperlicher Aktivität und andere beitragende Faktoren. Eine zentrale Botschaft ist, dass körperliches Gewebe nicht geschädigt wird, auch wenn es bei Aktivitäten schmerzt. So soll die Bereitschaft für regelmäßige körperliche Aktivität gesteigert werden, um ein effektives Selbstmanagement und eine aktivere Lebensgestaltung trotz Schmerzen zu ermöglichen (Butler & Moseley, 2016; Louw et al., 2018). Denn erst durch eine längere regelmäßigere Umsetzung der Aktivitäten kann eine langfristige Reduktion der Schmerzintensität erreicht werden (Rice et al., 2019).

Die Kombination edukativer Konzepte mit der Förderung körperlicher Aktivität in der Behandlung chronischer Schmerzen (z.B. Kreuzschmerzen) wird durch zahlreiche Übersichtsarbeiten gestützt. Die alleinige Bewegungsförderung zeigte dabei einen geringeren Effekt auf Beeinträchtigungen, Schmerzintensität und bewegungsbezogene Ängste im Vergleich zu Bewegungsförderung mit edukativen Anteilen (Siddall et al., 2022; Watson et al., 2019).

10.3.2 Verhaltensorientierte Strategien

Die Art der gewählten körperlichen Aktivität scheint bei Personen mit chronischen muskuloskelettalen Schmerzen keinen Einfluss auf die Adhärenz zur Umsetzung eines Aktivitätsplans zu haben. Jedoch kann die Art der Bewegungsberatung einen Einfluss darauf haben, ob die Betroffenen einen Aktivitätsplan nachhaltig umsetzen. So haben sich in der Beratung z.B. individuelle Zielvereinbarungen, Anleitung zu Aktivitäten (auch unterstützt durch Zusatzmaterial) und Feedback zur Umsetzung eines Aktivitätsplans mit positiver Verstärkung als effektiv erwiesen. Dabei sollten die Präferenzen der Betroffenen berücksichtigt und gemeinsame Entscheidungen getroffen werden, um Motivation zur Aufnahme und Aufrechterhaltung eines Aktivitätsplans zu erhöhen (Jordan et al., 2010). Entscheidend ist also nicht so sehr das, was mit den Betroffenen geplant wird, als vielmehr die Art und Weise der Planung und Beratung selbst.

Die Herausforderung von Adhärenz in der Gesundheitsförderung und -prävention zeigt sich u.a. in der sogenannten Intentions-Verhaltens-Lücke (Sheeran, 2002). Demnach führt die Intention einer Verhaltensänderung nur selten auch zur Ausführung oder Umsetzung der intendierten Handlung. Aus dieser Problematik haben sich unterschiedliche Modelle und Theorien zur Veränderung von Gesundheitsverhalten entwickelt. Eines dieser Modelle ist das Motivations-Volitions-Prozess-Modell (MoVo-Modell) (Fuchs, 2007), das u.a. bewegungsbezogene Verhaltensänderungen adressiert. Grundlage des Modells ist die Annahme, dass für die Aufnahme und Aufrechterhaltung eines gesundheitsförderlichen Verhaltens unterschiedliche psychologische Prädiktoren verantwortlich sind. Dazu zählen v.a. die Zielintention, die Selbstkonkordanz, d.h. die eigene und möglichst intrinsisch motivierte Übereinstimmung mit dieser Zielintention, Ausführungspläne, volitionales, d.h. bewusstes und willentliches Barrierenmanagement und Ergebniserfahrungen (Fuchs, 2007). In Studien haben sich entsprechende verhaltensorientierte Strategien zur Förderung eines gesundheitlichen Verhaltens als effektiv erwiesen (Bélanger-Gravel et al., 2013; Eisele et al., 2019; Meade et al., 2019).

Die Förderung körperlicher Aktivität stellt damit eine komplexe Intervention dar, die personenzentriert umgesetzt werden sollte. Betroffene sollten daher die Möglichkeit erhalten, subjektiv bedeutsame Ziele und individuelle Maßnahmen zur Zielerreichung selbst zu identifizieren (Rose et al., 2017). Die Art und Intensität der Aktivitäten sollten an die Präferenzen und Ressourcen der Betroffenen angepasst werden (Booth et al., 2017), indem neben der Zielvereinbarung auch ein Aktivitätsplan partizipativ mit den Betroffenen erarbeitet wird. Aus motivationspsychologischer Sicht haben von den Betroffenen gewählte kleine Aktivitätssteigerungen, die aus trainingsphysiologischer Sicht ggf. nicht wirksam erscheinen, dennoch eine große Bedeutung. Denn dadurch kann mögliche Reaktanz der Betroffenen reduziert und die initiale Umsetzung eines Aktivitätsplans unterstützt werden. Positive Bewegungserfahrungen und Erfolgserlebnisse durch umsetzbare Aktivitätspläne können im weiteren Verlauf das Aktivitätsniveau der Betroffenen steigern (Fuchs, 2007). Die Studienlage zum Konstrukt der Ergebniserfahrungen ist allerdings noch unzureichend (Geidl et al., 2012).

Um die Identifikation subjektiv bedeutsamer Ziele und eigener Ressourcen der Betroffenen explorieren zu können, können Elemente der motivierenden Gesprächsführung nach Miller und Rollnick (2015) angewandt werden. Ziel der motivierenden Gesprächsführung ist die Förderung der Selbstmotivation zu einer Verhaltensänderung (Evokation). Die Betroffenen sollen dazu befähigt werden, „Argumente für eine Veränderung selbst zu formulieren" (Miller & Rollnik, 2015, S. 46). Dies widerspricht Miller und Rollnick (2015, S. 46) zufolge dem oft üblichen Vorgehen von Expert_innen in der Therapie, die das „Problem bestimmen, feststellen, was falsch läuft und darüber belehren, wie das Problem zu lösen ist". Vielmehr sollen in der motivierenden Gesprächsführung durch offene Fragen zu Wünschen, Fähigkeiten, Möglichkeiten, Gründen und Bedürfnissen der Betroffenen individuelle Motivation, Veränderungsbereitschaft sowie eigene Handlungsoptionen identifiziert und wertschätzend in einen Handlungsplan integriert werden. Nijs et al. (2020) empfehlen eine Verknüpfung von PNE mit motivierender Gesprächsführung zur Förderung regelmäßiger körperlicher Aktivität bei Personen mit chronischen muskuloskelettalen Schmerzen. Erste Studien zeigen kleine Effekte (niedrige Evidenzqualität) bezüglich der Steigerung der Adhärenz zu schmerztherapeutischen Maßnahmen durch Anwendung motivierender Gesprächsführung (Alperstein & Sharpe, 2016).

10.3.2.1 Zielvereinbarung und Evaluation

Die von den Betroffenen selbst formulierten Ziele sollten möglichst selbstkonkordant, d.h. intrinsisch motiviert sein und das angestrebte Verhalten sollte mit Bedürfnissen, Präferenzen und Werten der Betroffenen übereinstimmen (Paganini et al., 2022). Zur Identifikation und ersten Eingrenzung subjektiv bedeutsamer Ziele kann neben motivierender Gesprächsführung (Miller & Rollnick, 2015) z.B. die Patientenspezifische Funktionsskala (PSFS) (Heldmann et al., 2015) verwendet werden. Die Betroffenen geben dort subjektiv bedeutsame Aktivitätseinschränkungen an, von denen im Weiteren Hinweise auf individuelle und intrinsisch motivierte Zielbereiche abgeleitet werden können.

Vereinbarte Ziele sollten so formuliert werden, dass sie im Verlauf anhand eindeutiger Indikatoren auf ihre Erreichung hin überprüft werden können. Dadurch kann im Falle einer ausbleibenden Zielerreichung gemeinsam mit den Betroffenen reflektiert werden, welche Gründe es dafür gab, ob die gewählten Maßnahmen zur Zielerreichung geeignet bzw. umsetzbar sind oder ob sie ggf. verändert werden müssten. Zur Formulierung überprüfbarer Ziele mit konkreten Indikatoren kann das sog. Goal-Attainment-Scaling (GAS) (Kiresuk & Sherman, 1968) genutzt werden. Das GAS ist ein valides Instrument, um individuelle personenzentrierte Ziele auf Partizipationsebene zu formulieren sowie ihre Zielerreichung in fünf Abstufungen zu überprüfen (Hurn et al., 2006).

Bei der Überprüfung der Zielerreichung sollten alle umgesetzten Aktivitäten der Betroffenen positiv gewürdigt werden, auch wenn es nur kleine Aktivitäten waren, um die Fortführung und Steigerung dieser Aktivitäten zu unterstützen (Eisele et al., 2019; Miller & Rollnick, 2015).

10.3.2.2 Aktivitätspläne und Barrierenmanagement

In der Aktivitätsberatung sollten gemeinsam mit den Betroffenen Art und Umfang von Aktivitäten in Form sog. „Action Plans" (Leventhal et al., 1965) oder „Intention Implementations" (Gollwitzer, 1999) erarbeitet werden (was, wann, wie). Dabei sollen individuelle Barrieren, Präferenzen und Ressourcen berücksichtigt werden (Booth et al., 2017). Als Ergebnis wird gemeinsam ein konkreter Aktivitätsplan entwickelt, der aus Sicht der Betroffenen geeignete Aktivitäten, realistische Zeiten, Umfänge und Steigerungen der Aktivitäten sowie auch den situativen Kontext (Zeitpunkte, Unterstützung durch soziales Umfeld) enthält.

Sollte den Betroffenen die Identifikation geeigneter Aktivitäten schwerfallen, kann das sog. „Agenda-Mapping" (Miller & Rollnick, 2015) angewendet werden. Dabei werden den Betroffenen beispielhaft Aktivitäten visualisiert vorgeschlagen, die anderen Personen in einer ähnlichen Situation geholfen haben. So können bewegungsbezogene Vorerfahrungen in der Vergangenheit und auch neue Aktivitäten ins Bewusstsein oder Interesse der Betroffenen rücken.

Um die langfristige Aufrechterhaltung einer initiierten körperlichen Aktivität zu unterstützen, können als Barrierenmanagement Lösungsansätze, sog. „Coping Plans" (Sheeran et al., 2005; Sniehotta et al., 2005), für den Umgang mit antizipierten Bewegungsbarrieren gemeinsam mit den Betroffenen entwickelt werden. Im Barrierenmanagement werden die von den Betroffenen antizipierten Barrieren in Form eines Wenn-Dann-Plans formuliert und eine realistische Lösung aus Sicht der Betroffenen dazu entwickelt. Beispielsweise könnte das Vorhaben einer Laufeinheit bei geringer Motivation nach der Arbeit folgendermaßen formuliert werden: ‚Wenn ich mich nach der Arbeit nur schwer zum Joggen aufraffen kann (Barriere), lege ich schon morgens meine Schuhe und Laufkleidung in den Eingangsbereich, damit ich mich gar nicht erst hinsetze (Lösung)'. Hierbei wird deutlich, dass nur die Betroffenen selbst individuelle Barrieren und Lösungsansätze formulieren können. Die Exploration subjektiver Motive, Förderfaktoren und Barrieren der Betroffenen für die Umsetzung regelmäßiger körperlicher Aktivität kann diesen Prozess unterstützen.

10.3.2.3 Gestufte Aktivitätssteigerung und Expositionstraining

Ein langsamer Anstieg der Intensität und Dauer der Aktivität auf Basis einer zeitkontingenten Planung, sog. „Graded Activity" oder „Activity Pacing" (Fordyce et al., 1973) kann die Reduktion negativer bewegungsbezogener Emotionen unterstützen (Attali et al., 2023) und regelmäßige körperliche Aktivität fördern (Guy et al., 2019). Dabei wird eine schmerzkontingente Basisquote einer Aktivität erfasst, die für das Training um 20 % reduziert und langsam zeitkontingent, also nicht abhängig von der Schmerzintensität während der Aktivität, gesteigert wird. Erträglicher Schmerz darf während der Aktivität auftreten. Dafür sollte das Verständnis der Betroffenen von ihrem Schmerzgeschehen über PNE rekonzeptualisiert werden, damit chronischer Schmerz nicht mehr mit einer Gewebeschädigung gleichgesetzt wird (Butler & Moseley, 2016). Für diese Intervention müssen die Betroffenen grundsätzlich bereit sein, die Aktivität auszuprobieren.

Sollte diese Bereitschaft fehlen und bewegungsbezogene Ängste so groß sein, dass die Initiierung der Aktivität behindert wird, kann ein gestuftes Expositionstraining durchgeführt werden („Graded Exposure in Vivo"), das in seiner ursprünglichen Form auf Philips, 1987 zurückgeht (Vlaeyen et al., 2004). Diese Strategie besteht aus drei Phasen. In der ersten Phase erfolgt ein Assessment bewegungsbezogener Überzeugungen und Ängste mit dem Ziel, konkrete Aktivitäten zu identifizieren, deren Bewegungen angstauslösend sind. Diese Aktivitäten werden dann hierarchisch sortiert (je mehr Angst, desto weiter oben in der Hierarchie). In einem zweiten Schritt erfolgt eine Edukation zu schmerzneurologischen Zusammenhängen, um die identifizierten schmerzbezogenen Vorstellungen und Ängste zu rekonzeptualisieren. In der dritten Phase werden die identifizierten Aktivitäten wiederholt in Anwesenheit der Therapierenden ausgeführt. Dabei wird mit der Aktivität begonnen, die am wenigsten Angst auslöst (untere Aktivität in der Hierarchie) und ihre Umsetzung hinsichtlich der Passung zwischen erwartetem Schmerz und tatsächlich wahrgenommenem Schmerz reflektiert. Danach werden sukzessive die Aktivitäten weiter gesteigert (Vlaeyen et al., 2004). In einer systematischen Übersicht mit Metaanalyse zeigt Graded Activity bei Personen mit chronischen nicht-spezifischen Kreuzschmerzen kleine Effekte auf die Reduktion von Beeinträchtigungen und Graded Exposure geringe Effekte auf die Reduktion von bewegungsbezogenen Ängsten (Lopez-de-Uralde-Villanueva et al., 2016).

10.4 Zusammenfassung und Ausblick

Dieses Kapitel stellt die Bedeutsamkeit regelmäßiger körperlicher Aktivität für Personen mit chronischen Schmerzen und die damit verbundenen Herausforderungen dar. Ausgehend von Barrieren der Umsetzung regelmäßiger körperlicher Aktivität wurden personenzentrierte Strategien zur Überwindung dieser Barrieren vorgestellt. Diese Strategien knüpfen an die individuelle Ausgangslage der Betroffenen sowie an ihre subjektiven Bedürfnisse, Präferenzen, Ressourcen und Barrieren an und haben sich für die Veränderung von Gesundheitsverhalten in Studien als effektiv erwiesen (Attali et al., 2023; Bélanger-Gravel et al., 2013; Eisele et al., 2019; Guy et al., 2019; Lopez-de-Uralde-Villanueva et al., 2016; Meade et al., 2019; Meyer et al., 2018; Watson et al., 2019). Dazu gehören u. a. ein Assessment zur Exploration der Ausgangslage der Betroffenen (Anamnese, Screening nach Red Flags und Yellow Flags), die individuelle Rekonzeptualisierung des Schmerzgeschehens durch PNE und verhaltensorientierte Strategien wie z. B. die gemeinsame Formulierung von Zielen, Identifikation geeigneter Aktivitäten zur Zielerreichung, Barrierenmanagement, gestufte Aktivitätssteigerung sowie die gemeinsame Evaluation der Zielerreichung.

Die beschriebenen Barrieren und Strategien der Förderung regelmäßiger körperlicher Aktivität bei Menschen mit chronischen muskuloskelettalen Schmerzen verdeutlichen die Komplexität des Beschwerdebildes, die notwendigen biopsychosozialen Kompetenzen der Therapierenden sowie in der Folge auch die Herausforderungen in der physiotherapeutischen (monomodalen) Behandlung, wie sie auch in Übersichtsarbeiten von Driver et al. (2017), Holopainen et al. (2020) oder Killingback et al. (2022) thematisiert werden. Multimodale Therapieansätze im interprofessionellen Team adressieren die biopsychosoziale Ätiologie und Behandlung chronischer Schmerzen durch die Integration vielschichtiger professioneller Kompetenzen. International ist die interdisziplinäre Behandlung inzwischen etabliert (Schatman, 2012) und zeigt in einigen Studien und Übersichtsarbeiten bessere Ergebnisse bezogen auf Schmerzintensität, Beeinträchtigung und Förderung von Aktivitäten in Alltag und Beruf als monodisziplinäre Behandlungsformen (Kamper et al., 2014; Ringqvist et al., 2019). Die Ergebnisse zur Wirksamkeit der multimodalen

Therapie sind jedoch heterogen, andere Reviews zeigen keine Effekte (Dragioti et al., 2018). Ein Grund dafür könnte sein, dass die Synthese der bisherigen Forschungsergebnisse aufgrund von Unterschieden in Studiendesigns, Zusammenstellung der Teams, Art und Intensität der umgesetzten Interventionen oder Ergebnismessung herausfordernd ist (Deckert et al., 2016; Kaiser et al., 2017). Es besteht daher weiterer Forschungsbedarf, insbesondere zur Identifizierung von Gelingensfaktoren der Umsetzung und der interprofessionellen Zusammenarbeit sowie von Prädiktoren für eine erfolgreiche Therapie.

Literatur

Alperstein, D. & Sharpe, L. (2016). The Efficacy of Motivational Interviewing in Adults With Chronic Pain: A Meta-Analysis and Systematic Review. *The Clinical Journal of Pain, 17*(4), 393–403. https://doi.org/10.1016/j.jpain.2015.10.021

Attali, D., Leguay, F., Milcent, L. & Baeza-Velasco, C. (2023). Association Between Activity Pacing and Negative Emotions in Patients With Chronic Pain: A Systematic Review. *The Clinical Journal of Pain, 39*(8), 426–435. https://doi.org/10.1097/AJP.0000000000001128

Baumeister, S.E., Ricci, C., Kohler, S., Fischer, B., Topfer, C., Finger, J.D. & Leitzmann, M.F. (2016). Physical activity surveillance in the European Union: reliability and validity of the European Health Interview Survey-Physical Activity Questionnaire (EHIS-PAQ). *International Journal of Behavioral Nutrition and Physical Activity, 13*, 61. https://doi.org/10.1186/s12966-016-0386-6

Bélanger-Gravel, A., Godin, G. & Amireault, S. (2013). A meta-analytic review of the effect of implementation intentions on physical activity. *Health Psychology Review, 7*(1), 23–54. https://doi.org/10.1080/17437199.2011.560095

Boissonnault, W.G. (2015). Screenen oder nicht screenen – gar keine Frage. *manuelletherapie, 19*(02), 65–70. https://doi.org/10.1055/s-0035-1552882

Booth, J., Moseley, G.L., Schiltenwolf, M., Cashin, A., Davies, M. & Hubscher, M. (2017). Exercise for chronic musculoskeletal pain: A biopsychosocial approach. *Musculoskeletal Care, 15*(4), 413–421. https://doi.org/10.1002/msc.1191

Breivik, H., Collett, B., Ventafridda, V., Cohen, R. & Gallacher, D. (2006). Survey of chronic pain in Europe: prevalence, impact on daily life, and treatment. *European Journal of Pain, 10*(4), 287–333. https://doi.org/10.1016/j.ejpain.2005.06.009

Butler, D. & Moseley, G.L. (2016). *Schmerzen verstehen* (Vol. 3). Springer Verlag.

Choi, J., Lee, M., Lee, J.K., Kang, D. & Choi, J.Y. (2017). Correlates associated with participation in physical activity among adults: a systematic review of reviews and update. *BMC Public Health, 17*(1), 356. https://doi.org/10.1186/s12889-017-4255-2

Cimas, M., Ayala, A., Sanz, B., Agullo-Tomas, M.S., Escobar, A. & Forjaz, M.J. (2018). Chronic musculoskeletal pain in European older adults: Cross-national and gender differences. *European Journal of Pain, 22*(2), 333–345. https://doi.org/10.1002/ejp.1123

Cormier, S., Lavigne, G.L., Choinière, M. & Rainville, P. (2016). Expectations predict chronic pain treatment outcomes. *Pain, 157*(2), 329–338. https://doi.org/10.1097/j.pain.0000000000000379

Deckert, S., Kaiser, U., Kopkow, C., Trautmann, F., Sabatowski, R. & Schmitt, J. (2016). A systematic review of the outcomes reported in multimodal pain therapy for chronic pain. *European Journal of Pain, 20*(1), 51–63. https://doi.org/10.1002/ejp.721

Dragioti, E., Evangelou, E., Larsson, B. & Gerdle, B. (2018). Effectiveness of multidisciplinary programmes for clinical pain conditions: An umbrella review. *Journal of Rehabilitation Medicine, 50*(9), 779–791. https://doi.org/10.2340/16501977-2377

Driver, C., Kean, B., Oprescu, F. & Lovell, G.P. (2017). Knowledge, behaviors, attitudes and beliefs of physiotherapists towards the use of psychological interventions in physiotherapy practice: a systematic review. *Disability Rehabilitation, 39*(22), 2237–2249. https://doi.org/10.1080/09638288.2016.1223176

Dupuis, F., Cherif, A., Batcho, C., Masse-Alarie, H. & Roy, J.S. (2023). The Tampa Scale of Kinesiophobia: A Systematic Review of Its Psychometric Properties in People With Musculoskeletal Pain. *Clinical Journal of Pain, 39*(5), 236–247. https://doi.org/10.1097/AJP.0000000000001104

Eisele, A., Schagg, D. & Gohner, W. (2020). Exercise promotion in physiotherapy: A qualitative study providing insights into German physiotherapists' practices and experiences. *Musculoskelet Science Practice, 45*, 102104. https://doi.org/10.1016/j.msksp.2019.102104

Eisele, A., Schagg, D., Kramer, L.V., Bengel, J. & Gohner, W. (2019). Behaviour change techniques applied in interventions to enhance physical activity adherence in patients with chronic musculoskeletal conditions: A systematic review and meta-analysis. *Patient Education Counselling, 102*(1), 25–36. https://doi.org/10.1016/j.pec.2018.09.018

Finger, J.D., Tafforeau, J., Gisle, L., Oja, L., Ziese, T., Thelen, J., Mensink, G.B. & Lange, C. (2015). Development of the European Health Interview Survey – Physical Activity Questionnaire (EHIS-PAQ) to monitor physical activity in the European Union. *Archives of Public Health, 73*, 59. https://doi.org/10.1037/t58082-000

Fiuza-Luces, C., Garatachea, N., Berger, N.A. & Lucia, A. (2013). Exercise is the real polypill. *Physiology (Bethesda), 28*(5), 330–358. https://doi.org/10.1152/physiol.00019.2013

Fordyce, W.E., Fowler, R.S., Jr., Lehmann, J.F., Delateur, B.J., Sand, P.L. & Trieschmann, R.B. (1973). Operant conditioning in the treatment of chronic pain. *Archives of Physical Medicine and Rehabilitation, 54*(9), 399–408.

Fuchs, R. (2007). Das MoVo-Modell als theoretische Grundlage für Programme der Gesundheitsverhaltensänderung. In R. Fuchs, W. Göhner & H. Seelig (Hrsg.), *Aufbau eines körperlich-aktiven Lebensstils* (S. 317–326). Hogrefe.

Fuchs, R., Seelig, H., Gohner, W., Schlatterer, M. & Ntoumanis, N. (2017). The two sides of goal intentions: Intention self-concordance and intention strength as predictors of physical activity. *Psychology & Health, 32*(1), 110–126. https://doi.org/10.1080/08870446.2016.1247840

Garcia, L., Pearce, M., Abbas, A., Mok, A., Strain, T., Ali, S., Crippa, A., Dempseym, P.C., Golubic, R., Kelly, P., Laird, Y., McNamara, E., Moore, S., de Sa, T.H., Smith, A.D., Wijndaele, K., Woodcock, J. & Brage, S. (2023). Non-occupational physical activity and risk of cardiovascular disease, cancer and mortality outcomes: a dose-response meta-analysis of large prospective studies. *British Journal of Sports Medicine, 57*(15), 979–989.

Geidl, W., Hofmann, J., Gohner, W., Sudeck, G. & Pfeifer, K. (2012). Verhaltensbezogene Bewegungstherapie – Bindung an einen körperlich aktiven Lebensstil. *Rehabilitation, 51*(4), 259–268. https://doi.org/10.1055/s-0031-1280803

Geneen, L.J., Moore, R.A., Clarke, C., Martin, D., Colvin, L.A. & Smith, B.H. (2017). Physical activity and exercise for chronic pain in adults: an overview of Cochrane Reviews. *Cochrane Database Systematic Review, 1*, CD011279. https://doi.org/10.1002/14651858.CD011279.pub2

Gollwitzer, P.M. (1999). Implementation intentions: Strong effects of simple plans. *American Psychologist, 54*(7), 493–503. https://doi.org/10.1037/0003-066X.54.7.493

Guy, L., McKinstry, C. & Bruce, C. (2019). Effectiveness of Pacing as a Learned Strategy for People With Chronic Pain: A Systematic Review. *The American Journal of Occupational Therapy, 73*(3), 7303205060p7303205061-7303205060p7303205010. https://doi.org/10.5014/ajot.2019.028555

Hasenbring, M.I., Chehadi, O., Titze, C. & Kreddig, N. (2014). Fear and anxiety in the transition from acute to chronic pain: there is evidence for endurance besides avoidance. *Pain Management, 4*(5), 363–374. https://doi.org/10.2217/pmt.14.36

Hashmi, J.A., Baliki, M.N., Huang, L., Baria, A.T., Torbey, S., Hermann, K.M., Schnitzer, T.J. & Apkarian, A.V. (2013). Shape shifting pain: chronification of back pain shifts brain representation from nociceptive to emotional circuits. *Brain, 136*(Pt 9), 2751–2768. https://doi.org/10.1093/brain/awt211

Häuser, W., Schmutzer, G., Hilbert, A., Brähler, E. & Henningsen, P. (2015). Prevalence of Chronic Disabling Noncancer Pain and Associated Demographic and Medical Variables: A Cross-Sectional Survey in the General German Population. *Clinical Journal of Pain, 31*(10), 886–892. https://doi.org/10.1097/AJP.0000000000000173

Heldmann, P., Schöttker-Königer, T. & Schäfer, A. (2015). Cross-cultural Adaption and Validity of the “Patient Specific Functional Scale” (Kulturelle Adaption und Validierung der deutschen Version der “Patient Specific Functional Scale”). *International Journal of Health Professions, 2*(1), 73–82. https://doi.org/10.1515/ijhp-2015-0002

Holopainen, R., Simpson, P., Piirainen, A., Karppinen, J., Schutze, R., Smith, A., O'Sullivan, P. & Kent, P. (2020). Physiotherapists' perceptions of learning and implementing a biopsychosocial intervention to treat musculoskeletal pain conditions: a systematic review and metasynthesis of qualitative studies. *Pain, 161*(6), 1150–1168. https://doi.org/10.1097/j.pain.0000000000001809

Holth, H.S., Werpen, H.K.B., Zwart, J.A. & Hagen, K. (2008). Physical inactivity is associated with chronic musculoskeletal complaints 11 years later: results from the Nord-Trondelag Health Study. *Bmc Musculoskeletal Disorders, 9*, 159. https://doi.org/10.1186/1471-2474-9-159

Hurn, J., Kneebone, I. & Cropely, M. (2006). Goal setting as an outcome measure: a systematic review. *Clinical rehabilitation, 20*, 756–772. https://doi.org/10.1177/0269215506070793

Jack, K., McLean, S.M., Moffett, J.K. & Gardiner, E. (2010). Barriers to treatment adherence in physiotherapy outpatient clinics: a systematic review. *Manual Therapy, 15*(3), 220–228. https://doi.org/10.1016/j.math.2009.12.004

Jolles, B.M., Buchbinder, R. & Beaton, D.E. (2005). A study compared nine patient-specific indices for musculoskeletal disorders. *Journal of Clinical Epidemiology, 58*(8), 791–801. https://doi.org/10.1016/j.jclinepi.2005.01.012

Jordan, J.L., Holden, M.A., Mason, E.E. & Foster, N.E. (2010). Interventions to improve adherence to exercise for chronic musculoskeletal pain in adults. *Cochrane Database Systematic Review, 1,* CD005956. https://doi.org/10.1002/14651858.CD005956.pub2

Kaiser, U., Treede, R.-D. & Sabatowski, R. (2017). Multimodal pain therapy in chronic noncancer pain – gold standard or need for further clarification? *Pain, 158*(10), 1853–1859. https://doi.org/10.1097/j.pain.0000000000000902

Kamper, S.J., Apeldoorn, A.T., Chiarotto, A., Smeets, R.J., Ostelo, R.W., Guzman, J. & van Tulder, M.W. (2014). Multidisciplinary biopsychosocial rehabilitation for chronic low back pain. *Cochrane Database Systematic Review, 9*, CD000963. https://doi.org/10.1002/14651858.CD000963.pub3

Killingback, C., Thompson, M., Chipperfield, S., Clark, C. & Williams, J. (2022). Physiotherapists' views on their role in self-management approaches: A qualitative systematic review. *Physiotherapy Theory and Practice, 38*(12), 2134–2148. https://doi.org/10.1080/09593985.2021.1911011

Kiresuk, T.J. & Sherman, R.E. (1968). Goal attainment scaling: A general method for evaluating comprehensive community mental health programs. *Community mental health journal, 4*(6), 443–453. https://doi.org/10.1007/BF01530764

Kosek, E., Clauw, D., Nijs, J., Baron, R., Gilron, I., Harris, R.E., Mico, J.A., Rice, A.S.C. & Sterling, M. (2021). Chronic nociplastic pain affecting the musculoskeletal system: clinical criteria and grading system. *Pain, 162*(11), 2629–2634. https://doi.org/10.1097/j.pain.0000000000002324

Kroll, H.R. (2015). Exercise Therapy for Chronic Pain. *Physical Medicine and Rehabilitation Clinics of North America, 26*(2), 263–281. https://doi.org/10.1016/j.pmr.2014.12.007

Kunstler, B.E., O'Halloran, P.D., Cook, J.L., Kemp, J.L. & Finch, C.F. (2018). "...like you're pushing the snowball back up hill" – the experiences of Australian physiotherapists promoting non-treatment physical activity: A qualitative study. *AIMS Medical Science, 5*(3), 224–237. https://doi.org/10.3934/medsci.2018.3.224

Leemans, L., Polli, A., Nijs, J., Wideman, T., den Bandt, H. & Beckwee, D. (2022). It Hurts to Move! Intervention Effects and Assessment Methods for Movement-Evoked Pain in Patients With Musculoskeletal Pain: A Systematic Review with Meta-analysis. *Journal of Orthopaedic & Sports Physical Therapy, 52*(6), 345–374. https://doi.org/10.2519/jospt.2022.10527

Leeuw, M., Goossens, M.E., Linton, S.J., Crombez, G., Boersma, K. & Vlaeyen, J.W. (2007). The fear-avoidance model of musculoskeletal pain: current state of scientific evidence. *Journal of Behavioral Medicine, 30*(1), 77–94. https://doi.org/10.1007/s10865-006-9085-0

Leventhal, H., Singer, R. & Jones, S. (1965). Effects of Fear and Specificity of Recommendation Upon Attitudes and Behavior. *Journal of Personality and Social Psycholoy, 2,* 20–29. https://doi.org/10.1037/h0022089

Liu, H., Huang, L., Yang, Z., Li, H., Wang, Z. & Peng, L. (2021). Fear of Movement/(Re)Injury: An Update to Descriptive Review of the Related Measures. *Front Psychology, 12,* 696–762. https://doi.org/10.3389/fpsyg.2021.696762

Lopez-de-Uralde-Villanueva, I., Munoz-Garcia, D., Gil-Martinez, A., Pardo-Montero, J., Munoz-Plata, R., Angulo-Diaz-Parreno, S., Gómez-Martínez, M. & La Touche, R. (2016). A Systematic Review and Meta-Analysis on the Effectiveness of Graded Activity and Graded Exposure for Chronic Nonspecific Low Back Pain. *Pain Med, 17*(1), 172–188.

Louw, A., Puentedura, E., Schmidt, S. & Zimney, K. (2018). Pain Neuroscience Education. *Teaching People About Pain (Vol. 2)*. OPT.

Luque-Suarez, A., Martinez-Calderon, J. & Falla, D. (2019). Role of kinesiophobia on pain, disability and quality of life in people suffering from chronic musculoskeletal pain: a systematic review. *British Journal of Sports Medicine, 53*(9), 554–559. https://doi.org/10.1136/bjsports-2017-098673

Martinez-Calderon, J., Flores-Cortes, M., Morales-Asencio, J.M. & Luque-Suarez, A. (2019). Pain-Related Fear, Pain Intensity and Function in Individuals With Chronic Musculoskeletal Pain: A

Systematic Review and Meta-Analysis. *Journal of Pain, 20*(12), 1394–1415. https://doi.org/10.1016/j.jpain.2019.04.009

Meade, L.B., Bearne, L.M., Sweeney, L.H., Alageel, S.H. & Godfrey, E.L. (2019). Behaviour change techniques associated with adherence to prescribed exercise in patients with persistent musculoskeletal pain: Systematic review. *British Journal of Health Psychology, 24*(1), 10–30. https://doi.org/10.1111/bjhp.12324

Meyer, C., Denis, C.M. & Berquin, A.D. (2018). Secondary prevention of chronic musculoskeletal pain: A systematic review of clinical trials. *Annals of Physical Rehabilitation Medicine, 61*(5), 323–338. https://doi.org/10.1016/j.rehab.2018.03.002

Miller, W.R. & Rollnick, S. (2015). *Motivierende Gesprächsführung* (3. Aufl.). Lambertus-Verlag GmbH.

Nijs, J., Wijma, A.J., Willaert, W., Huysmans, E., Mintken, P., Smeets, R., Goossens, M., van Wilgen, C.P., Van Bogaert, W., Louw, A., Cleland, J. & Donaldson, M. (2020). Integrating Motivational Interviewing in Pain Neuroscience Education for People With Chronic Pain: A Practical Guide for Clinicians. *Physical Therapy, 100*(5), 846–859.

O'Connor, S.R., Tully, M.A., Ryan, B., Bleakley, C.M., Baxter, G.D., Bradley, J.M. & McDonough, S.M. (2015). Walking exercise for chronic musculoskeletal pain: systematic review and meta-analysis. *Archives Physical Medicine Rehabilitation, 96*(4), 724–734 e723. https://doi.org/10.1016/j.apmr.2014.12.003

O'Sullivan, P.B., Caneiro, J.P., O'Keeffe, M., Smith, A., Dankaerts, W., Fersum, K. & O'Sullivan, K. (2018). Cognitive Functional Therapy: An Integrated Behavioral Approach for the Targeted Management of Disabling Low Back Pain. *Physical Therapy, 98*(5), 408–423. https://doi.org/10.1093/ptj/pzy022

Paganini, S., Ramsenthaler, C., Wurst, R. & Fuchs, R. (2022). Adoption and maintenance of physical activity: Mediation analysis of a psychological intervention. *Health Psychol, 41*(9), 573–584. https://doi.org/10.1037/hea0001206

Pathak, A., Wilson, R., Sharma, S., Pryymachenko, Y., Ribeiro, D.C., Chua, J. & Abbott, J.H. (2022). Measurement Properties of the Patient-Specific Functional Scale and Its Current Uses: An Updated Systematic Review of 57 Studies Using COSMIN Guidelines. *Journal of Orthopaedic & Sports Physical Therapy, 52*(5), 262–275. https://doi.org/10.2519/jospt.2022.10727

Pedersen, B.K. & Saltin, B. (2015). Exercise as medicine – evidence for prescribing exercise as therapy in 26 different chronic diseases. *Scandinavian Journal of Medicine Science Sports, 25,* Suppl 3, 1–72. https://doi.org/10.1111/sms.12581

Pfingsten, M. (2004). Angstvermeidungs-Uberzeugungen bei Rückenschmerzen. Gütekriterien und prognostische Relevanz des FABQ. *Schmerz, 18*(1), 17–27.

Raja, S.N., Carr, D.B., Cohen, M., Finnerup, N.B., Flor, H., Gibson, S., Keefe, F.J., Mogil, J.S., Ringkamp, M., Sluka, K.A., Song, X.J., Stevens, B., Sullivan, M.D., Tutelman, P.R., Ushida, T. & Vader, K. (2020). The revised International Association for the Study of Pain definition of pain: concepts, challenges, and compromises. *Pain, 161*(9), 1976–1982.

Rice, D., Nijs, J., Kosek, E., Wideman, T., Hasenbring, M.I., Koltyn, K., Graven-Nielsen, T. & Polli, A. (2019). Exercise-Induced Hypoalgesia in Pain-Free and Chronic Pain Populations: State of the Art and Future Directions. *Journal of Pain, 20*(11), 1249–1266. https://doi.org/10.1016/j.jpain.2019.03.005

Richter, A., Schienkiewitz, A., Starker, A., Krug, S., Domanska, O., Kuhnert, R., Loss, J. & Mensink, G.B.M. (2021). Gesundheitsfördernde Verhaltensweisen bei Erwachsenen in Deutschland – Ergebnisse der Studie GEDA 2019/2020. *Journal of Health Monitoring, 6*(3), 28–48. https://www.rki.de/DE/Content/Gesundheitsmonitoring/Gesundheitsberichterstattung/GBEDownloadsJ/Focus/JoHM_03_2021_GEDA_Gesundheitsfoerderndes_Verhalten.pdf?__blob=publicationFile

Ringqvist, A., Dragioti, E., Bjork, M., Larsson, B. & Gerdle, B. (2019). Moderate and Stable Pain Reductions as a Result of Interdisciplinary Pain Rehabilitation-A Cohort Study from the Swedish Quality Registry for Pain Rehabilitation (SQRP). *Journal of Clinical Medicine, 8*(6), 905. https://doi.org/10.3390/jcm8060905

Robert Koch-Institut (Hrsg.). (2022). *Dashboard zu Gesundheit in Deutschland aktuell – GEDA 2019/2020*. Robert Koch-Institut. https://public.tableau.com/app/profile/robert.koch.institut/viz/Gesundheit_in_Deutschland_aktuell/GEDA_2019 2020-EHIS

Rose, A., Rosewilliam, S. & Soundy, A. (2017). Shared decision making within goal setting in rehabilitation settings: A systematic review. *Patient*

Education Counselling, 100(1), 65–75. https://doi.org/10.1016/j.pec.2016.07.030

Rusu, A.C., Kreddig, N., Hallner, D., Hulsebusch, J. & Hasenbring, M.I. (2014). Fear of movement/(Re)injury in low back pain: confirmatory validation of a German version of the Tampa Scale for Kinesiophobia. *Bmc Musculoskeletal Disorders, 15,* 280. https://doi.org/10.1186/1471-2474-15-280

Schäfer, A. & Kurz, A. (2023). Physiotherapeutisches Assessment als Grundlage des Schmerzmanagements. In N. Nestler & A. Ewers (Hrsg.), *Schmerzassessment. Schmerzexpertise nach dem EFIC-Curriculum. Band 2* (S. 55–66). Hogrefe Verlag.

Schatman, M. (2012). Interdisciplinary chronic pain management: International perspectives. *Pain: Clinical Updates, 20,* 1–5.

Sebbag, E., Felten, R., Sagez, F., Sibilia, J., Devilliers, H. & Arnaud, L. (2019). The world-wide burden of musculoskeletal diseases: a systematic analysis of the World Health Organization Burden of Diseases Database. *Annals of Rheumatic Diseases, 78*(6), 844–848. https://doi.org/10.1136/annrheumdis-2019-215142

Sheeran, P. (2002). Intention – Behavior Relations: A Conceptual and Empirical Review. *European Review of Social Psychology, 12*(1), 1–36. https://doi.org/10.1080/14792772143000003

Sheeran, P., Milne, S., Webb, T.L. & Gollwitzer, P.M. (2005). Implementation intentions and health behaviour. In M. Conner & P. Norman (Eds.), *Predicting health behaviour (Vol. 2)*. Open University Press.

Siddall, B., Ram, A., Jones, M.D., Booth, J., Perriman, D. & Summers, S.J. (2022). Short-term impact of combining pain neuroscience education with exercise for chronic musculoskeletal pain: a systematic review and meta-analysis. *Pain, 163*(1), e20–e30. https://doi.org/10.1097/j.pain.0000000000002308

Skender, S., Ose, J., Chang-Claude, J., Paskow, M., Bruhmann, B., Siegel, E.M., Steindorf, K. & Ulrich, C.M. (2016). Accelerometry and physical activity questionnaires – a systematic review. *BMC Public Health, 16,* 515. https://doi.org/10.1186/s12889-016-3172-0

Sniehotta, F.F., Schwarzer, R., Scholz, U. & Schüz, B. (2005). Action planning and coping planning for long-term lifestyle change: theory and assessment. *European Journal of Social Psychology, 35*(4), 565–576. https://doi.org/10.1002/ejsp.258

Vlaeyen, J.W., de Jong, J.R., Leeuw, M. & Crombez, G. (2004). Fear reduction in chronic pain: graded exposure in vivo with behavioral experiments. In G.J. Asmundson, J.W.S. Vlaeyen & G. Crombez (Eds.), *Understanding and Treating Fear of Pain* (S. 313–343). Oxford University Press. https://doi.org/10.1093/oso/9780198525141.003.0014

Vlaeyen, J.W.S., Kole-Snijders, A.M.J., Boeren, R.G.B. & van Eek, H. (1995a). Fear of movement/(re)injury in chronic low back pain and its relation to behavioral performance. *Pain, 62*(3), 363–372. https://doi.org/10.1016/0304-3959(94)00279-N

Vlaeyen, J.W.S., Kole-Snijders, A.M.J., Rotteveel, A.M., Ruesink, R. & Heuts, P.H.T.G. (1995b). The role of fear of movement/(re)injury in pain disability. *Journal of Occupational Rehabilitation, 5*(4), 235–252. https://doi.org/10.1007/BF02109988

von der Lippe, E., Krause, L., Prost, M., Wengler, A., Leddin, J., Müller, A., Zeisler, M.-L., Anton, A., Rommel, A. & BURDEN 2020 study group (2021). Prävalenz von Rücken- und Nackenschmerzen in Deutschland. Ergebnisse der Krankheitslast-Studie BURDEN 2020. *Journal of Health Monitoring, 6*(S3), 1–14.

Waltersbacher, A. (2019). *Heilmittelbericht 2019. Ergotherapie, Sprachtherapie, Physiotherapie, Podologie.* Wissenschaftliches Institut der AOK (WIdO).

Watson, J.A., Ryan, C.G., Cooper, L., Ellington, D., Whittle, R., Lavender, M., Dixon, J., Atkinson, G. Cooper, K. & Martin, D.J. (2019). Pain Neuroscience Education for Adults With Chronic Musculoskeletal Pain: A Mixed-Methods Systematic Review and Meta-Analysis. *Journal of Pain, 20*(10), 1140.e1141–1140.e1122. https://doi.org/10.1016/j.jpain.2019.02.011

World Confederation of Physical Therapy (WCPT), W.C.o.P.T. (2019). *Description of physical therapy London: World Confederation of Physical Therapy (WCPT)* https://world.physio/sites/default/files/2020-07/PS-2019-Description-of-physical-therapy.pdf

World Health Organization (WHO). (2018). *Global action plan on physical activity 2018–2030: more active people for a healthier world.* WHO.

World Health Organization (WHO). (2020). *WHO guidelines on physical activity and sedentary behaviour.* WHO.

World Health Organization (WHO). (2022). *International Classification of Diseases, 11. ed. (ICD-11).* WHO.

11 Maßnahmen der Ergotherapie in der Versorgung von Menschen mit Schmerz

Marthe Appel, Anne-Kathrin Christ, Corinna Nolte

Definition

Ergotherapie unterstützt und begleitet Menschen jeden Alters, die in ihrer Handlungsfähigkeit eingeschränkt oder von Einschränkung bedroht sind. Ziel ist, sie bei der Durchführung für sie bedeutungsvoller Betätigungen in den Bereichen Selbstversorgung, Produktivität und Freizeit in ihrer persönlichen Umwelt zu stärken. Hierbei dienen spezifische Aktivitäten, Umweltanpassung und Beratung dazu, dem Menschen Handlungsfähigkeit im Alltag, gesellschaftliche Teilhabe und eine Verbesserung seiner Lebensqualität zu ermöglichen (Deutscher Verband Ergotherapie (DVE), 2007)

Das Top-down-Vorgehen in der Ergotherapie (**Abbildung 11-1**) ist betätigungszentriert, während das Bottom-up-Vorgehen funktionsorientiert ist. Die Partizipation dient der Ergotherapie als oberstes Ziel der Behandlung. Die Diagnose sowie die Körperfunktionsebene spielen eine zunächst untergeordnete Rolle. Ergotherapeut_innen sehen den Menschen in all seinen Lebensumständen, als Person eingebunden in dessen Betätigung und dessen Umwelt (Jerosch-Herold et al., 2004).

11.1 Empowerment und Selbstwirksamkeit im ergotherapeutischen Prozess

Das Canadian Practice Process Framework (CPPF) (**Abbildung 11-2**) ist das Prozessmodell des Canadian Model of Occupational Performance and Engagement (CMOP-E). Es ermöglicht ein evidenzbasiertes, klienten_innenzentriertes, ergotherapeutisches Handeln (DVE, 2023).

Die Ausführung der Betätigung und die Teilhabe der Klient_innen stehen dabei im Zentrum der Interventionen. Die Selbstwirksamkeit wird durch die aktive Beteiligung gestärkt.

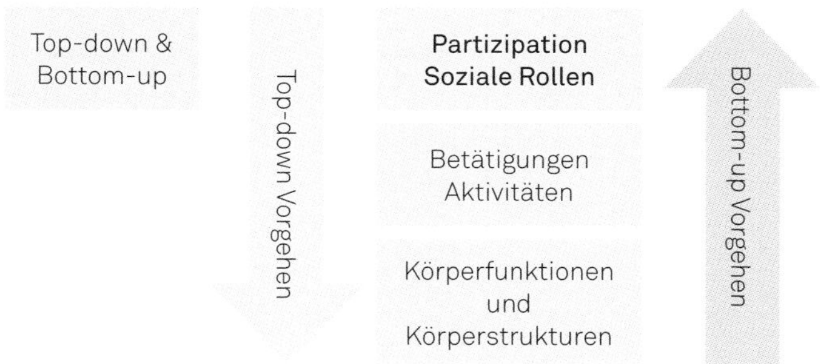

Abbildung 11-1: Top-down und Buttom-up Vorgehen (Quelle: eigene Darstellung)

Welche Betätigungsanliegen für Klient_innen mit anhaltenden Schmerzen wichtig sind, wird mittels des Canadian Occupational Performance Measure (COPM) (Dehnhardt et al., 2020) erhoben. Die Klient_innen geben Probleme in der Betätigungsperformanz an und bewerten die Wichtigkeit, die Zufriedenheit sowie die Performanz ihrer Betätigungen. Die konkreten Betätigungsanliegen z. B. sich zu waschen, sich anzuziehen, regelmäßig Mahlzeiten zu sich zu nehmen (Selbstversorgung) oder z. B. zu lesen, sich mit Freunden zu treffen, Musik zu machen (Freizeit) sowie z. B. zu pipettieren, am PC zu arbeiten (Produktivität) werden mit den Klient_innen gemeinsam analysiert (Betätigungsanalyse). Daraus lassen sich konkrete Ziele nach der COAST-Methode (Client, Occupation, Assist Level, Special Circumstances, Timeline) (Brinkmann & Berding, 2022) formulieren. Diese ermöglichen eine betätigungszentrierte und ergotherapiespezifische Zielsetzung unter Berücksichtigung aller Lebensinhalte der Klient_innen. Anhand eines Tages- (**Tabelle 11-1**) oder Wochenplans kann beispielsweise eine Dysbalance zwischen Selbstversorgung, Produktivität und Freizeit erkannt werden. Die Wiederherstellung dieser Balance wird Pacing genannt.

Anhand einer Betätigungsanalyse werden Klient_innen mit anhaltenden Schmerzen aktiv in die Bewältigung ihres Alltags eingebunden sowie befähigt selbstwirksam für ihre Gesundheit und Salutogenese aktiv zu werden.

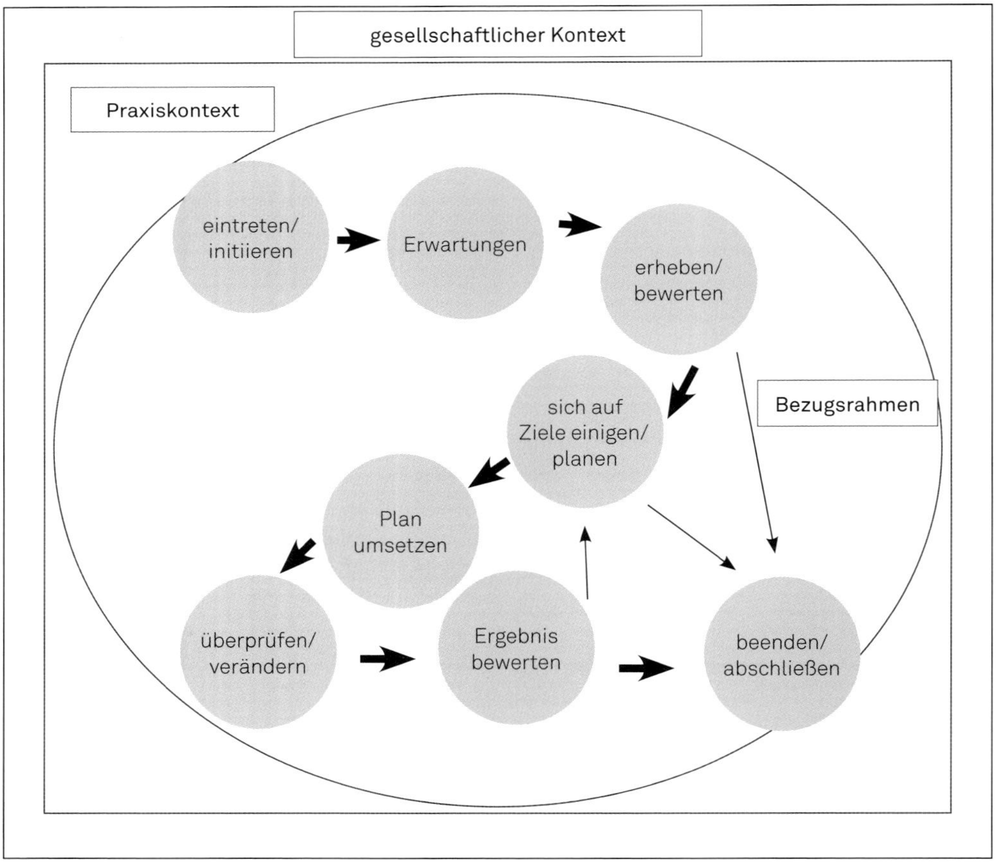

Abbildung 11-2: Canadian Performance Process Framework (CPPF) (Mit freundlicher Unterstützung der Canadian Association of Occupational Therapists, CAOT)

Tabelle 11-1: Tagesprofil

Uhrzeit	Was mache ich?	Meine Zufriedenheit/Veränderungswunsch
6:30 Uhr	Aufstehen – Anziehen	Hose hochziehen fällt mir schwer, gelingt aber mittlerweile
7:00 Uhr	Frühstück	Brötchen scheiden, Marmeladenglas aufdrehen fällt mir schwer
8:00 Uhr	Arbeit im Büro – Bürotätigkeit	Etiketten beschriften gelingt mir nur sehr langsam und mit Schmerzen
14:00 Uhr	Kochen für Familie	Gemüse schneiden, v. a. Süßkartoffel, schmerzhaft und Kraft fehlt
... etc.		

Ergotherapeutische Betätigungsanalyse

Schritt 1: genaue Beschreibung der Betätigung
Schritt 2: Entscheidung, wie, wo und wann die Betätigung beobachtet wird
Schritt 3: Instruieren der Klient_innen und weiterer Anwesenden, Rollenverteilung
Schritt 4: Beobachtung und Auswertung der Betätigung, Kontext- und Körperfunktionsfaktoren aus
Sicht der Therapeut_innen
Schritt 5: Auswertung der Betätigung aus Sicht der Klient_innen und einer weiteren Person
Schritt 6: Gemeinsames Festlegen der Ergebnisse
Schritt 7: Gemeinsames Formulieren der Betätigungsziele/Unterziele und Maßnahmen

11.2 Maßnahmen der speziellen Schmerzergotherapie

Die folgenden Behandlungsmaßnahmen sind Beispiele und nach der International Classification of Functioning, Disability and Health (ICF) (Bundesinstitut für Arzneimittel und Medizinprodukte (BfArM) (2023) (**Abbildung 11-3**) gegliedert.

11.2.1 Partizipation

Innerhalb der ergotherapeutischen Behandlung von anhaltenden Schmerzen kommt das Ergänzungsmaterial „Chronischer Schmerz" des ergotherapeutischen Programms „Action over inertia – Handeln gegen Trägheit" (Siemens et al., 2018) zum Einsatz. Das Programm beinhaltet Arbeits- und Informationsblätter, welche sich mit den Elementen des Time-use (Zeit-Verwendung), der Life Balance und dem Recovery Ansatz beschäftigen:

Arbeits- und Informationsblätter

„Meine momentanen Aktivitätsmuster"
„Schmerztagebuch"
„Bin ich körperlich ausreichend aktiv?"
„Meine tägliche Routine und Struktur"
„Schlafhygiene"
„Strategien zur Schmerzbewältigung"
„Wie Denkmuster und Schmerzen Ihre Aktivitätsmuster beeinflussen können"
„Wie Gedanken und Gefühle Einfluss auf Schmerz und Teilhabe haben"
„Gedankenprotokoll"
„Offenlegung und Stigma"
„Einige Ideen für schnelle Aktivitätsänderungen"
„Entspannungsstrategien zur Schmerzbewältigung"
„Dokumentation von Aktivitäts- und Schmerzmanagementexperimenten"

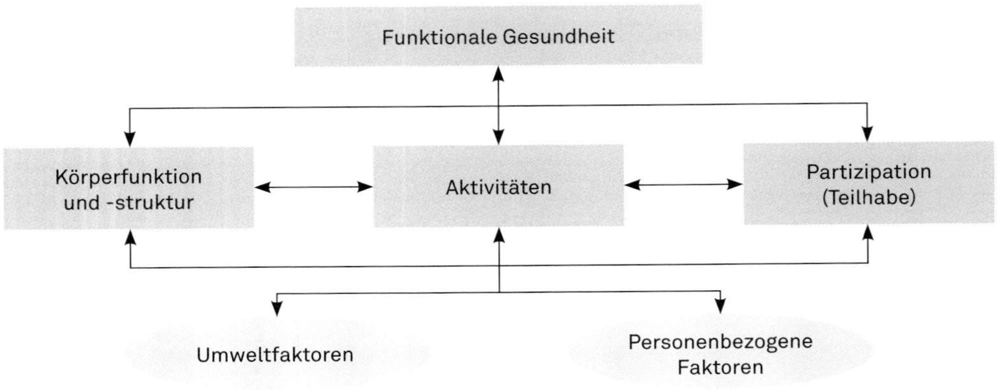

Abbildung 11-3: Rahmenmodell der Gesundheit der International Classification of Functioning, Disability and Health (ICF)

Recovery ist als ein Veränderungsprozess zu sehen, welcher dem Leben eine neue Bedeutung zumisst sowie Klient_innen über die katastrophalen Auswirkungen des Schmerzes hinauswachsen lässt. Es befähigt Klient_innen aktiv zu werden und eigene Ziele selbstbestimmt zu erreichen.

Dieses Programm zeigt nicht, was Sie als Fachkraft für die Klient*innen tun können, sondern was Klient*innen selbst für ein erfülltes Leben tun können (Krupa et al., 2018).

Die Teilhabe an bedeutungsvollen Betätigungen wirkt sich auf unterschiedliche Ebenen des Verhaltens, der Kognition und die Verbesserung der Stimmung aus und gibt Klient_innen ein Gefühl der Zufriedenheit sowie eine Verbesserung der Lebensqualität (Siemens et al., 2018).

11.2.2 Aktivität

Im Bereich der Aktivität werden innerhalb der ergotherapeutischen Behandlung unterschiedliche klientenzentrierte Behandlungsmethoden eingesetzt. Dabei dienen interdisziplinäre Schmerzmanagementstrategien wie *Graded Activity* und *Pacing* als grundlegende Maßnahmen (Siemens et al., 2018). Die ergotherapeutischen Maßnahmen orientieren sich an für die Klient_innen wichtige Betätigungen und werden, wenn möglich, im häuslichen oder beruflichen Umfeld ausprobiert und adaptiert. Der erlernte Nichtgebrauch (Non-use) z.B. der oberen Extremität bei dem Complex Regional Pain Syndrome (CRPS) kann durch die Constraint-induced-movement-Therapie (CIMT) hin zu einem forcierten Einsatz der betroffenen Extremität durch Fixierung der nicht betroffenen Seite therapeutisch begleitet werden (Elbert et al., 2003). Der Einsatz von kreativen Techniken (z.B. Acrylmalerei, Lettering) und handwerkliche Techniken (aus Holz, Ton etc.) lenken den Fokus auf Interessen und Hobbies, stärken positive Ressourcen der Klient_innen und lassen den Schmerz in den Hintergrund treten. Moderne Verfahren der Virtual Reality sowie des Biofeedbacks können Klient_innen ein direktes Feedback der eigenen Aktivität geben und damit die Selbstwirksamkeit steigern.

11.2.3 Körperfunktion

Die Desensibilisierung wird bei hypersensiblen Hautoberflächen, schmerzhafter Empfindung von nicht schmerzhaften Reizen (Allodynie), bei schmerzhaften Narben sowie generellen Missempfindungen eingesetzt. Durch das Berühren von verschiedenen Materialien (Stoffe, Haar, Kleider etc.) sowie dem Manipulieren/Bewegen in Materialien (Watte, Kies, Holzwolle, Raps etc.) als auch dem Einsatz von Vibrationsreizen in unterschiedlichen Frequenzen (z.B. mittels Novafon), wird eine schrittweise Steigerung der Toleranz gegenüber Berührung erreicht. Dabei sollen unangenehme Empfindungen ausgeblendet und die darunter liegende sinnvolle Sensibilität besser wahrgenommen werden (Diday-Nolle et al., 2013). Auch eine bilataerale Desensibilsierung wird unter Einbezug der nicht betroffenen Seite beispielweise bei der Diagnose CRPS mit einer Allodynie durchgeführt (Conen et al., 2020).

Das Sensibilitätstraining findet bei Narben sowie hyposensiblen Hautarealen und Nervenläsionen Anwendung. Es ist als ein zentraler Prozess zu sehen, welcher eine Veränderung der somatotopischen Repräsentation im Kortex sowie die Reinneravation des betroffenen Nervs als Ziel hat (Diday-Nolle et al., 2013). Zur Wiederherstellung der kortikalen Repräsentanz einer Extremität wird das *Graded motor imagery (GMI)* (Neuro Orthopaedic Institute, 2023) eingesetzt. Hierzu zählt das Rechts-Links-Diskriminierungstraining, die motorische Imagination sowie die Spiegeltherapie. Des Weiteren finden thermische Anwendungen zur Ödemreduktion sowie zur Verbesserung der Durchblutung Anwendung (kalter Raps, Eis-Lolly, warmer Kies, heiße Rolle, Paraffinbad etc.).

11.3 Personbezogene Intervention

Innerhalb der Ergotherapie wird der Mensch als Mittelpunkt des gesamten Behandlungsprozesses gesehen. Die Edukation sowie das Empowerment zu Strategien zur Selbstwirksamkeit ist ein wichtiger Teil der ergotherapeutischen Schmerztherapie. Das Genusstraining mit der Integration aller Sinne (Sehen, Hören, Riechen, Schmecken, Fühlen) lenkt die Aufmerksamkeit der Menschen hin zu positiven Lebensinhalten – weg von negativen Emotionen und Schmerzen. Dabei soll der Fokus auf die kleinen alltäglichen Momente gelegt werden, welche die Lebensqualität jedes einzelnen Individuums erhöhen (Koppenhöfer, 2016). Die Balance zwischen An- und Entspannung und die damit verbundene Aktivierung des Parasympathikus sowie die Inhibition des Sympathikus kann zur Schmerzreduktion führen. Jede Person hat individuelle Strategien zu entspannen und kann damit eine schmerzlindernde Wirkung selbst initiieren. Diese personbezogenen Entspannungsverfahren herauszufinden sowie in den Alltag zu integrieren, kann Teil der Ergotherapie sein (Klasen, 2023).

11.4 Umweltbezogene Intervention

Im Bereich der Umwelt können Hilfsmittel oder Schienen (so viel wie nötig, so wenig wie möglich) angepasst oder angeraten werden. Des Weiteren zählt die Angehörigenberatung, die Arbeitsplatzberatung sowie die Wohnraumanpassung zu den ergotherapeutischen Behandlungsmaßnahmen (DVE, 2023). Im Bereich Jobcoaching können Ergotherapeut_innen Menschen direkt am Arbeitsplatz begleiten (DVE, 2015).

11.5 Fazit

Die betätigungszentrierte und klient_innenzentrierte ergotherapeutische Befunderhebung sowie Intervention ermöglicht eine ganzheitliche Sichtweise auf Klient_innen unter Einbezug aller Dimensionen der Selbstversorgung, der Produktivität und der Freizeit. Dabei werden Ressourcen und Barrieren im Alltag der Klient_innen deutlich, wodurch die SMARTe Zielsetzung in Abhängigkeit der Motivation jedes Einzelnen möglich wird. Die ergotherapeutische Behandlung ist diagnoseunabhängig und betätigungszentriert. Somit ist die ergotherapeutische Behandlung von Menschen mit anhaltenden Schmerzen auf die Verbesserung der für das Individuum wichtigen Alltagsbetätigungen und dessen Lebensqualität zu sehen.

Literatur

Brinkmann, S. & Berding, J. (2022). Betätigung im Fokus – Zielformulierung nach COAST. *Ergopraxis, 15*(02), 16–21. https://doi.org/10.1055/a-1693-1559

Conen, H., Seelmann, C., Ohmann, T. & Papenhoff, M. (2020). Bilaterale Desensibilisierung bei CRPS mit Allodynie der Hand. *Schmerz, 34*(5), 79–83. https://doi.org/10.1007/s00482-019-00430-3

Dehnhardt, B., George, S. & Harth, A. (Hrsg.). (2022). *Canadian Occupational Performance Measure*. Schulz-Kirchner Verlag.

Bundesinstitut für Arzneimittel und Medizinprodukte (BfArM). (2023). *ICF Version 2005*. https://www.bfarm.de/DE/Kodiersysteme/Klassifikationen/ICF/_node.html

Deutscher Verband Ergotherapie (DVE). (2007). *Definition*. https://dve.info/ergotherapie/definition

Deutscher Verband Ergotherapie (DVE). (2015). *Ergotherapie zur Teilhabe am Arbeitsleben*. https://dve.info/resources/pdf/ergotherapie/fachbereiche/93-pdf-gruppe-11-arbeitstherapie/file

Deutscher Verband Ergotherapie (DVE). (2023). *Wohnraumanpassung für Menschen mit Demenz im häuslichen Umfeld*. https://dve.info/service/veranstaltungskalender/eventdetail/1967/-/wohnraumanpassung-f%C3%BCr-menschen-mit-demenz-im-h%C3%A4uslichen-umfeld

Diday-Nolle, A.P., Breier, S., Slatosch Wintsch, D.U. & Reiter, A. (2013). *Handrehabilitation für Ergotherapeuten und Physiotherapeuten* (Band 1). Springer Verlag.

Elbert, T., Rockstroh, B., Bulach, D., Meinzer, M. & Taub, E. (2003). Die Fortentwicklung der Neurorehabilitation auf verhaltensneurowissenschaftlicher Grundlage. *Der Nervenarzt, 74*, 334–342. https://doi.org/10.1007/s00115-003-1498-1

Jerosch-Herold, C., Marotzki, U., Hack, B.M. & Weber, P. (2004). *Konzeptionelle Modelle für die ergotherapeutische Praxis*. Springer Verlag. https://doi.org/10.1007/978-3-662-08172-3

Klasen, B. (2023). *Entspannungstherapie*. Schmerzgesellschaft. https://www.schmerzgesellschaft.de/topnavi/patienteninformationen/psychologische-schmerzbehandlung/entspannungstherapie

Krupa, T., Edgelow, M., Chen, S-P., Mieras, C., Almas, A., Perry, A., Radloff-Gabriel, D., Jackson, J. & Bransfield, M. (2018). *Action over Inertia Handeln ermöglichen – Trägheit überwinden*. Schulz-Kirchner Verlag

Koppenhöfer, E. (2016). *Die kleine Schule des Genießens*. Pabst Science Publishers

Neuro Orthopaedic Institute. (2023). *Graded Motor Imagery*. https://www.noigroup.com/graded-motor-imagery/

Siemens, T., Mikalson, K., Chiasson, L. (2018). *Action over inertia – Chronischer Schmerz – Ergänzungsmaterial*. Schulz-Kirchner Verlag.

Weiterführende Literatur

Breier, S., Diday-Nolle, A.P., Saur, I. & Reiter Eigenheer, A. (2013). *Handrehabilitation* (Band 2). Springer Verlag.

Gesetzliche Krankenversicherung (GKV) Spitzenverband. (2022). *Hilfsmittelverzeichnis*. https://hilfsmittel.gkv-spitzenverband.de/home/verzeichnis/37077c1f-51a3-40c8-bda4-a7e22d5c26a4

Higman, P. & Hörnicke, M. (2011). *Chronische Schmerzen – Wie Sie lernen, damit umzugehen. Ein Ratgeber für Betroffene, Angehörige und Fachleute*. Schulz-Kirchner Verlag.

Kielhofner, G., Mentrup, C. & Langlotz, A. (2019). *Checklisten des Model of Human Occupation*. Schulz-Kirchner Verlag.

Rehamed+ (2023). *Rehago – Virtual Reality Training*. https://www.rehamed-plus.de/rehamed-neuro/rehago/

Romein, E. (2021). *Ergotherapie – durch Betätigung und Klientenzentrierung Teilhabe verbessern*. Thieme Verlag. https://doi.org/10.1055/b000000436

Scheepers-Assmus, C. & Jehn, P. (2020). *Ergotherapie Vom Behandeln zum Handeln*. Thieme Verlag.

Storz, C. & Kraft, E. (2021). Occupational therapy for complex regional pain syndrome. *Schmerz, 35*, 285–293 https://doi.org/10.1007/s00482-021-00559-0

Strebel, H. (2016). *Gemeinsam sind wir stark: Top-down versus Bottom-up: wir brauchen Beides!*.

ZUYD, Maastricht. https://docplayer.org/17651543-Gemeinsam-sind-wir-stark-top-down-versus-bottom-up-wir-brauchen-beides.html

12 Musiktherapie als nicht-medikamentöse Therapieform in der Schmerzmedizin

Stefanie Liv Jahn, Roxana-Elena Föll

> Musik drückt aus, was nicht gesagt werden kann und worüber zu schweigen unmöglich ist.
> (Victor Hugo)

Wer im Setting von Palliative Care Harfen- oder andere musikalische Klänge erlebt, weiß um ihre beruhigende und schmerzlindernde Wirkung. Wer auf der Intensivstation einen plötzlichen Händedruck beim Abspielen der Lieblingsmusik des Schwerstkranken erfährt, kennt die Kraft, die Musik entfalten kann. Spürbar wird diese auch, hört man den vitalen Gesang der von der Musiktherapeutin angeleiteten Schmerzpatient_innen samt der begleitenden Musikinstrumente auf dem Stationsflur – Menschen, die man kurz zuvor verzweifelt und resigniert erlebt hat.

Musik wirkt positiv auf Körper, Geist und Seele. Sie spendet Kraft und Trost und lindert psychische und körperliche Schmerzen. Wie Sprache ist Musik ein wichtiges Kommunikationsmittel, das dem verbalen und emotionalen Ausdruck und Austausch dient. Häufig erinnern Menschen mit Demenz noch Noten und Liedtext, wenn sie die Namen und Gesichter ihrer Angehörigen längst vergessen haben. Musik stärkt und erzeugt Gefühle von Zusammen- und sozialer Zugehörigkeit und verbindet über kulturelle Unterschiede und Ländergrenzen hinweg. Sie hilft zu entspannen, dient dem Stressmanagement und der Prävention. In vielen Kliniken und Praxen, aber auch zur Selbsthilfe, werden Musiktherapie und Musikmedizin als nicht-medikamentöse Interventionsformen zur Behandlung von Schmerzen und Komorbiditäten eingesetzt.

Musikmedizin, Musiktherapie und Musikermedizin sind zu unterscheiden: Während die Musikermedizin sich mit Beschwerden und Krankheiten beschäftigt, die mit der Musikausübung assoziiert sind, geht es bei der Musiktherapie und der Musikmedizin um die therapeutischen Effekte von Musik und ihr gesundheitsförderndes Potenzial. Hierbei nutzt die Musikmedizin u. a. physiologische und biochemische Effekte und die Musiktherapie als psychotherapeutische Intervention vor allem die Aktivierung psychischer und sozialer Ressourcen (Metzner, 2018a).

Musikhören und -spielen regt affektive und (ko-)kreative Prozesse an, fördert sensomotorische und emotional-kommunikative Fähigkeiten (Metzner, 2018b) und induziert neuroplastische Anpassungen im Gehirn (Jäncke, 2015; Altenmüller & Furuya, 2017). U. a. Endorphine, die absteigende hemmende Bahnen aktivieren, und Serotonin, das die Reizleitung im Rückenmark blockiert, werden vermehrt ausgeschüttet (Spintge et al., 2007).

Die in der Musikmedizin verwendete Musik mit ihren intendiert therapeutischen und reproduzierbaren Wirkungen wird als medico-funktional bezeichnet (Spintge et al., 2007).

Zu differenzieren sind ebenfalls die aktive und die rezeptive Musiktherapie. Bei ersterer erfolgt der Einsatz von Stimme oder Musikinstrument aktiv. Ziel ist das Erlernen neuer Kommunikationswege und emotionaler Ausdrucksweisen. Bei der rezeptiven Musiktherapie wird Musik gehört, wodurch Assoziationen und Erinnerungen freigesetzt werden können (Esch, 2003).

Im Folgenden sollen die Geschichte der Musiktherapie und -medizin, ihre Anwendungsmöglichkeiten bei akutem und chronischem Schmerz sowie ihr Potenzial aufgezeigt werden.

12.1 Geschichte von Musik im medizinischen Kontext

> One good thing about music, when it hits you, you feel no pain.
>
> (Bob Marley)

Seit Jahrtausenden ist Musik Bestandteil medizinischer Behandlungen. Seit jeher kombinieren Heiler_innen ihre Behandlungen und Zeremonien mit musikalischen Darbietungen wie Trommeln und Gesängen. Erkenntnisse aus der Antike und von Hochkulturen zur Nutzung von Musik zu Heilzwecken gelangten im 11. und 12. Jahrhundert ins westliche Europa. Hier ließen im frühen Mittelalter einige Universitäten nur diejenigen zum Medizinstudium zu, die ein Musikinstrument beherrschten. Musik stand neben weiteren Künsten auf dem Lehrplan zukünftiger Ärzte. Der musikalische Takt half ihnen beim Abgleich mit dem Pulsschlag. Mediziner nutzten die anregenden und entspannenden Effekte von Musik und setzten sie präventiv und am Krankenbett ein. Durch Trompeten und Pauken verursachter Lärm am Krankenbett sollte vor Tiefschlaf und Tod schützen. Spielleute hatten bei Kranken und Verwundeten für Trost und Freude zu sorgen, um Abwehrkräfte zu stärken (Schels, 2006).

Lange Zeit wurde Musik in Europa vor allem in christlichen Hospitälern genutzt. Ein modernes Konzept von Musik als therapeutisches Hilfsmittel entstand nach dem Ersten Weltkrieg in den USA, als Musiker_innen in Krankenhäusern für verletzte Soldaten spielten. Im Jahr 1944 startete die erste universitäre Ausbildung von Musiktherapeut_innen in Michigan (Esch, 2003).

Heutzutage setzen sich diverse (musikwissenschaftliche) Fachorganisationen für die Entwicklung der Musiktherapie in Praxis, Forschung und Lehre sowie für einen fachübergreifenden Dialog zwischen Wissenschaftler_innen und Praktiker_innen ein (Kreutz & Bernatzky, 2015).

12.1.1 Musik in der Schmerzmedizin

Die Medizin unterscheidet zwischen akutem und chronischem Schmerz. Akuter Schmerz als Signal- und Schutzfunktion geht i. d. R. mit einer (drohenden) Gewebeschädigung einher. Erklärt sich der Schmerz nicht mehr aus der eigentlichen Ursache und besteht länger als drei Monate, gilt er als chronifiziert. Die Ursachen hierfür sind multifaktoriell (International Association for the Study of Pain, 2020; Klinger et al., 2023).

Ängste, Körpervorstellungen und der erlernte Umgang mit Schmerzen tragen zur Entstehung und Aufrechterhaltung bei. Aufgrund der Komplexität chronischer Schmerzen bewirken eine rein somatische und medikamentöse Behandlung i. d. R. weder eine dauerhafte Schmerzreduktion noch eine anhaltende Verbesserung der Lebensqualität. U. a. vor dem Hintergrund, dass Analgetika einerseits unerwünschte Wirkungen und Abhängigkeiten initiieren können und andererseits Schmerzmedikamente in medizinisch unterversorgten Regionen nur eingeschränkt zur Verfügung stehen, ist es überaus sinnvoll, weitere Therapieformen zu erforschen und anzuwenden. Auch Patient_innen stehen einer dauerhaften Einnahme konventioneller Schmerzmedikamente teils skeptisch gegenüber und wünschen sich zusätzliche Optionen, die zudem die Selbstkompetenz stärken.

Musikalische Interventionen – Musikhören, Musizieren mit Instrumenten, Singen, Tönen, Bewegung zu Musik, Texten und Komponieren, einzeln oder in der Gruppe – ermöglichen eine vergleichsweise kostengünstige, sichere und einfach durchzuführende nicht-medikamentöse Behandlungsform (Lee, 2016), die auf körperlicher, psychischer, mental/spiritueller und sozialer Ebene wirkt.

12.1.2 Forschung, Evidenz, Anwendungsmöglichkeiten

> Hörte ich Musik, weil es mir schlecht ging? Oder ging es mir schlecht, weil ich Musik hörte?
>
> (Nick Hornby, 1996)

Die Wirkungen von Musik bei akuten und chronischen Schmerzen werden seit mehreren Jahrzehnten untersucht. Standen zunächst die therapeutischen Effekte von Musik auf Psyche und Körper im Fokus der Forschung, sind längst auch ökonomische Parameter und die Auswirkungen musikalischer Interventionen auf die Lebensqualität von Interesse (Kreutz & Bernatzky, 2015).

Musiktherapeutische Interventionen bewirken diverse psychophysiologische Effekte. Herzfrequenz, Atem-Minuten-Volumen, Sauerstoffverbrauch sinken, ebenso das Ausmaß von vegetativer Übelkeit und Schwindel. Die Plasmaspiegel von Hormonen und Neurotransmittern wie Adrenalin, Noradrenalin, ACTH und Kortisol reduzieren sich, die Konzentrationen von Immunzellen und endogenen Opioiden steigen. Unruhe, Muskelanspannung, Schlaf, kognitive Fähigkeiten und Adhärenz verbessern sich. Häufig können Prämedikation und Analgetika eingespart, die postoperative Verweildauer verkürzt und Arbeitsabläufe verbessert werden (Spintge, 2015). Als Selbsthilfemaßnahme in der medizinischen Grundversorgung (Sihvonen et al., 2022) sowie perioperativ und prozeduren- bzw. interventionsbezogen tragen Musiktherapie und Musik-basierte Behandlungen zur Reduktion von Schmerz, Angst und Stress bei (Cheng et al., 2021). Vor allem prä- und postoperativ zeigen sich die anxioalgolytischen Effekte durch Musik (Ernsten et al., 2019).

Die therapeutisch festgelegten Zeitintervalle beim postoperativen Einsatz von Musik variieren je nach Studie. Beispielsweise zeigen sowohl das Hören selbstgewählter Musik dreimal täglich für 30 Minuten bis zwei Tage nach Entlassung nach endoprothetischen Eingriffen (Laframboise-Otto et al., 2021) wie das tägliche 30-minütige Hören von Musik für sechs Monate nach Mitralklappenimplantation (Lin et al., 2020) eine Verbesserung der Schmerzwahrnehmung. Eine tägliche 30-minütige Auszeit in Stille erzielte diese Wirkung nicht (Lin et al., 2020; Lin et al., 2021).

Auch regelmäßiges Singen im ambulanten Setting, z.B. angeleitet durch Pflegende, verbessert Selbstwirksamkeit, allgemeines Wohlbefinden, spirituelles Empfinden und die Teilhabe an sozialen Aktivitäten (Low et al., 2020). Während des Geburtsvorgangs und verschiedener Wehenphasen führt Musik ebenfalls zu einer Verringerung von Schmerzen und Angst, insbesondere bei Erstgebärenden (Santiváñez-Acosta et al., 2020). Als nicht-invasive und nebenwirkungsarme Therapieform verbessern musikalische Interventionen verschiedener Musikstile und Genres in Form von Livemusik, Musik vom Tonträger oder als aktiv praktizierte Musik zudem depressive Verstimmungen, Schlaf- und Lebensqualität. Dies betrifft sowohl Patient_innen mit chronischen Schmerzen im Erwachsenenalter (Hsu et al., 2022) als auch im Kindes- und Jugendalter, beispielsweise prozedurenbezogen oder postoperativ (Ting et al., 2022; Lin et al., 2021). Im pädiatrischen Setting eignen sich besonders klassische Musik, Kinder- und Popmusik (Ting et al., 2022).

Musik kann die Schmerzwahrnehmung verändern (Lee, 2016), wobei der analgetische Effekt am besten ist, wenn die Betroffenen die eingesetzte Musik mögen und selbst auswählen (Garza-Villarreal et al., 2017). Einer Studie zufolge stieg die empfundene Schmerzschwelle, wurde das jeweilige Lieblingslied gehört. Im Vergleich mit Stille wiederum senkte nicht gemochte Musik die Schmerzschwelle sogar (Timmermann et al., 2023). Ablenkungseffekte tragen durch eine Aufmerksamkeitsfokussierung dazu bei, die wechselseitige Verstärkung von Angst und Schmerzen zu durchbrechen (Esch, 2003). Da jedoch auch ungeliebte Musik ablenkt, ist davon auszugehen, dass vor allem durch die Freisetzung endogener Opioide durch das Hören eines Lieblingslieds eine Schmerzreduktion hervorgerufen wird (Timmermann et al., 2023). Eine Beteiligung des mesolimbischen dopaminergen Systems auf die affektive Schmerzwahrnehmung (Sihvonen et al., 2022) und weitere neurophysiologische Modulationen der Schmerzwahrnehmung, insbesondere im Zusammenhang mit eigenen Klangkompositionen, werden ebenfalls vermutet (Metzner, 2018a).

Musikinterventionen können sowohl als Einzelanwendung als auch in Verbindung mit pharmakologischen und nicht-pharmakologischen Anwendungen eingesetzt werden. (Rennie et al., 2022). Eine Auflistung klinischer Anwendungsbereiche und entsprechender Untersuchungen findet sich bei Spingte, der zudem Qualitätsstandards für die Gestaltung und Anwendung medicofunktionaler Musik benennt (Spintge, 2015).

Wenngleich die Studien sich qualitativ unterscheiden und heterogene Möglichkeiten musiktherapeutischer Interventionen aufzeigen, trugen die Erkenntnisse und Forschungsergebnisse dazu bei, dass Musiktherapie im Jahr 2005 als Regelverfahren in die multimodale stationäre Schmerztherapie aufgenommen wurde.

12.1.3 Musiktherapie am Beispiel der Schmerzambulanz der LMU München

Roxana-Elena Föll

In der Musiktherapie werden Klang als primäre Form und Musik als komplexere Zusammensetzung von Klängen, Tönen, Harmonien, Melodien und Rhythmen auf verschiedene Arten eingesetzt, um Ressourcen als Unterstützung eines Genesungsprozesses zu aktivieren. Die musiktherapeutischen Interventionen können wie folgt klassifiziert werden:

1. Achtsames Musikhören vom Tonträger
2. Rezeption individualisierter Musik gespielt von Therapeut_innen
3. Ein Musikstück mit Instrument oder Stimme gestalten
4. Spontanes Improvisieren mit Instrumenten, Stimme und Body-Percussion
5. Komponieren von Musik für Patient_innen oder in Zusammenwirkung mit ihnen
6. Verwenden von Musik für Imaginationsreisen, Entspannung oder in Verbindung mit Bewegung, Tanz oder künstlerischem Gestalten (Metzner, 2018a).

Der Einsatz von Musiktherapie soll am Beispiel der Schmerzambulanz der LMU München aufgezeigt werden, wo die körper- und bewusstseinszentrierte Musiktherapie als integrative Methode zum Einsatz kommt. Sie beruht auf dem Prinzip der Kohärenz und Salutogenese nach Antonovsky (Antonovsky, 1997) und führt Bewusstseins-, emotionspsychologische und körperorientierte Modelle als Ansatz für verschiedene musiktherapeutische Interventionen zusammen.

Strukturell umfasst das Musiktherapie-Programm der LMU folgende Bereiche: Gesprächs- und Reflexionskreise, zu Beginn und am Ende des Aufenthaltes erfassen aktuelle Befindlichkeiten auf körperlicher, emotionaler oder psychischer Ebene. Musiktherapeutisches Spiel und Frage-Antwort-Runden. Techniken wie das freie Instrumentalspiel, Body-Percussion, Tönen mit der Stimme, Trommel-Spiele, Lieder, Entspannungsübungen und Imaginationsreisen mit Klang (Atmung, Tönen) ermöglichen unterschiedliche Wahrnehmungs- und Erfahrungsräume in der Einzel- und Gruppenarbeit. Durch Kombinationen mit Qi Gong, Achtsamkeitsübungen und der Psychotonik als Form der Atem- und Bewegungstherapie werden Selbstwahrnehmung, -wirksamkeit und -reflexion individuell vertieft.

Verschiedene Erfahrungsebenen werden angesprochen, wodurch Einsicht und Transformation ermöglicht und Lernfelder eröffnet werden:

- Emotional: für die Wahrnehmung eigener Gefühle
- Sensorisch und motorisch: zur Integration vernachlässigter Körperregionen bzw. zur Aktivierung verdrängter Bewegungen

- Kognitiv: Beobachtung eigener Gedankenmuster
- Kommunikativ: z.B. die eigenen Grenzen und Bedürfnisse kommunizieren
- Motivational: die innere Neugierde auf Veränderung, Entscheidungen, Vorhaben
- Beziehungsgeschehen: zu sich selbst und interpersonell (bezogen auf Kommunikationsmuster, Mechanismen zur emotionalen Selbstregulation, Konfliktbewältigung, Empathie, Gruppendynamik, Bindung, Nähe-Distanz)
- Psychodynamisches Geschehen: Widerstände, Konflikte und korrelierte Verhaltensmuster

Dabei werden gezielt verschiedene Entwicklungs- bzw. Lernfelder angesprochen, wobei eine wertfreie und wertschätzende therapeutische Haltung bedeutsam ist:

- Achtsamkeit entwickeln: sich selbst beobachten, Gedanken, Gefühle und Körperreaktionen in Korrelation bringen und eigene Grenzen wahrnehmen
- Aktivierung von Ressourcen in verschiedenen Erfahrungsfeldern (s.o.)
- Erfahrung von wertfreiem Spielen: sich an Veränderungen herantasten, Erfahrung von mühelosem Spiel bis hin zu einem „Flow"
- Erfahrung von Entspannung und Leichtigkeit
- Fokussierung der eigenen Aufmerksamkeit auf die Klangerfahrung im Hier und Jetzt
- Grunderfahrungen wie Zugehörigkeit, angenommen sein, getragen sein, Nähren, Spiegeln bis zur Konfrontation auf spielerische Art erleben
- Regulative Prozesse bezogen auf körperlich-emotionale bzw. auf das vegetative Nervensystem, z.B. durch regulierende Atmung, Tönen, Körperhaltung und Bewegung
- Psychodynamische Aspekte wie Schutzmechanismen, innere Konflikte und Raum für achtsame Integration (Güte zu sich selbst)
- Spirituelle Erfahrungen der Sinnhaftigkeit und Verbundenheit mit einem „großen Ganzen".

Die Interventionen werden i.d.R. von einer verbalen Reflexion mit der Therapeutin bzw. dem Therapeuten begleitet. Eine bedeutsame Eigenschaft der körper- und bewusstseinszentrierten Musiktherapie in der Schmerzbehandlung liegt in der Befähigung der Patient_innen zur Regulation eigener Gefühle und Körperempfindungen sowie in der Neugestaltung eigener Gedanken sowie in der Modellierung der eigenen Wahrnehmung als erfahrbare Schritte in Richtung Verantwortung und Selbstermächtigung.

12.1.4 Ausblick

> Die Musik rettet mich ja immer wieder [...]. Durch die Musik aus aller Scheußlichkeit und Widerwärtigkeit jeden Tag aufs neue herausgerettet[...], das ist es, durch die Musik jeden Tag in der Frühe doch wieder zu einem denkenden und fühlenden Menschen gemacht, verstehen Sie!
>
> (Thomas Bernhard)

Zur Erklärung von Schmerz als multidimensionales Geschehen dient das biopsychosoziale Modell (Engel, 1977). **Körperliche, psychische und soziale Aspekte** tragen in wechselseitiger Beeinflussung zur Entstehung und Aufrechterhaltung chronischer Schmerzen bei und zeigen gleichzeitig Therapieoptionen in den verschiedenen Bereichen auf. Spirituelle und kulturelle Einflussfaktoren werden bei der Schmerzentstehung, -erhaltung und -bewältigung bislang kaum berücksichtigt. Musik kann eine Brücke bauen. Als sprachliche und emotionale Ausdrucksform und Mittel der Verständigung unter Zuhilfenahme kultureller musikbezogener Bräuche kann der (therapeutische) Einsatz von Musik Sicherheits- und Geborgenheitsgefühle vermitteln und dem Empfinden schmerzlicher Entwurzelung entgegenwirken. Dies meint explizit auch migrationsspezifische Aspekte, die bei vielen Patient_innen mit Schmerzerkrankungen relevant sind. Jedes Schmerzempfinden ist geprägt von einer kulturellen Zugehörigkeit.

Therapeutische Musikinterventionen können vor dem kulturellen biographischen Hintergrund als Teil der Bewältigungsstrategie genutzt werden. Kulturspezifische Gesänge, Tänze und Instrumente können helfen, verbal nicht zu äußernden Schmerzen einen angstfreien und trostvollen Raum zu geben und die Kommunikation zwischen zu Behandelnden und Behandler_innen zu verbessern. Die anamnestische Erfassung musikalischer Vorlieben und Fähigkeiten kann Hinweise auf Ressourcen hinsichtlich Selbstwirksamkeit und Selbstregulation geben und einer Standardisierung von Behandlungskonzepten dienen.

Musiktherapie überwindet Grenzen von Natur-, Sozial- und Geisteswissenschaften (Spahn et al., 2015). Die Erkenntnisse und methodischen Ansätze der verschiedenen Disziplinen tragen dazu bei, Schmerz aus erweiterten Perspektiven zu betrachten und einzuordnen und somit auch therapeutisch differenzierter zu begegnen. Die heilsame und transformative Wirkung von Musik auf Schmerz machen sich auch Komponist_innen und Musiker_innen zunutze, die wie andere Kunstschaffende Passionen und (eigenes) Leid in ihren Werken verarbeiten. Musik wirkt insofern nicht nur auf den Schmerz der anderen, sondern auch auf den eigenen. Therapierenden bietet sie die Möglichkeit einer resilienzfördernden Ressource.

12.2 Fazit

> Die Musik zwingt mich, mich selbst, meine wahre Lage zu vergessen; Sie bringt mich in eine andere freundlichere Lage; unter Einwirkung der Musik scheint es mir, als fühle ich etwas, was ich nicht fühle, als verstünde ich, was ich nicht verstehe und als könnte ich, was ich nicht kann.
>
> (Leo Tolstoi)

Musiktherapie trägt als etablierte nicht-medikamentöse Behandlungsform in der Schmerzmedizin zur Linderung vielfältiger Beschwerden bei. Forschungsergebnisse zeigen die positiven Effekte musikalischer Interventionen hinsichtlich physiologischer, psychosozialer und kognitiver Parameter. Verbesserte prozedurale Abläufe und ein geringerer Verbrauch von Medikamenten tragen zur einer Kostenreduktion im Gesundheitswesen bei.

Überdies steigt die Zufriedenheit von Patient_innen, die sich zusätzliche Optionen zu einer konventionellen Therapie wünschen. Die Entwicklung von Selbstwirksamkeit und Bewältigungskompetenzen stärkt nicht allein die Ressourcen bei den zu Behandelnden, sondern auch die der Behandler_innen.

Musikalische Interventionen bieten zudem einen kultursensitiven Ansatz. Eine musikbezogene Anamnese kann der Auslotung entsprechender therapeutischer Optionen wie auch der Entwicklung von Standards dienen. Zunehmende fachübergreifende Veranstaltungen, Symposien (wie z. B. Metzner, 2019/2020; Deutsches Symphonie Orchester, 2023) und Forschungsprojekte tragen zu einem differenzierten Blick auf das Phänomen Schmerz und damit zur Entwicklung von Behandlungskonzepten über ein rein medizinisches Verständnis hinaus bei.

Literatur

Altenmüller, E. & Furuya, S. (2017). Apollos Fluch und Segen: Musizieren als Neuroplastizitätsmotor. *e-Neuroforum, 23*(2), 76–95. https://doi.org/10.1515/nf-2016-0054

Antonovsky, A. (1997). *Salutogenese. Zur Entmystifizierung der Gesundheit*. Dgvt-Verlag.

Cheng, J., Zhang, H., Bao, H. & Hong, H. (2021). Music-based interventions for pain relief in patients undergoing hemodialysis: A PRISMA-compliant systematic review and meta-analysis. *Medicine, 100*(2), e24102. https://doi.org/10.1097/MD.0000000000024102

Deutsches Symphonie Orchester Berlin (Hrsg.). (2023). *Symposium „Musik, Körper und Geist“*. https://www.simpk.de/ueber-uns/veranstaltungen/veranstaltungs-detailseite/veranstaltung/202

3/03/18/symposium-musik-koerper-und-geist.html

Engel, G.L. (1977). The need for a new medical model: a challenge for biomedicine. *Science, 196* (4286), 129–136.

Ernsten, L., Hepp, P., Fehm, T. & Schaal, N.K. (2019). Perioperative musikinduzierte Analgesie. *Schmerz 33*(2), 100–105. https://doi.org/10.1007/s00482-018-0338-y

Esch, T. (2003). Musikmedizin: Musik im Mittelpunkt von Krankheit und Heilung. *Musikphysiologie und Musikermedizin, 10*(4), 213–224.

Garza-Villarreal, E.A., Pando, V., Vuust, P. & Parsons, C. (2017). Music-Induced Analgesia in Chronic Pain Conditions: A Systematic Review and Meta-Analysis. *Pain Physician, 20*(7), 597–610. https://www.painphysicianjournal.com/current/pdf?article=NDcwMw==&journal=108 https://doi.org/10.36076/ppj/2017.7.597

Hsu, H.F., Chen, K.M. & Belcastro, F. (2022). The effect of music interventions on chronic pain experienced by older adults: A systematic review. *Journal of Nursing Scholarship, 54*(1), 64–71. https://doi.org/10.1111/jnu.12712

International Association for the Study of Pain (IASP). (2020). *IASP Announces Revised Definition of Pain*. https://www.iasp-pain.org/publications/iasp-news/iasp-announces-revised-definition-of-pain/

Jäncke, L. (2015). Musik und Hirnplastizität. In G. Bernatzky & G. Kreutz (Hrsg.), *Musik und Medizin. Chancen für Therapie, Prävention und Bildung* (S. 49–67). Springer Verlag. https://doi.org/10.1007/978-3-7091-1599-2_5

Klinger, D., Naundorf, K. & Egle, U.T. (2023). Paradigmenwechsel bei chronischen Schmerzzuständen. *Hessisches Ärzteblatt, 6*, 351–353. https://www.laekh.de/heftarchiv/ausgabe/artikel/2023/juni-2023/paradigmenwechsel-bei-chronischen-schmerzzustaenden

Kreutz, G. & Bernatzky, G. (2015). Musik und Wohlbefinden – ein dynamisch wachsendes Forschungsgebiet. In G. Bernatzky & G. Kreutz (Hrsg.), *Musik und Medizin. Chancen für Therapie, Prävention und Bildung* (S. 7–16). Springer Verlag. https://doi.org/10.1007/978-3-7091-1599-2_2

Laframboise-Otto, J.M., Horodyski, M., Parvataneni, H.K. & Horgas, A.L. (2021). A Randomized Controlled Trial of Music for Pain Relief after Arthroplasty Surgery. *Pain Management Nursing, 22*(1), 86–93. https://doi.org/10.1016/j.pmn.2020.09.003

Lee, J.H. (2016). The Effects of Music on Pain: A Meta-Analysis. *Journal of Music Therapy, 53*(4), 430–477. https://doi.org/10.1093/jmt/thw012

Lin, Z.W., Huang, S.T., Xu, N., Cao, H., Chen, L.W. & Chen, Q. (2020). Effect of Music Therapy on the Chronic Pain and Midterm Quality of Life of Patients after Mechanical Valve Replacement. *Annals of Thoracic Cardiovascular Surgery, 26*(4), 196–201. https://doi.org/10.5761/atcs.oa.20-00022

Lin, Z. W, Liu, J.F., Xie, W.P., Chen, Q. & Cao, H. (2021). The effect of music therapy on chronic pain, quality of life and quality of sleep in adolescents after transthoracic occlusion of ventricular septal defect. *Heart Surgery Forum, 24*(2), 305–310. https://doi.org/10.1532/hsf.3513

Low, M.Y., Lacson, C., Zhang, F., Kesslick, A. & Bradt, J. (2020). Vocal Music Therapy for Chronic Pain: A Mixed Methods Feasibility Study. *Journal of Alternative Complementary Medicine, 26*(2), 113–122. https://doi.org/10.1089/acm.2019.0249

Metzner, S. (2018a). *Musiktherapeutische Ansätze zur Schmerzbehandlung*. Deutsche Musiktherapeutische Gesellschaft e.V. https://www.musiktherapie.de/arbeitsfelder/schmerz/

Metzner, S. (2018b). Über Einstimmungen: Erkenntnisse musiktherapeutischer Prozessforschung aus leibphänomenologischer Perspektive. *Psychodynamische Psychotherapie, 12*(4), 222–231. https://www.researchgate.net/publication/329372225_Uber_Einstimmungen_Erkenntnisse_musiktherapeutischer_Prozessforschung_aus_leibphanomenologischer_Perspektive

Metzner, S. (2019/2020). *SchmerzReiz. Veranstaltungen zur Musiktherapie*. http://www.susannemetzner.de/wp-content/uploads/2020/11/Augsburg-Kleine-Fächer-Heft-.pdf

Rennie, C., Irvine, D.S., Huang, E. & Huang, J. (2022). Music Therapy as a Form of Nonpharmacologic Pain Modulation in Patients with Cancer: A Systematic Review of the Current Literature. *Cancers, 14*(18), 4416. https://doi.org/10.3390/cancers14184416

Santiváñez-Acosta, R., Tapia-López, E.L.N. & Santero, M. (2020). Music Therapy in Pain and Anxiety Management during Labor: A Systematic Review and Meta-Analysis. *Medicina, 56*(10), 526. https://doi.org/10.3390/medicina56100526

Schels, P.C.A. (2006). *Musik und Medizin*. Mitelalter-Lexikon. https://www.mittelalter-lexikon.de/wiki/Musik_und_Medizin

Sihvonen, A.J., Pitkäniemi, A., Särkämö, T. & Soinila, S. (2022). Isn't There Room for Music in Chronic

Pain Management? *Journal of Pain, 23*(7), 1143–1150. https://doi.org/10.1016/j.jpain.2022.01.003

Spahn, C., Bernatzky, G., Kreutz, G. (2015). Musik und Medizin – ein Überblick. In G. Bernatzky & G. Kreutz (Hrsg.), *Musik und Medizin. Chancen für Therapie, Prävention und Bildung* (S. 17–24). Springer Verlag. https://doi.org/10.1007/978-3-7091-1599-2_3

Spintge, R. (2015). Musikmedizinische Interventionen in der klinischen Medizin bei Schmerz, Angst und Stress. In G. Bernatzky & G. Kreutz (Hrsg.), *Musik und Medizin. Chancen für Therapie, Prävention und Bildung* (S. 71–83). Springer Verlag. https://doi.org/10.1007/978-3-7091-1599-2_6

Spintge, R., Decker-Voigt, H.-H., Hodges, D.A., Muthesius, D., Nickel, A., Nöcker-Ribaupierre, M., Pratt, R.R., Thaut, M. & Wernicke, C.G. (2007). *Musik im Gesundheitswesen* (Schriftenreihe zur Gesundheitsanalyse, Bd. 47). Asgard. https://repository.publisso.de/resource/frl:6401673/data

Timmerman, H., van Boekel, R.L.M., van de Linde, L.S., Bronkhorst, E.M., Vissers, K.C.P., van der Wal, S.E.I. & Steegers, M.A.H. (2023). The effect of preferred music versus disliked music on pain thresholds in healthy volunteers. An observational study. *PLoS ONE, 18*(1), e0280036. https://doi.org/10.1371/journal.pone.0280036

Ting, B., Tsai, C.L., Hsu, W.T., Shen, M.L., Tseng, P.T., Chen, D.T., Su, K.P & Jingling, L. (2022). Music Intervention for Pain Control in the Pediatric Population: A Systematic Review and Meta-Analysis. *Journal of Clinical Medicine, 11*(4), 991. https://doi.org/10.3390/jcm11040991

Weiterführende Literatur

Bernhard, T. (1988). *Alte Meister*. Band 11, S. 151. Suhrkamp Verlag AG. https://mutterfourage.de/kalender/die-gulaschparty-musikalische-lesung/

Hornby, N. (1996). *High Fidelity*. In Übersetzung von Clara Drechsler & Harald Hellmann. Kiepenheuer & Witsch GmbH & Co. KG.

Marley, B. (2024). *Bob Marley Quotes*. BrainyQuote.com. BrainyMedia Inc, 2024. 10. April 2024. https://www.brainyquote.com/quotes/bob_marley_109299

Tolstoi, L. (1985). *Die Kreutzersonate*. Aus dem Russischen von Arthur Luther, Erich Müller und August Scholz. Diogenes Verlag AG.

Teil 4: Anwendung neuer Technologien im Schmerzmanagement

Im folgenden Buchabschnitt steht die Anwendung neuer Technologien im Schmerzmanagement im Fokus. Hierbei wird einerseits auf Anwendungssoftware in Form von verfügbaren Apps sowie andererseits auf den Einsatz von Virtual Reality im Kontext nicht-medikamentöser Maßnahmen Bezug genommen. Neben umfassenden Begriffsdefinitionen beider Maßnahmen, erfolgt eine Darstellung der aktuellen Studienlage. Zudem wird u.a. auch ein Überblick verfügbarer digitaler Gesundheitsanwendungen zu Schmerz gegeben.

13 Anwendungssoftware bei nicht-medikamentösen Schmerzmaßnahmen

Martin Binder

Mit der zunehmenden Verwendung von Smartphones in den letzten Jahren ist ebenso der Markt für Anwendungssoftware (engl. „Application Software", kurz: „App") zu einer nie dagewesenen Größe herangewachsen. Neben der kaum mehr überblickbaren Anzahl an Alltags-Tools und Spielen wurde auch der Markt für Gesundheits-bezogene Apps entdeckt, der mit inzwischen etwa 120 000 Anwendungen in der Kategorie „Gesundheit & Fitness" und etwa 53 000 Anwendungen in der Kategorie „Medizin" allein im Google Play Store aufwartet (HealthOn, 2023a).

Aufgrund der steigenden Nachfrage wird die Diskussion um die Fragen nach der Qualitätssicherung und Wirksamkeit von Gesundheits-bezogenen Apps immer öfter auf wissenschaftlicher und politischer Ebene geführt. Derzeit existieren noch keine staatlichen Qualitätsprüfungen und App-Anbieter informieren in der Regel zu wenig darüber, ob die Empfehlungen in ihren Apps vertrauenswürdig (unabhängig, korrekt und aktuell) sind (Kramer, 2017).

Auf diesem Hintergrund wird die aktuelle App-Entwicklung im deutschsprachigen Raum in Zusammenhang mit nicht-medikamentösen Maßnahmen zur Schmerzreduktion näher betrachtet. Durch den Fokus auf die Länder Deutschland, Österreich und Schweiz wird die komplexe Thematik eingegrenzt.

Folgend soll eine Übersicht über die Einteilung von Gesundheits-bezogenen Apps gegeben werden, die als Grundlage für die weitere Betrachtung in den einzelnen Ländern dient.

13.1 Einteilung von gesundheitsbezogenen Apps

Aktuell gibt es keine verbindliche Definition zu gesundheitsbezogenen Apps. Einen guten Überblick schafft jedoch die gängige Einteilung in Gesundheits-Apps, Medizin-Apps und Apps als Medizinprodukte (Kramer, 2017), wie in **Tabelle 13-1** dargestellt und folgend näher erläutert.

Gesundheits-Apps (*health apps*) unterstützen Nutzer_innen bei einem gesundheitsförderlichen Lebensstil (Kramer, 2017). Typische Apps dieser Kategorie dienen der Selbstvermessung (z. B. Bewegungszähler oder Pulsmesser) und Selbstoptimierung (Krusche et al., 2020), tragen zur Entspannung, zu einem besseren Verständnis von Gesundheit und Krankheit oder zu einer bewussteren gesunden Lebensführung bei (Kramer, 2017).

Medizin-Apps (*medical apps*) haben zwei Zielgruppen. Einerseits sollen Patient_innen oder Angehörige in der Selbstbefähigung im Rahmen der Krankheitsbewältigung unterstützt werden, andererseits dienen sie Gesundheitspersonal als Entscheidungshilfe in Form von z. B. Dosisrechnern oder Nachschlagewerken (Kramer, 2017; Krusche et al., 2020).

Sowohl Gesundheits- als auch Medizin-Apps können Medizinprodukte nach den jeweiligen

Tabelle 13-1: Darstellung der App-Einteilung in Anlehnung an Kramer (2017)

	Gesundheits-Apps (health apps)	**Medizin-Apps (medical apps)**		**Apps als Medizinprodukte**
Inhalte	Gesundheitsbezogen	Medizinisch		Gesundheits-bezogen oder medizinisch
Beispiele	Bewegungszähler, Schlaftracker, Pulsmesser, Trainingsplaner, Kalorienzähler, Entspannungsapps	Physiotherapeutische Bewegungsprogramme, Diabetes-Manager, Bluthochdruck-Manager, Medikamenten-Alarm	Dosisrechner, Nachschlagewerke	Digitale Gesundheitsanwendungen (DiGAs)
Zielgruppe	Gesunde Nutzer_innen	Patient_innen, Angehörige	Gesundheits-personal	Patient_innen, Gesundheits-personal
Ziel	Gesundheits-förderung	Krankheits-bewältigung	Entscheidungs-hilfe	Vermeidung, Diagnose oder Therapie von Krankheiten
Regulierung	Keine	Keine	Keine	CE-Kennzeichnung

Medizinproduktegesetzen bzw. -verordnungen sein. Als solche handelt es sich dann um zertifizierte Apps mit primärer medizinischer Zweckbestimmung zur Vermeidung, Diagnose oder Therapie von Krankheiten (Krusche et al., 2020). Um eine hierfür notwendige CE-Kennzeichnung zu erhalten, müssen diese Apps ein Konformitätsverfahren der Europäischen Union durchlaufen, dessen Aufwand sich nach der einzustufenden Risikoklasse der App richtet (Kramer, 2017). CE-gekennzeichnete Apps garantieren somit Qualität, Sicherheit und Transparenz im Sinne des Verfahrens. Wie bei Arzneimitteln gibt es eine Gebrauchsanweisung und der Nutzen überwiegt die potenziellen Risiken in dem Ausmaß, das der jeweiligen Risikoklasse entspricht (HealthOn, 2023b). Kramer (2017) weist jedoch darauf hin, dass in diesem Verfahren keine inhaltliche Qualität, der Nutzen für die Anwender_innen, die Bedienbarkeit der App oder der Umgang mit den Nutzerdaten überprüft wird.

Im Kontext von nicht-medikamentösen Maßnahmen zur Schmerzreduktion werden in den folgenden Kapiteln, wo möglich, Medizin-Apps und Apps als Medizinprodukte berücksichtigt, da diese beiden Kategorien den Bereich der Therapie abdecken.

13.2 Schmerz-Apps im deutschsprachigen Raum

13.2.1 Schmerz-Apps in Deutschland

Seit 2020 können in Deutschland digitale Gesundheitsanwendungen (DiGAs) von Ärzt_innen und Psychotherapeuten_innen verschrieben und von den Krankenkassen erstattet werden (HealthOn, 2023c). DiGAs sind gesetzlich über das Digitale-Versorgungs-Gesetz von 2019 (Bundesministerium der Justiz, 2023) im deutschen Sozialgesetzbuch (§ 33a SGB V) (2022) verankert und sind ausschließlich Medizinprodukte mit niedriger Risikoklasse, die die EU-konforme CE-Kennzeichnung besitzen. Zusätzlich durchlaufen diese „Apps auf Rezept" einen aufwändigen Aufnahmeprozess zur Gewährleistung von Sicherheit, Funktionstauglichkeit und positiven Versorgungseffekten (Krusche et al., 2020). Dementsprechend gelten sie als vertrauenswürdig (HealthOn, 2023c), allerdings gibt es bis jetzt nur wenige Apps, die das Aufnahmeverfahren auch erfolgreich absolvieren konnten. 25 von aktuell 49 aufgenommenen DiGAs sind „vorläufig gelistet" und befinden sich somit noch im Aufnahmeverfahren (Bundesministerium für Arzneimittel und Medizinprodukte, 2023). **Tabelle 13-2** gibt einen Überblick über sämtliche aktuell gelistete Apps, die eine nicht-medikamentöse Therapie von Schmerzen beinhalten.

Von diesen acht DiGAs behandeln fünf die Thematiken Gelenks- oder Rückenschmerzen. Die Maßnahmen bei diesen Apps sind auf physiotherapeutische Übungen ausgelegt, die über Vorzeige-Videos erlernt werden können. Innovative Zusatzfunktionen wie Künstliche Intelligenz (Kaia Health Sotware, 2023) oder anzubringende Bewegungssensoren (re.flex, 2023) werden vereinzelt angewendet, um die ausgeführten Übungen zu reflektieren und zu optimieren.

Die Apps rund um chronischen Schmerz orientieren sich an psychotherapeutischen Techniken, wie Akzeptanz- und Entspannungsübungen mit psychotherapeutischer Begleitung (HelloBetter,2023; Selfapy, 2023). Bei sinCephalea, der App gegen Migräneschmerz, wird das Ernährungsverhalten in den Mittelpunkt gestellt und etwaige Empfehlungen auf Basis von gemessenen Blutzuckerwerten vorgenommen (sinCephalea, 2023).

Fast alle Apps stellen zusätzlich, wenn nicht bereits bei der Hauptmaßnahme berücksichtigt, Informationen zur jeweiligen Erkrankung zur Verfügung (Bundesministerium für Arzneimittel und Medizinprodukte, 2023).

Drei der acht DiGAs sind aktuell dauerhaft gelistet und haben somit das Aufnahmeverfahren erfolgreich abgeschlossen. Zu allen drei Apps sind Studienergebnisse zur Wirksamkeit auf den Homepages frei zugänglich. Lin et al. (2017) berichten beispielsweise von einer signifikant geringeren Schmerzinterferenz und signifikant höheren Schmerzakzeptanz durch die Behandlung der HelloBetter-App gegen chronische Schmerzen (inklusive psychologischer Begleitung), im Vergleich zur Kontrollgruppe ohne App. In den Studien zu den DiGAs gegen Rückenschmerzen Kaia und ViViRA wurde ebenfalls eine signifikante Schmerzreduktion festgestellt (Priebe et al., 2020; Weise et al., 2022). Zusätzlich wurde bei der Kaia-App ein Rückgang von Angst, Depression und Stress betont (Priebe et al., 2020).

Deutschland hat mit der Entwicklung des DiGA-Systems, trotz nach wie vor großer Hürden (wenige DiGAs, hohe Preise, wenige Verordnungen), eine digitale Vorreiterrolle weltweit eingenommen. Frankreich und Belgien haben nun die ersten Schritte eingeleitet, um das DiGA-Modell im eigenen Setting angepasst anzuwenden (Kramer, 2023).

13.2.2 Schmerz-Apps in Österreich

In Österreich gibt es aktuell keine offizielle eHealth-Strategie. Gesundheits-bezogene Apps werden vereinzelt von Sozial- und Pensionsversicherungsträgern angeboten bzw. mitfinanziert, dem Bereich Therapie kommt dabei jedoch eine untergeordnete Rolle zu. Der Fokus liegt in erster Linie auf Informations-Apps. Zwei von insgesamt 22 Apps behandeln die Thematik Schmerz, jedoch im Sinne der Prophylaxe (ergonomisches Sitzen und Heben), nicht der Schmerzreduktion. Einheitliche Vorgaben zur Qualitätssicherung bei der Entwicklung der Apps gibt es nicht (Kraus-Füreder, 2018).

13.2.3 Schmerz-Apps in der Schweiz

In der Schweiz informiert die Koordinationsstelle eHealth Suisse, die Gesundheits-bezogenen Apps unter der Bezeichnung „mobile

Tabelle 13-2: Digitale Gesundheitsanwendungen (DiGAs) mit Schmerzthematik (Bundesministerium für Arzneimittel und Medizinprodukte, 2023)

	Name der DiGA-App	Behandelter Schmerzbereich	Art der Anwendung	Software	Aktuelle DiGA-Listung
1	Companion patella powered by medi	Kniegelenksschmerzen mit Fokus auf Patella	Individuelles Physiotherapie-Programm (Vorzeige-Videos) und Fachbibliothek	Webanwendung, IOS & Android	Vorläufig aufgenommen im DiGA-Verzeichnis
2	HelloBetter ratiopharm (chronischer Schmerz)	Chronische Schmerzen	Multimediale Kursunterlagen (Video, Audio, Quiz, Entspannungsübungen), Tagebuch und Feedback von Psycholog_innen	Web-anwendung & Android	Dauerhaft aufgenommen im DiGA-Verzeichnis
3	Kaia Rückenschmerzen	Rückenschmerzen	Physiotherapeutische Bewegungsübungen (KI-Analyse-Tool), Atem- und Entspannungstechniken sowie Wissenseinheiten	IOS & Android	Dauerhaft aufgenommen im DiGA-Verzeichnis
4	Mawendo	Ganzkörper (23 Diagnosen zur Auswahl)	Physiotherapeutische und orthopädische Übungen (Videos) nach vom Arzt ausgewählter Diagnose + Infos zum Krankheitsbild	Web-anwendung, IOS & Android	Vorläufig aufgenommen im DiGA-Verzeichnis
5	re.flex	Gelenksschmerz (Knie- und Hüft-Arthrose)	Bewegungsprogramm mit 2 Bewegungssensoren und Live-Feedback (akustisch und visuell: korrekte Ausführung von Übungen)	IOS & Android	Vorläufig aufgenommen im DiGA-Verzeichnis
6	Selfapy	Chronischer Schmerz	Online-Kurs mit Wissen und Techniken (Entspannungsübungen, Stressbewältigung)	Web-anwendung, IOS + Android	Vorläufig aufgenommen im DiGA-Verzeichnis
7	sinCephalea	Migräneprophylaxe und -therapie	Personalisierte Ernährungsempfehlungen, basierend auf Blutzucker-Messungen	IOS & Android	Vorläufig aufgenommen im DiGA-Verzeichnis
8	ViViRA	Rückenschmerzen (nicht-spezifischer Kreuzschmerz oder Wirbelsäule-Arthrose)	tägliche physiotherapeutische Übungen + monatliche Bewegungstests	IOS & Android	Dauerhaft aufgenommen im DiGA-Verzeichnis

Health" (mHealth) einen eigenen Link widmet. Tatsächlich existieren in der Schweiz aktuell lediglich Handlungsempfehlungen, empfohlene Kriterienkataloge, sowie ein erster Leitfaden zur App-Entwicklung, jedoch weder gesetzliche Vorgaben, noch eine Liste von Gesundheits-bezogenen Apps (eHealth Suisse, 2023).

eHealth Suisse kritisiert das unkoordinierte Vorgehen in der Schweiz, sowie offene Fragen zum Medizinprodukt und Heilmittelgesetz (HMG) und der Medizinprodukteverordnung (MepV) (eHealth Suisse, 2017).

13.3 Fazit

Die Regulierung von gesundheitsbezogenen Apps steckt noch in den Kinderschuhen bzw. wurde in manchen Ländern noch nicht berücksichtigt. Die rasanten und teils unübersichtlichen Entwicklungen auf dem App-Markt erschweren die Qualitätssicherung. Dementsprechend können hier nur wenige Apps zur nicht-medikamentösen Schmerzreduktion genannt werden, die nach einheitlichen Qualitätskriterien überprüft worden sind.

Abzuwarten bleibt die weitere Entwicklung des DiGA-Systems, der gesetzlichen Rahmenbedingungen in den Ländern, sowie der Kriterienkataloge zur Einschätzung der zahlreichen Gesundheits-bezogenen Apps in den zwei großen App-Stores von Google und Apple.

Literatur

Bundesministerium der Justiz. (2023). *Gesetz für eine bessere Versorgung durch Digitalisierung und Innovation (Digitale-Versorgung-Gesetz, DVG)*. https://www.bgbl.de/xaver/bgbl/start.xav?startbk=Bundesanzeiger_BGBl&jumpTo=bgbl119s2562.pdf#__bgbl__%2F%2F*%5B%40attr_id%3D%27bgbl119s2562.pdf%27%5D__1681495352374.

Bundesministerium für Arzneimittel und Medizinprodukte. (2023). *DiGA-Verzeichnis*. https://diga.bfarm.de/de/verzeichnis

eHealth Suisse. (2017). *mobile Health (mHealth). Empfehlungen I. Ausgangslage und erste Schritte*. https://www.e-health-suisse.ch/fileadmin/user_upload/Dokumente/2017/D/170316_mHealth_Empfehlungen_I_d.pdf

eHealth Suisse. (2023). *mHealth*. https://www.e-health-suisse.ch/gemeinschaften-umsetzung/ehealth-aktivitaeten/mhealth.html

HealthOn. (2023a). *Statistiken Gesundheits-Apps: Health-App Dashboard*. https://healthon.de/healthapp-dashboard.

HealthOn. (2023b). *CE-gekennzeichnete Medizin-App – was ist das?* https://healthon.de/ce-gekennzeichnete-medizin-app-was-ist-das

HealthOn. (2023c). *App auf Rezept (DiGA) – Was ist das?* https://healthon.de/app-auf-rezept-diga-was-ist-das

HelloBetter. (2023). *HelloBetter ratiopharm chronischer Schmerz*. https://ratiopharm.hellobetter.de.

Kaia Health Software. (2023). *Kaia Rückenschmerz*. https://kaiahealth.de/rueckenschmerzen

Kramer, U. (2017). Wie gut sind Gesundheits-Apps? Was bestimmt Qualität & Risiko? Welche Orientierungshilfen gibt es? *Aktuelle Ernährungsmedikation, 42*(3), 193–205. https://doi.org/10.1055/s-0043-109130

Kramer, U. (2023). *DiGA-Fast Track – Blueprint für Digitalturbo in Europa?* HealthOn. https://healthon.de/blogs/2023/03/14/diga-fast-track-blueprint-fuer-digitalturbo-europa

Kraus-Füreder, H. (2018). *Gesundheits-Apps. Grundlagenpapier unter besonderer Berücksichtigung des Aspekts Gesundheitskompetenz*. Institut für Gesundheitsförderung und Prävention. https://www.sozialversicherung.at/cdscontent/load?contentid=10008.712894&version=1532955053

Krusche, M., Ruffer, N., Grahammer, M. & Knitza, J. (2020). Apps und ihre Anwendungsgebiete in der Rheumatologie. *Zeitschrift für Rheumatologie, 79*(6). 554–561. https://doi.org/10.1007/s00393-020-00822-2

Lin, J., Paganini, S., Sander, L., Lüking, M., Ebert, D. D., Buhrman, M., Andersson, G. & Baumeister, H. (2017). An Internet-Based Intervention for Chronic Pain. A Three-Arm Randomized Controlled Study of the Effectiveness of Guided and Unguided Acceptance and Commitment Therapy. *Deutsches Ärzteblatt International, 114*(41), 681–688. https://doi.org/10.3238/arztebl.2017.0681

Priebe, J. A., Haas, K. K., Moreno Sanchez, L. F, Schoefmann, K., Utpadel-Fischler, D. A., Stockert, P., Thoma, R., Schiessl, C., Kerkemeyer, L., Amelung, V., Jedamzik, S., Reichmann, J., Marschall, U. & Toelle, T. R. (2020). Digital Treatment of

Back Pain versus Standard of Care: The Cluster-Randomized Controlled Trial, Rise-uP. *Journal of Pain Research, 13*(1). 1823–1838.

re.flex. (2023). *re.flex.* https://reflex.help

Selfapy. (2023). *Psychologischer Online-Kurs bei chronischen Schmerzen.* https://www.selfapy.com/kurse/chronische-schmerzen.

sinCephalea. (2023). *sinCephalea. Digitale Gesundheitsanwendung für personalisierte Ernährung zur Prophylaxe von Migräneanfällen.* https://sincephalea.de/wp-content/uploads/2023/05/Gebrauchsanweisung_sinCephalea_v6.0_230517_kh.pdf

Weise, H., Zenner, B., Schmiedchen, B., Benning, L., Bulitta, M., Schmitz, D. & Weise, K. (2022). The Effect of an App-Based home Exercise Program on Self-reported Pain Intensity in Unspecific and Degenerative Back Pain: Pragmatic Open-label Randomized Controlled Trial. *Journal of Medical Internet Research, 24*(10), 1–14. https://doi.org/10.2196/preprints.46512

14 Virtual Reality in der Schmerztherapie

Franziska Glaß

Nach der International Association for the Study of Pain (IASP) ist Schmerz in der neusten Fassung aus dem Jahr 2020 definiert als „ein unangenehmes Sinnes- und Gefühlserlebnis, das mit einer tatsächlichen oder potenziellen Gewebeschädigung einhergeht oder einer solchen ähnelt" (Raja et al., 2020). Akute Schmerzen können Auswirkungen auf das physische und psychische Wohlbefinden haben. Zudem können sie sich chronifizieren, wenn ihnen nicht adäquat begegnet wird (Deutsches Netzwerk für Qualitätsentwicklung in der Pflege (DNQP), 2020).

Schmerzzustände sind subjektiv. Außerdem zeigt jeder Mensch eine andere individuelle Toleranzgrenze, weshalb sich ein Schmerzmanagement als komplex zeigt (Devlin et al., 2018). Da Schmerzen ein omnipräsentes Phänomen in der Medizin und der Pflege darstellen, welches nicht auf einen Fachbereich oder deren Behandlung auf eine Profession bezogen werden kann, empfiehlt sich ein interprofessionelles und multimodales Schmerzmanagement. Innerhalb eines solchen Schmerzkonzeptes sind neben den medikamentösen Maßnahmen auch nicht-medikamentöse Maßnahmen zur Schmerzlinderung eminent wichtig (Deutsche Gesellschaft für Anästhesiologie und Intensivmedizin (DGAI), 2021). In der akuten als auch in der chronischen Schmerztherapie stellen Opioide einen elementaren Baustein dar. Hierbei ist jedoch sowohl das Spektrum an unerwünschten Nebenwirkungen als auch das Potenzial der Abhängigkeit nicht außer Acht zu lassen. Daher benötigt es innovative nicht-medikamentöse Maßnahmen, welche bei akuten und chronischen Schmerzen oder vor möglicherweise schmerzhaften Prozeduren sicher und effektiv eingesetzt werden können. Neue Technologien können hierbei eine Rolle spielen, weshalb der Einsatz von Virtual Reality (VR) in diesem Zusammenhang seit einigen Jahren immer mehr Beachtung erlangt (Theingi et al., 2022).

14.1 Virtual Reality-Anwendungen

Virtual Reality (VR) beschreibt das Eintauchen in eine dreidimensionale virtuelle Umgebung, in welcher sich die Nutzer_innen physisch anwesend fühlen. Möglich wird dieses Eintauchen durch spezielle Hard- und Software, die mit sogenannten „Head Mounted Displays" (HMD) ermöglichen, die reale Welt auszublenden. Hierbei wird von immersiver VR gesprochen. Zusätzlich können noch Kopfhörer oder Joysticks verwendet werden, um den Effekt zu verstärken und weitere Sinne anzusprechen (Wohlgenannt et al., 2020).

Charakterisiert werden VR-Anwendungen durch die Phänomene der „Presence" und der „Immersion". „Presence" (Präsenz) ist im Grundlegenden als das Gefühl des „Da seins" in der virtuellen Welt zu verstehen, obwohl man sich physisch dort nicht befindet. Sie wird zudem als Illusion der Wirklichkeit verstanden. „Immersion" (Eintauchen) wird häufig synonym mit „Presence" verwendet, hierrunter werden jedoch meist die Interaktionen verstanden, welche mit dem technischen System einhergehen und somit das Gefühl des Empfindens einer realen Umgebung in der VR bedingen. Weitere Begriffe, die in diesem Zusammenhang ebenfalls relevant erscheinen, sind das „Embodiment" (Verkörperung) und das „Body Ownership" (Körperwahrnehmung) (Skarbez et al., 2018).

14.1.1 Einsatzgebiete von Virtual Reality

Einsatzgebiete von VR zeigen sich vielfältig, nicht zuletzt seitdem die Hardware kompakter und preiswerter für den allgemeinen Gebrauch geworden ist (Dascal et al., 2017). Neben Einsatzgebieten im Bereich Gaming, Tourismus oder in Produktion und Handel (Knoll & Stieglitz, 2022) wird VR in den letzten Jahren auch im medizinischen und medizinpädagogischen Bereich vermehrt eingesetzt. Beispielhaft seien hier der Einsatz in der Aus-, Fort- und Weiterbildung von chirurgischen Anfänger_innen (Nickel et al., 2015) , sowie in der Lehre von Medizinstudent_innen (Kuhn et al., 2021) und Pflegenden (Cieslowski et al., 2023) genannt. Es klingt zunächst wohl wie Zukunftsmusik, VR in der direkten klinischen Versorgung an Patient_innen anzuwenden. Doch auch in diesem Bereich hat die Forschung in den letzten Jahren neue Erkenntnisse erlangt.

Die Veröffentlichungen in der Fachliteratur bezüglich VR sind in den letzten Jahren stark angestiegen (Lindner et al., 2020), daher ist es nicht verwunderlich, dass auch vermehrt Übersichtsarbeiten zum Thema VR und deren Anwendung im Schmerzmanagement veröffentlicht wurden. Somit wurde und somit mittlerweile eine breite Evidenzgrundlage geschaffen wurde. In diesem Rahmen kann jedoch nur ein kleiner Ausschnitt der vorhandenen Literatur dargestellt werden. Es sei hier vorweg bereits angemerkt, dass die meisten der bisher veröffentlichten Studien lediglich über geringe Anzahlen von Teilnehmer_innen verfügen und die Designs untereinander meist heterogen sind, so dass sich allgemeingültige Aussagen oder Empfehlungen für den Einsatz von VR noch immer als schwierig erweisen. Es benötigt größere, randomisiert kontrollierte Studien, so dass allgemeingültige Aussagen über die klinische Wirksamkeit getroffen werden können (Dascal et al., 2017; Wittkopf et al., 2020).

Ein mögliches Einsatzgebiet von VR, in welchem bisher gute Evidenz erlangt wurde, ist der Einsatz in der Therapie von brandverletzten Erwachsenen und Kindern (Indovina et al., 2018; Norouzkhani et al., 2022). Erste Fallstudien auf diesem Gebiet stammen aus dem Jahr 2000 (Hoffmann et al., 2000). Neben des festgestellten positiven analgetischen Effektes konnte innerhalb dieser Patient_innengruppe zusätzlich eine Steigerung der Therapieadhärenz und -motivation und damit einhergehend eine Steigerung eines Therapieeffektes durch die VR-Anwendung eruiert werden (Indovina et al., 2018).

Allgemeiner zeigen systematische Übersichtsarbeiten wie bspw. von Mallari, Spaeth, Goh und Boyd (2019) die Anwendung von VR bei Verbandwechseln von Brandverletzten, aber auch bei Wehentätigkeit unter der Geburt, Nähen eines Dammschnittes, sowie bei Zahnbehandlungen. Sie fanden vorwiegend eine statistisch signifikante Reduktion von Schmerzen unter VR-Anwendung. Deckungsgleich zeigen sich Ergebnisse von Smith et al. (2020). Einsatzgebiete waren hier ebenfalls bei Verbandwechseln von Brandverletzten, Venen- oder Portpunktionen, sowie Injektionen oder verschiedenen invasiven Verfahren. Im Hinblick auf die in den erwähnten Übersichtsarbeiten eingeschlossenen Studien wird deutlich, dass potenzielle Einsatzgebiete von VR zur nicht-medikamentösen Schmerztherapie mannigfaltig sind. VR zeigte sich zudem als besonders effektiv, wenn extreme Schmerzsituationen vorhanden waren (Indovina et al., 2018). Einhergehend mit der Schmerzlinderung unter VR-Anwendung, kann womöglich damit auch der Gebrauch von Opioiden im klinischen Setting gesenkt werden (Theingi et al., 2022). Neben Schmerz wird zudem häufig das Phänomen Angst als zu betrachtender Parameter herangezogen. Auch hier kann in Studien eine statistisch signifikante Reduktion unter der Anwendung von VR gezeigt werden (Smith et al., 2020).

Bezüglich der Anwendung von VR bei chronischen Schmerzen zeigen sich die Ergebnisse innerhalb der Studienlage als inkonsistent. VR scheint zwar in der Lage zu sein Schmerzen von chronischen Schmerzpatient_innen während und kurz nach der Anwendung zu reduzieren, jedoch konnte bisher keine darüber hinaus anhaltende analgetische Wirkung festgestellt werden (Mallari et al., 2019).

VR-Interventionen zeigen unter Studienbedingungen nur geringe Nebenwirkungen. In manchen Fällen wurde von Übelkeit berichtet. Allgemein können Nebenwirkungen von VR-Anwendungen neben Übelkeit auch Erbrechen, Belastung der Augen, Schwindel und Kopfschmerzen sein, welche sich unter der sogenannten „Cybersickness" oder „VR Motion-Sickness" zusammen fassen lassen (Lindner et al., 2020; Smith et al., 2020). Diese wird vermutlich durch eine Diskrepanz zwischen der Wahrnehmung, dem fehlenden sensorischen Feedback und somit einer Irritation des vestibulären Systems verursacht. Daraus ergeben sich auch vermutete Kontraindikationen in der Anwendung von VR bei Patient_innen mit Anomalien des vestibulären Systems, bekannter Epilepsie oder Migräne, sowie Angst vor engen Räumen (Smith et al., 2020).

14.1.2 Wirkungsweise von Virtual Reality in der Schmerztherapie

Der endgültige Wirkmechanismus von VR zur Schmerzreduktion ist bisweilen unklar. Am ehesten anzunehmen scheint ein Ablenkungsmechanismus, der mit der VR-Nutzung in der jeweiligen Situation verbunden wird. Der Behandlungseffekt kann zudem gesteigert werden, wenn die Qualität sowie die mögliche Interaktion mit der VR durch bspw. taktiles Feedback oder Musik maximiert wird und hierdurch der Grad an Ablenkung für den/die Benutzer_innen erhöht wird (Gupta et al., 2018). Ältere Studien deuten zudem auf eine Veränderung von neurophysiologischen Prozessen im Gehirn (Gold et al., 2007) und eine Wirkung auf die schmerzbezogene Hirnaktivität unter VR-Anwendung hin (Hoffman et al., 2004).

14.2 Fazit

Zusammenfassend ist festzuhalten, dass bereits Evidenz zum Einsatz von VR zur nicht-medikamentösen additiven Schmerztherapie im klinischen Setting besteht. Da die bisher veröffentlichten Studien nur bedingt allgemeingültige Aussagen zulassen, muss individuell für den jeweiligen Bereich die Einsatzmöglichkeit eruiert werden. So kann zunächst im Rahmen von internen Projekten oder kleineren Pilotstudien die Annahme und Machbarkeit innerhalb des Patient_innenklientels getestet werden. Jedoch scheint VR als zusätzliche, nicht-medikamentöse Maßnahme im Management von akuten und prozeduralen Schmerzen das Potential zu haben von der derzeitigen Zukunftsmusik zur (Versorgungs-) Realität zu werden. Pflegefachpersonen können in diesem Prozess eine entscheidende Rolle einnehmen, da sie im Sinne eines interprofessionellen und individuellen Schmerzmanagements in der Position sind innovative Methoden in die Praxis zu implementieren und zu begleiten.

Literatur

Cieslowski, B., Haas, T., Oh, K. M., Chang, K. & Oetjen, C. A. (2023). The Development and Pilot Testing of Immersive Virtual Reality Simulation Training for Prelicensure Nursing Students: A Quasi-Experimental Study. *Clinical Simulation in*

Nursing, 77, 6–12. https://doi.org/10.1016/j.ecns.2023.02.001

Dascal, J., Reid, M., Ishak, W.W., Spiegel, B., Recacho, J., Rosen, B. & Danovitch, I. (2017). Virtual Reality and Medical Inpatients: A Systematic Review of Randomized, Controlled Trials. *Innovations in Clinical Neuroscience, 14*(1–2), 14–21.

Devlin, J.W., Skrobik, Y., Gélinas, C., Needham, D.M., Slooter, A.J.C., Pandharipande, P.P., Watson, P.L., Weinhouse, G.L., Nunnally, M.E., Rochwerg, B., Balas, M.C., van den Boogaard, M., Bosma, K.J., Brummel, N.E., Chanques, G., Denehy, L., Drouot, X., Fraser, G.L., Harris, J.E. ... Alhazzani, W. (2018). Clinical Practice Guidelines for the Prevention and Management of Pain, Agitation/Sedation, Delirium, Immobility, and Sleep Disruption in Adult Patients in the ICU. *Critical care medicine, 46*(9), e825-e873.

Deutsche Gesellschaft für Anästhesiologie und Intensivmedizin (DGAI). (2021). S3-Leitlinie *Behandlung akuter perioperativer und posttraumatischer Schmerzen* (Reg. 001-025). https://register.awmf.org/assets/guidelines/001-025l_S3_Behandlung-akuter-perioperativer-posttraumatischer-Schmerzen_2022-03.pdf

Deutsches Netzwerk für Qualitätsentwicklung in der Pflege (DNQP). (2020). *Expertenstandard Schmerzmanagement in der Pflege*. DNQP.

Gold, J.I., Belmont, K.A. & Thomas, D.A. (2007). The neurobiology of virtual reality pain attenuation. *CyberPsychology & Behavior, 10*(4), 536–544. https://doi.org/10.1089/cpb.2007.9993

Gupta, A., Scott, K. & Dukewich, M. (2018). Innovative Technology Using Virtual Reality in the Treatment of Pain: Does It Reduce Pain via Distraction, or Is There More to It? *Pain medicine, 19*(1), 151–159. https://doi.org/10.1093/pm/pnx109

Hoffman, H.G., Doctor, J.N., Patterson, D.R., Carrougher, G.J. & Furness, T.A. (2000). Virtual reality as an adjunctive pain control during burn wound care in adolescent patients. *Pain, 85*(1–2), 305–309. https://doi.org/10.1016/S0304-3959(99)00275-4

Hoffman, H.G., Richards, T.L., Coda, B., Bills, A.R., Blough, D., Richards, A.L. & Sharar, S.R. (2004). Modulation of thermal pain-related brain activity with virtual reality: evidence from fMRI. *Neuroreport, 15*(8), 1245–1248. https://doi.org/10.1097/01.wnr.0000127826.73576.91

Indovina, P., Barone, D., Gallo, L., Chirico, A., Pietro, G. de & Giordano, A. (2018). Virtual Reality as a Distraction Intervention to Relieve Pain and Distress During Medical Procedures: A Comprehensive Literature Review. *The Clinical Journal of Pain, 34*(9), 858–877.

Knoll, M. & Stieglitz, S. (2022). Augmented Reality und Virtual Reality – Einsatz im Kontext von Arbeit, Forschung und Lehre. *HMD Praxis der Wirtschaftsinformatik, 59*(1), 6–22. https://doi.org/10.1365/s40702-022-00840-5

Kuhn, S., Huettl, F., Deutsch, K., Kirchgässner, E., Huber, T. & Kneist, W. (2021). Chirurgische Ausbildung im digitalen Zeitalter – Virtual Reality, Augmented Reality und Robotik im Medizinstudium. *Zentralblatt für Chirurgie, 146*(1), 37–43. https://doi.org/10.1055/a-1265-7259

Lindner, S., Latoschik, M.-E. & Rittner, H. (2020). Virtual Reality als Baustein in der Behandlung akuter und chronischer Schmerzen. *Anasthesiologie, Intensivmedizin, Notfallmedizin, Schmerztherapie: AINS, 55*(9), 549–561. https://doi.org/10.1055/a-1022-3038

Mallari, B., Spaeth, e.K., Goh, H. & Boyd, B.S. (2019). Virtual reality as an analgesic for acute and chronic pain in adults: a systematic review and meta-analysis. *Journal of Pain Research, 12*, 2053–2085. https://doi.org/10.2147/JPR.S200498

Nickel, F., Brzoska, J.A., Gondan, M., Rangnick, H.M., Chu, J., Kenngott, H.G., Linke, G.R., Kadmon, M., Fischer, L. & Müller-Stich, B.P. (2015). Virtual reality training versus blended learning of laparoscopic cholecystectomy: a randomized controlled trial with laparoscopic novices. *Medicine, 94*(20), e764. https://doi.org/10.1097/MD.0000000000000764

Norouzkhani, N., Chaghian Arani, R., Mehrabi, H., Bagheri Toolaroud, P., Ghorbani Vajargah, P., Mollaei, A., Hosseini, S.J., Firooz, M., Falakdami, A., Takasi, P., Feizkhah, A., Saber, H., Ghaffarzade, H., Nemalhabib, A., Ghaffari, A., Osuji, J., Mobayen, M. & Karkhah, S. (2022). Effect of Virtual Reality-Based Interventions on Pain During Wound Care in Burn Patients; a Systematic Review and Meta-Analysis. *Archives of academic emergency medicine, 10*(1), e84

Raja, S.N., Carr, D.B., Cohen, M., Finnerup, N.B., Flor, H., Gibson, S., Keefe, F.J., Mogil, J.S., Ringkamp, M., Sluka, K.A., Song, X.J., Stevens, B., Sullivan, M.D., Tutelman, P.R., Ushida, T. & Vader, K. (2020). The revised International Association for the Study of Pain definition of pain: concepts, challenges, and compromises. *Pain, 161*(9), 1976–1982.

Skarbez, R., Brooks, J. F. P. & Whitton, M. C. (2018). A Survey of Presence and Related Concepts. *ACM Computing Surveys, 50*(6), 1–39. https://doi.org/10.1145/3134301

Smith, V., Warty, R. R., Sursas, J. A., Payne, O., Nair, A., Krishnan, S., da Silva Costa, F., Wallace, E. M. & Vollenhoven, B. (2020). The Effectiveness of Virtual Reality in Managing Acute Pain and Anxiety for Medical Inpatients: Systematic Review. *Journal of medical Internet research, 22*(11), e17980. https://doi.org/10.2196/preprints.17980

Theingi, S., Leopold, I., Ola, T., Cohen, G. S. & Maresky, H. S. (2022). Virtual Reality as a Non-Pharmacological Adjunct to Reduce the Use of Analgesics in Hospitals. *Journal of cognitive enhancement: towards the integration of theory and practice, 6*(1), 108–113. https://doi.org/10.1007/s41465-021-00212-9

Wittkopf, P. G., Lloyd, D. M., Coe, O., Yacoobali, S. & Billington, J. (2020). The effect of interactive virtual reality on pain perception: a systematic review of clinical studies. *Disability and rehabilitation, 42*(26), 3722–3733. https://doi.org/10.1080/09638288.2019.1610803

Wohlgenannt, I., Simons, A. & Stieglitz, S. (2020). Virtual Reality. *Business & Information System Engineering, 62*, 455–461. https://doi.org/10.1007/s12599-020-00658-9

Schmerz Literatur im Hogrefe Verlag

Berndt-Scholz, O. (2013). *Hypnotherapie bei chronischen Schmerzerkrankungen*. Hogrefe.

Döbrich, R. (2023). *Chronische Schmerzen – ein gutes Leben jetzt erst recht*. Hogrefe.

Ewers, A., Schüßler, N., Gnass, I., Nestler, N. & Sirsch, E. (Hrsg.) (2020). *Kompendium Schmerz*. Hogrefe.

Fischer, T. (2012). *Schmerzeinschätzung bei Menschen mit schwerer Demenz (BISAD)*. Huber.

Gnass, I. & Sirsch, I. (Hrsg.) (2022). *Die Komplexität des Schmerzes*. Hogrefe.

Handel, E. (2009). *Praxishandbuch ZOPA*. Hogrefe.

Heimerl, K. & Millius, S. (Hrsg.) (2023). *Total Pain in der Palliativen Geriatrie*. Hogrefe.

Kolcaba, K. (2014). *Pflegekonzept Comfort. Theorie und Praxis der Förderung von Wohlbefinden, Trost und Entspannung in der Pflege*. Hogrefe.

Mann, E. M. & Carr, E. C. (2024). *Schmerz und Schmerzmanagement. Praxishandbuch für Pflegende* (4. Aufl.). Hogrefe. (in Planung)

Nestler, N. & Evers, A. (Hrsg.) (2023). *Schmerzassessment*. Hogrefe.

Nestler, N. & Berger, S. (2024). *Nicht-medikamentöse Maßnahmen im Schmerzmanagement. Schmerzexpertise nach dem EFIC-Curriculum*. Hogrefe. (im Druck)

Neuberger, J. (2009). *Sterbende unterschiedlicher Glaubensrichtungen pflegen* (2. Aufl.). Huber.

Poole, J.L., Siegel, P. & Tencza, M. J. (2019). *Erwachsene mit Arthritis und rheumatischen Erkrankungen. Leitlinien der Ergotherapie (Bd. 16)*. AOTA.

Reif, K., de Vries, U., Petermann, F. & Görres, S. (2011). *Wege aus der Erschöpfung*. Hogrefe.

Schüßler, N. & Gnass, I. (Hrsg.) (2023). *Schmerzedukation*. Hogrefe.

Specht-Tomann, M. (2014). *Schmerz*. Hogrefe.

Zusammenstellung: Jürgen Georg,
Stand: April 2024
Weitere Informationen und Neuerscheinungen finden Sie unter https://www.hogrefe.de/

Herausgeberinnen und Autor_innen

Univ.-Prof. Dr. Nadja Nestler, Professur Nursing Science and Advanced Nursing Practice, Institut für Pflegewissenschaft und -praxis, Paracelsus Medizinische Privatuniversität, Salzburg

Stefanie Berger, MScN, BScN, Institut für Pflegewissenschaft und -praxis, Paracelsus Medizinische Privatuniversität, Salzburg

Marthe Appel, Ergotherapeutin, manuteam Ergotherapie & Handrehabilitation

Martin Binder, Gesundheits- und Krankenpfleger, Altenpflegeheim Kirchdorf

Marc Brandstätter, MSc, APN, BScN, Pflegeexperte APN für Demenz und Delir, Stabsstelle Pflegeentwicklung, Kardinal Schwarzenberg Klinikum GmbH, Schwarzach

Anne-Kathrin Christ, Ergotherapeutin, Praxis für Ergotherapie: Christ & Oßwald

Roxana-Elena Föll, Musiktherapeutin MA, LMU Klinikum, Interdisziplinäre Schmerzambulanz und Tagesklinik, Klinik für Anästhesiologie, München

Franziska Glaß, Pflegeexpertin APN (M.Sc.), Chirurgische Klinik (Zentrum) am Universitätsklinikum Heidelberg und Klinik für Anästhesiologie, Pflegewissenschaft und Pflegeentwicklung

Univ.-Prof. Dr. Irmela Gnass, MScN, Assistenzprofessorin für Akutpflege, Institut für Pflegewissenschaft und -praxis, Paracelsus Medizinische Privatuniversität, Salzburg

Rita Görlich, Fachkrankenschwester Anästhesie und Intensivpflege, Pain Nurse, Fachkraft für komplementäre naturheilkundliche Pflege und Aromapflege

Antje Göttermann, BScN, Universitätsklinikum Jena, Klinik für Anästhesiologie und Intensivmedizin, Sektion Schmerztherapie

Susanne Herzog, MScN, BScN, Lemgo, Stabsstelle Pflegeentwicklung im Ev. Klinikum Bethel, Universitätsklinikum OWL der Universität Bielefeld

Dr. Stefanie Liv Jahn, Klinik Dr. Scheele, Schloss Warnsdorf

Andrea Kurz, MSc. Physiotherapie, Hochschule für angewandte Wissenschaft und Kunst Hildesheim/Holzminden/Göttingen

Dr. Katharina Lex, MScN, wissenschaftliche Mitarbeiterin, Paracelsus Medizinische Privatuniversität, Institut für Pflegewissenschaft, Universität Wien, Institut für Pflegewissenschaft und interprofessionelles Lernen, Universitätsmedizin Greifswald

Eveline Löseke, Qualitätsmanagement Landschaftsverband Westfalen-Lippe (LWL), LWL-Einrichtungen Marsberg

Gudrun Loos, BA., Bayerisches Kinderschmerzzentrum, Universitätsklinikum Augsburg

Corinna Nolte, Ergotherapeutin and der Universitätsmedizin Göttingen, zentrale Abteilung Physiotherapie, Bereich Ergotherapie

Prof. Dr. Axel Schäfer, Professur für Therapieforschung, Studiendekan Lehrbereich Gesundheit, Hochschule für angewandte Wissenschaft und Kunst Hildesheim/Holzminden/Göttingen

Dr. Anne Helga Schmitt, BA, MScN, Gesundheits- und Kinderkrankenschwester, Lehrkraft für besondere Aufgaben, Ernst-Abbe-Hochschule Jena, Fachbereich Gesundheit und Pflege

Tim Szallies, M.Sc., B.Sc., Gesundheits- und Kinderkrankenpfleger, Heilpraktiker, PädPain Akademie Düsseldorf

Sachwortverzeichnis

N

O

Y

Z

Anzeigen